I0001572

CONSIDÉRATIONS

SUR LES

INFIRMIÈRES

DES HOPITAUX

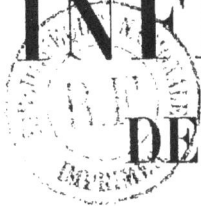

AVEC VINGT-QUATRE FIGURES

THÈSE

Présentée et publiquement soutenue à la Faculté de médecine de Montpellier

LE 15 JUIN 1900

PAR

Anna Emilie HAMILTON

Née à Fiesole (Italie)

POUR OBTENIR LE GRADE DE DOCTEUR EN MÉDECINE

> « Il faut non seulement faire soi-même
> ce qui convient, mais encore être secondé
> par le malade, *par ceux qui l'assistent* et
> par les choses extérieures. »
> (HIPPOCRATE.)

N° 55

MONTPELLIER

IMPRIMERIE CENTRALE DU MIDI

(HAMELIN FRÈRES)

1900

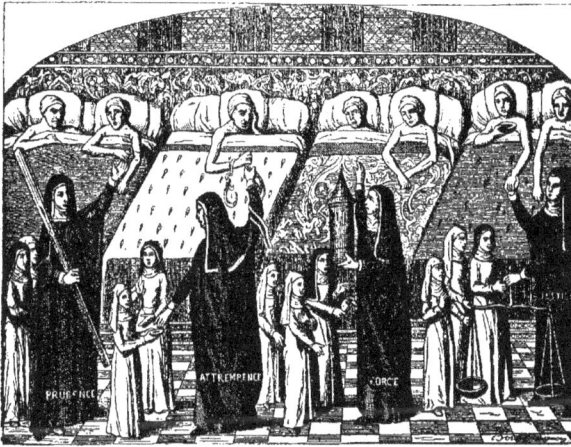

Fig. 1. — Les vertus nécessaires pour soigner les malades,

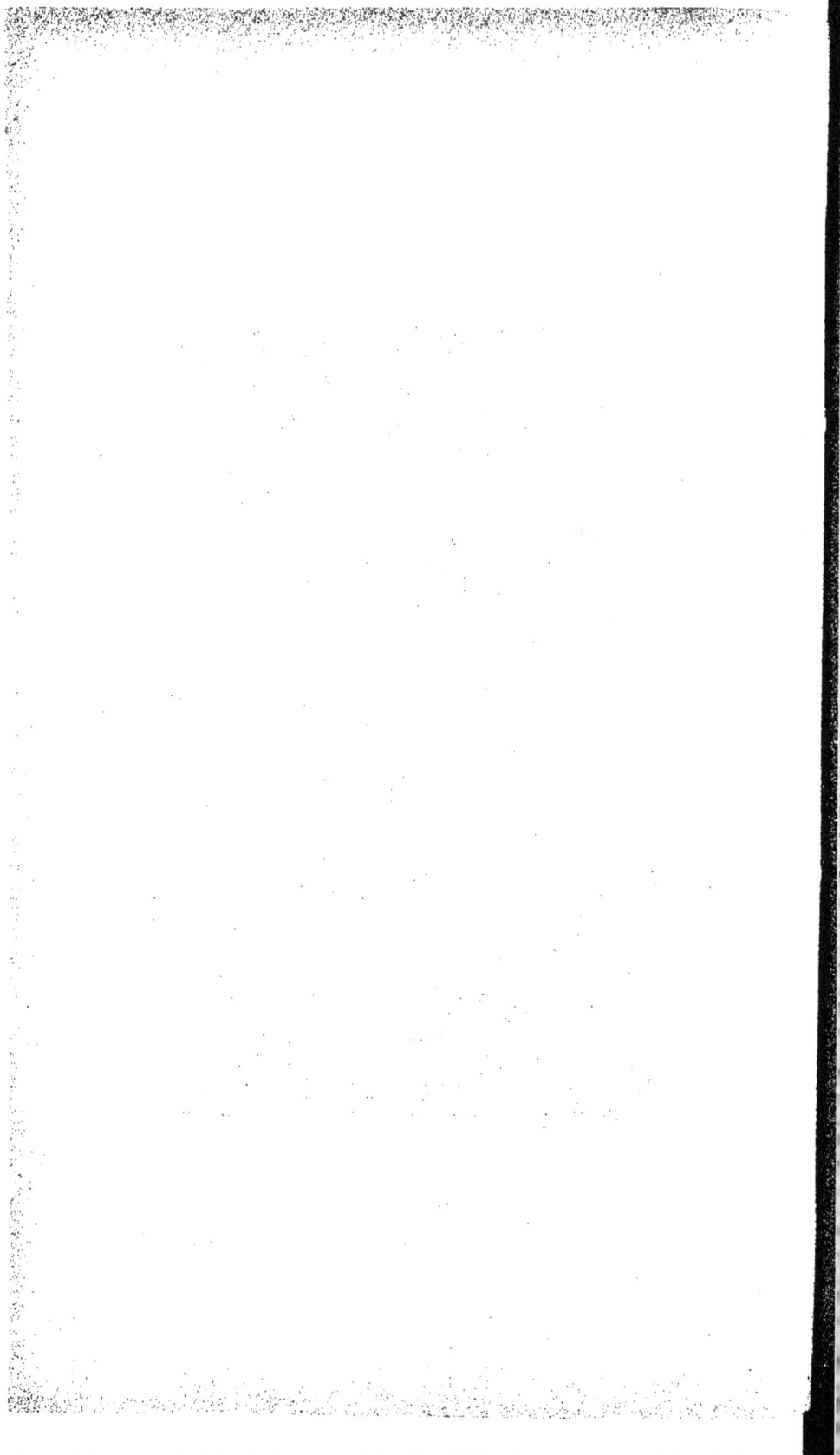

A MA MÈRE

A. HAMILTON.

INTRODUCTION

Apuléius, médecin païen du moyen âge, fit une nomenclature des herbes et des affections qu'elles guérissent, chaque simple étant suivi des incantations à réciter en la recueillant ; les moines médecins, en traduisant ce vieux manuscrit, substituèrent aux incantations des prières chrétiennes ; à leur tour ces prières furent remplacées par le *Credo* et le *Pater* que les Canons de l'Eglise avaient déclaré seuls dignes d'être récités dans ces occasions ; enfin la science moderne s'emparant de cette œuvre n'y a conservé que le nom des plantes curatives...

Les hôpitaux ont évolué de la sorte : après l'asclépion aux incubations, sont venus les enfermeries pour indigents et malades, bientôt remplacées par les hôtels-dieu recueillant les pécheurs punis dans leur corps ; ce lieu d'expiation à son tour disparaît devant le véritable hôpital où tout doit concourir à la guérison.

La sphère médicale sans cesse grandissante réclame la subdivision du travail : l'assistance *physique* et *morale*, du malade les soins matériels, les consolations, l'encouragement, qui, par leurs rapports étroits, constituent « l'art de soigner », complément naturel de « l'art de guérir », et c'est à l'esprit scientifique de guider l'un comme l'autre pour le plus grand bien de l'humanité souffrante.

Etudier l'organisation des personnels infirmiers qui font partie des rouages des hôpitaux, comparer les différents systèmes, ce qu'ils ont été et ce qu'ils sont actuellement ; signaler le rôle important que la femme y a toujours rempli, montrer son aptitude spéciale à ces fonctions et combien il est avantageux d'avoir recours à elle, et pour faciliter la tâche des médecins et pour diminuer les souffrances des malades, tel a été le but que nous nous sommes efforcée d'atteindre.

Ce travail n'a point été facile, car les renseignements précis manquaient absolument. La routine, les rivalités, les préjugés, la méfiance, se sont constamment opposés à nos recherches, et nous obligent à présenter aujourd'hui une étude encore bien éloignée du modèle que nous nous étions proposé. Aussi cela n'a pas été sans quelque hésitation et de réels scrupules que nous avons poursuivi ce travail, mais, croyant faire œuvre utile, nous avons agi en toute sincérité. Nous nous sommes efforcée de le faire de notre mieux ; mais, ne nous faisant aucune illusion sur ses imperfections, notre récompense serait de voir cette ébauche servir de point de départ à des travaux plus parfaits.

Nous tenons à remercier, avant d'entrer en matière, nos professeurs et nos maîtres pour toute la bienveillance qu'ils nous ont témoignée, et tout particulièrement MM. les professeurs Carrieu, Forgue, Grasset, Grynfeltt, Tédenat, et M. le professeur Truc, qui, très attaché à tout ce qui touche les choses hospitalières, a bien voulu accepter la présidence de notre thèse ; nos maîtres à l'Ecole et dans les hôpitaux de Marseille, MM. les docteurs Boy-Teissier, Boinet, Laget, Nepveu, Vidal, Villard et Villeneuve, qui ont facilité nos débuts ; nos maîtres du Dispensaire des Enfants Malades de Marseille, auprès desquels pendant plus d'une année nous avons rempli la fonction d'interne et de directrice de cet établissement, pendant sa transformation en un véritable hôpital modèle, particulièrement MM. les docteurs Metaxas, Nicati, Oddo et Perrin, et la fondatrice, comtesse Gilbert de Voisins.

Enfin nous adressons nos souvenirs affectueux à tous nos camarades et aux internes des hôpitaux, dont la cordialité à notre égard ne s'est jamais démentie.

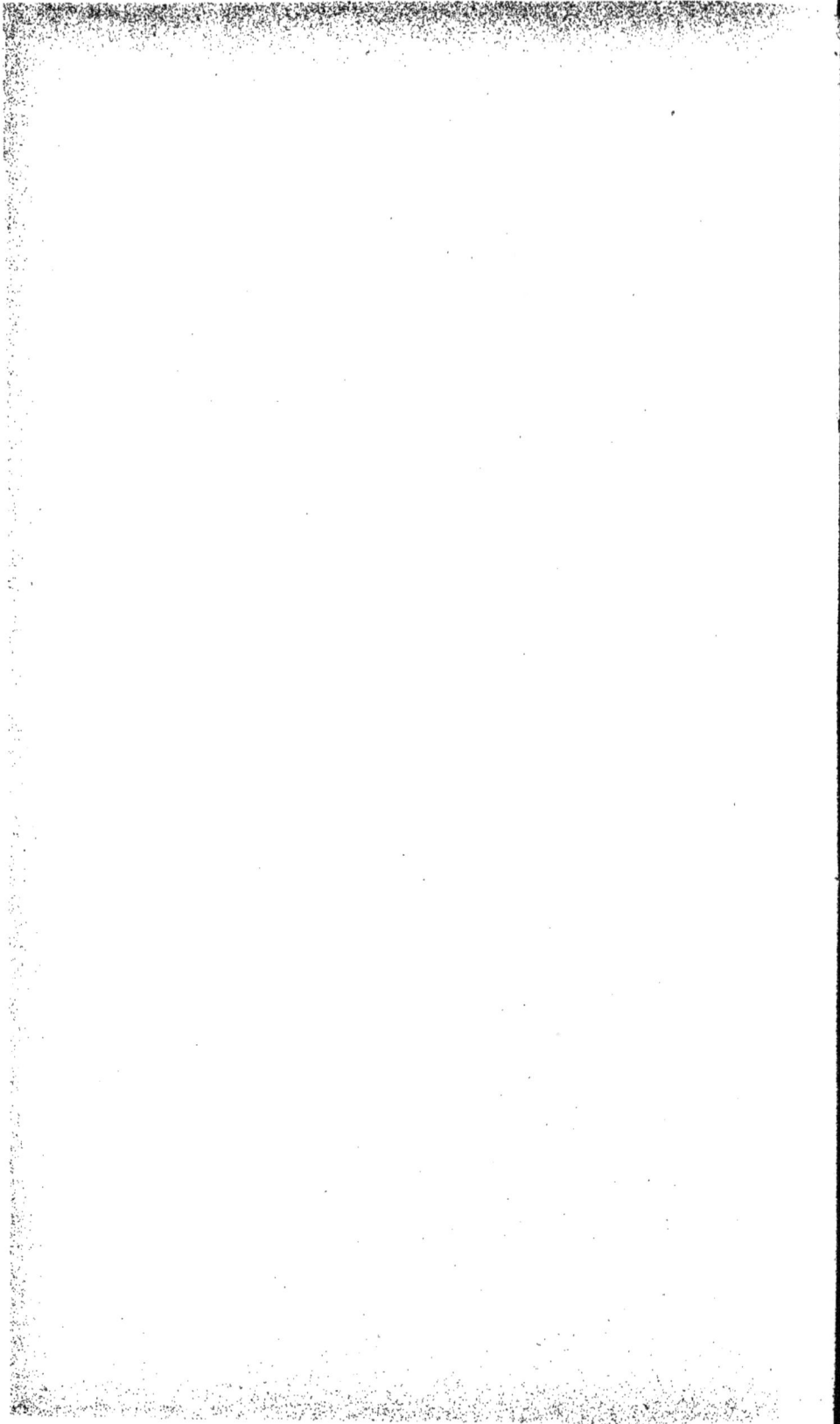

CONSIDÉRATIONS

SUR LES

INFIRMIÈRES DES HOPITAUX

PREMIÈRE PARTIE

HISTORIQUE

L'assistance des malades entraînant avec elle la nécessité d'un personnel spécial pour les secourir ne remonte guère en Europe au delà du IVe siècle, époque à laquelle furent organisés les premiers hôpitaux.

Dans l'antiquité nous trouvons chez les Egyptiens une loi qui obligeait celui qui possédait de la fortune à secourir lui-même le nécessiteux en danger de mort, sous peine d'être traité d'assassin.

L'hospitalisation pratiquée envers l'étranger, qui plus tard s'étendit aux malades, était exercée chez les Hébreux. On trouve de fréquents préceptes de charité à l'égard de l'indigent et de l'étranger dans la législation de ce peuple : « Tu ouvriras ta main à ton frère, au pauvre et à l'indigent dans ton pays (1).» «Tu n'opprimeras point le mercenaire pauvre et indigent, qu'il soit l'un de tes frères ou l'un des étrangers demeurant dans ton pays (2). »

Mais la charité envers ceux qui souffrent sous forme de *soins* n'était pas encore pratiquée, le malade étant considéré comme un objet impur, compromettant la force et la postérité du peuple ainsi que l'indique ce passage : « Ordonne aux enfants d'Israël de renvoyer du camp tout lépreux, et quiconque a une gonorrhée ou est souillé par un mort (3). » Le roi Achab, blessé à mort, fut laissé sans aucun soins sur les abords du champ de bataille et « le sang de la blessure coula dans l'intérieur du char (4). » Le sublime précepte du Lévitique : « Tu aimeras ton prochain comme toi-même », n'était point encore étendu aux malades (5). »

Les Babyloniens avaient pour coutume d'exposer leurs malades dans les carrefours, l'usage voulait que chaque passant s'enquit des souffrances du malade, afin de lui donner des conseils utiles au cas où il aurait été lui-même affligé de cette maladie. On croit que le passage suivant est une allusion à cette coutume :

« Je m'adresse à vous tous, à vous tous qui passez ici !
» Regardez et voyez s'il est une douleur pareille à ma douleur,
« A celle dont j'ai été frappée (6). »

Les Grecs réservaient dans leur demeure un logement et une place à leur table à l'étranger, ils recueillaient dans les prytanées les vieillards incapables de gagner leur vie, mais

(1) *Deutéronome,* ch. xv, v. 11.
(2) *Ibid.,* ch. xxiv, v. 14.
(3) *Nombres,* ch. v, v. 2.
(4) *Rois,* 1, ch. xxii, v. 35.
(5) *Lévitique,* ch. xix, v. 18.
(6) *Lamentations de Jérémie,* ch. i, v. 12.

ils considéraient les malades comme des êtres malheureux et inutiles dont la disparition était à désirer. Platon déclare que, « lorsqu'un artisan est atteint d'une de ces maladies qui ne peuvent guérir que lentement, par un régime approprié, comme il ne lui est plus possible de vaquer à son travail, il lui est plus avantageux de mourir (1). »

Dans la Rome ancienne, on envoyait mourir sur l'île du Tibre, sans aucun secours, les malheureux esclaves malades.

Mais, chez tous ces peuples de l'antiquité, les malades abandonnés par leurs semblables s'adressaient aux dieux, et les prêtres de ces divinités ne tardèrent pas à utiliser leur sentiment de détresse en se constituant les interprètes des dieux guérisseurs.

Ce fut vers 770 avant J.-C., que les *Asclépions*, temples élevés au dieu de la médecine, Esculape, furent érigés en très grand nombre pour servir à la pratique des incubations. Le malade, après avoir offert des sacrifices, s'endormait devant ou au-dessous du sanctuaire, il apprenait en rêve le traitement qu'il devait suivre, ou bien le prêtre, travesti de manière à représenter le dieu, lui révélait le remède qu'il devait prendre.

Le temple de Montmorillon (fig. 2), asclépion gallo-romain, présente un souterrain destiné à recevoir les malades, tandis que l'ouverture pratiquée dans la voûte les mettait en communication avec le sanctuaire (2). Dans ces conditions, les malades n'avaient besoin que de porteurs, s'ils étaient incapables de marcher : ces temples, les grottes curatoires, les pierres sacrées, où on ne passait que quelques heures, ne

(1) Platon, livre III, *République.*
(2) Nous devons à l'obligeance de Mme veuve Tollet les figures n°s 1, 2, 3, 4, 5, 6, 7, 8 et 10, parues dans les ouvrages de M. Tollet, *Les Édifices hospitaliers. De l'Assistance publique et des hôpitaux jusqu'au XIX siècle,* et nous l'en remercions sincèrement.

nécessitaient pas d'autres intermédiaires entre le malade et son traitement.

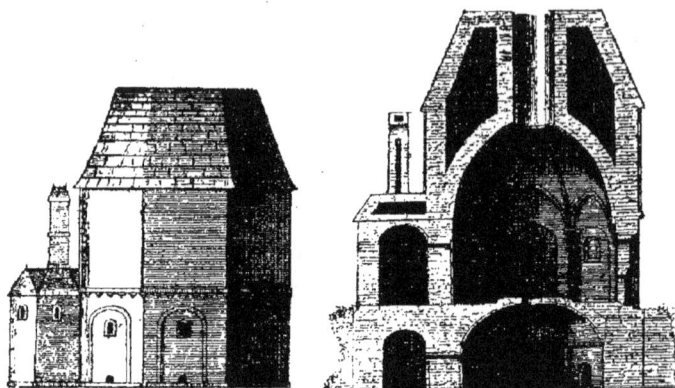

Fig. 2. — Temple de Montmorillon.

Vue générale de l'Asclépion.

Coupe du temple
et du souterrain où l'on amenait
les malades.

Hospitalisation avant l'ère chrétienne. Chez les Hindous, c'est dans les œuvres de Charaka et Susruta que les hôpitaux sont mentionnés clairement pour la première fois. Le roi Duttha Gamani, sur son lit de mort (161 av. J.-C.), demanda à entendre la lecture des hauts faits de son règne, rassemblés dans une chronique où se trouve le passage suivant : « J'ai entretenu journellement dans dix-huit sites différents des hôpitaux, pourvus d'une nourriture appropriée, et de remèdes préparés pour les infirmes par les médecins (1). »

Avec les hôpitaux, nous voyons aussi apparaître la personnalité de l'infirmier, trait d'union entre le remède et le patient, et on lit dans les mêmes œuvres que « le médecin,

(1) E.-T. Withington, *Medical History from the earliest times*, p. 30 (*Scientific Press*. London, 1894).

le malade, le remède et l'infirmier, sont les quatre pieds de la médecine sur lesquels repose la guérison (1). » Et plus loin, le bon infirmier est assimilé à un « *pada* », c'est-à-dire à un remède excellent, lorsqu'il est bon, sans fausse honte, vigoureux, digne de confiance et attentif aux ordres du médecin.

Plus tard, Parakkama le Grand bâtit une vaste salle pouvant contenir plusieurs centaines de malades et la pourvut de tout le nécessaire. « A chaque malade il donna un serviteur et une servante, afin qu'ils le soignassent jour et nuit, lui administrant les remèdes prescrits et des aliments variés (2). »

Enfin, le père de la médecine lui-même, Hippocrate (né 460 av. J.-C.), déclare que l'assistant est un coopérateur de l'art médical (3) et, plein de respect pour les malades, il recommande de ne pas les exposer inutilement aux regards pendant les examens et les opérations (4).

Sous le règne de Néron, parmi les nombreuses catégories de personnes qui s'occupaient des malades, nous trouvons des sortes d'infirmiers ou *iatraleptae* dont les fonctions consistaient principalement à frictionner les malades. *Hospitalisation après J.-C.*

Jusque sous le règne d'Aurélien, les soldats blessés étaient soignés dans les tentes ou des maisons particulières par des femmes et des vieillards irréprochables (5).

C'est dans le second siècle de l'ère chrétienne que nous voyons apparaître chez les Romains le *valetudinarium* ou hôpital militaire auxquels étaient attachés les *nosocomii* ou

(1) E.-T. Withington, *Medical History from the earliest times*, p. 30 (*Scientific Press*. London, 1884).
(2) Id., *ibid.*, p. 31.
(3) *Aphorismes*, Première Section, 1.
(4) *Medical History*, p. 51.
(5) C. Tollet, *Assistance publique et hospitalière*, p. 15.

infirmiers appartenant probablement à la classe des serviteurs et non compris dans l'effectif de l'armée.

C'est aussi à cette époque qu'apparaissent les refuges et aumôneries, installés dans des maisons particulières où les malades étaient soignés par ceux-là même qui leur consacraient leurs habitations.

D'après saint Jérôme, une noble dame romaine, Fabiola, se repentant de ses péchés, bâtit le premier hôpital (390) auquel elle consacra toute sa fortune, prodiguant elle-même ses soins aux malades avec un dévouement qui le fait s'écrier: « Que de fois elle a porté les malades sur ses épaules! Que de fois elle a lavé les plaies purulentes qu'une autre n'aurait même pas supporté de regarder! De ses propres mains elle préparait leur nourriture et humectait avec de l'eau les lèvres brûlantes des mourants. »

L'impératrice Flaccile allait soigner les malades dans les hôpitaux, leur prodiguant les soins les plus infimes. De même, nous voyons à cette époque des diaconesses qui, dans l'Eglise primitive étaient chargées de la distribution des aumônes, commencer à s'occuper des malades, les recherchant et les soignant dans leurs maisons. Les diaconesses étaient choisies parmi les femmes de soixante ans, plus tard on les admit à partir de quarante ans.

A Byzance, le Grand Hôpital, fondé par Alexius 1er, est décrit par sa fille Anna comme l'une des merveilles du monde, et elle s'écrie: « Qui dira les milliers de malades et *d'assistants* qu'il contient? »

Les *nosocomium* et les *ptochotrophid* (IVe siècle), hôpitaux de la décadence de l'empire romain, avaient comme personnel infirmier, soit des seigneurs, hommes fort riches qui consacraient leur temps et leur fortune à soulager les souffrances physiques et morales des malheurenx, soit des *parabolani*, infirmiers dont les fonctions sont définies par le

Code Théodosien en ces termes: « *Parabolani qui ad curanda debilium ægra corpora deputantur* (1). » Ces *parabolani* s'associant, formèrent des corps semblables aux congrégations hospitalières encore inconnues; ils devinrent si puissants que les évêques et les magistrats eurent à lutter avec eux, ce qui obligea Théodose à les réglementer sévèrement et à diminuer leur nombre.

Au X° siècle, Manchidis, fille d'un personnage éminent de Reims, eut le courage et le dévouement de se consacrer à soigner les pestiférés.

En 542, saint Césaire bâtit un hôpital à Arles, qui fut desservi par des *personnes charitables ;* cet hôpital fut disposé de telle sorte que les malades purent entendre les offices sans sortir de leur lit, exemple suivi par la plupart des hôpitaux au moyen âge.

Un peu plus tard (587), Radegonde, fille du roi de Thuringe, transforma son propre palais en hôpital et ne craignit pas de prodiguer elle-même à ses malades tous les soins nécessaires.

D'ailleurs, c'était une œuvre pie hautement évaluée que de s'occuper des pauvres et des malades, et le Concile d'Aix-la-Chapelle (816) dit que *les chanoines iront, au moins en carême, laver les pieds des pauvres ; c'est pourquoi l'hôpital sera tellement situé, qu'ils puissent y aller aisément.* » Le christianisme, confondant le secours spirituel et le secours corporel, rapprochait les hôpitaux des églises et arrangeait leur intérieur de telle sorte que « les salles avaient l'aspect de chapelles, et les malades semblaient déjà ne plus appartenir à ce monde (2). »

D'après les *Niebelungenlied*, à la bataille de Sticklestad

---

(1) C. Tollet, *De l'Assistance publique et des hôpitaux*, 1889.
(2) C. Tollet, *Les Édifices hospitaliers*, p. 186.

(1030), Tharmod, blessé à mort, se réfugia dans une grange où il trouva des femmes soignant les blessés, tandis que plus tard Magnus, le bon roi de Norwège et du Danemark, constatant le nombre insuffisant de médecins pour soigner les blessés de guerre, choisit pour leur venir en aide ceux d'entre les soldats qui avaient les mains plus douces. Mais ce n'est qu'au siège de Alora (1384) que des hôpitaux et ambulances militaires bien organisés apparaissent, cette initiative étant attribuée à la reine Isabelle la Catholique qui envoya au camp de grandes tentes et leur mobilier avec des médecins, des chirurgiens, des remèdes et des assistants. La reine visitait elle-même les blessés, et, comme on lui reprochait d'enfreindre l'étiquette castillane, elle répondit : « Laissez-moi aller à eux, car ils n'ont pas leur mère ici et ce leur sera un soulagement dans leurs souffrances de comprendre qu'on se préoccupe d'eux (1). » Il est intéressant d'apprendre par l' « Oration » de Pedro Bosca en l'honneur de la victoire de Malaga en 1487, que cet « hôpital de la Reine » comprenait 400 fourgons et que les malades n'étaient pas soignés par les individus peu recommandables qui suivaient habituellement l'armée, mais par des « *honestissimis et probatissimis matronis huic numeri servientibus et ministrantibus.* »

D'après certains auteurs, sainte Hildegarde (1098-1179), qui avait le don de guérir par l'attouchement, aurait établi une école pour enseigner la manière de soigner les malades, mais il n'en est pas question dans sa biographie et ses lettres authentiques (2).

Saint Benedict de Monte-Cassino déclare que le soin des malades doit passer avant toute chose. Dans ce monastère les moines malades ou âgés étaient réunis dans un local spécial dirigé par «l'infirmarius», tandis que les autres malades étaient

Premières ambulancières.

Infirmeries.

(1) *Medical History.* — (2) *Ibid.*, p. 241.

recueillis dans le «xenodochium». En 1215, le pape Innocent III adressa une épître au prieur pour réclamer contre certains abus : entre autres il déclare que si «l'infirmarius» n'est pas capable de s'occuper des moines âgés, il doit prendre un aide laïque, et que les fonctions d'«hospitalarius» peuvent être remplies par un laïque pieux.

Enfin, dans le monastère de la célèbre Héloïse (1101-64) se trouvait une infirmerie pour les nonnes. Abélard nous dit que l'«infirmaria» avait pour fonctions de surveiller les malades, les préservant des dangers spirituels et des besoins matériels, et il ajoute : « Quoi que ce soit que leur infirmité réclame, nourriture, bains ou autres choses doit leur être accordé. » — « Une personne doit toujours se trouver de garde auprès d'eux
» afin que tout secours nécessaire soit immédiatement accordé,
» toutes les choses utiles aux malades devant être toujours à
» portée. Il faut aussi être pourvu des remèdes nécessaires
» selon la commodité de la localité, et ceci sera d'autant plus
» utile si la sœur, qui préside n'est pas dépourvue de connais-
» sances médicales. C'est elle qui doit surveiller les malades
» saignés, et l'une des sœurs devrait savoir pratiquer cette
» opération afin qu'il ne soit pas nécessaire d'introduire un
» homme dans ce but. »

C'est du IXme au XIme siècle que se formèrent en grand nombre les ordres et congrégations hospitaliers. Nous trouvons dès le XIe siècle la léproserie de Pontoise desservie par des *sœurs*, et dans cette même ville, un siècle plus tard, un ordre religieux : les *Serfs de la Vierge Marie*, se consacrait à soigner les malades. Mais déjà à Paris les Augustines Hospitalières, et à Lyon les Hospitalières, datant toutes deux du VIIIe siècle, desservaient les Hôtels-Dieu de ces villes.

Ordres hospitaliers.

Ainsi il ne se forma pas seulement des ordres féminins

dans le but de s'occuper des malades, mais aussi des associations de religieux (1).

Le plus antique de ces ordres est celui des Frères Hospitaliers de Saint-Jean-de-Dieu, qui se donne comme fondateur l'apôtre Jean lui-même. L'Hôpital de la Charité de Paris fut fondé par cet ordre venu de Rome en 1602, à la demande de Marie de Médicis. Ces chevaliers s'occupaient aussi de préparer les remèdes et étaient réputés pour leurs connaissances médicales, surtout en ce qui concerne le traitement de la pierre et du saturnisme.

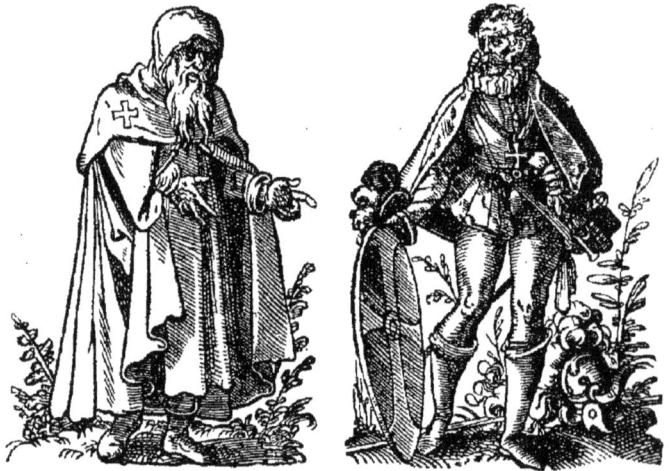

Fig. 3. — Chevaliers hospitaliers.

Ordre du Saint-Sépulcre.   Ordre de Rhodes.

Notons en passant un ordre qui existe encore : Les Pères de Saint-Camille ou Frères Camilliens, fondés à Rome, en 1584, par Camille de Lellis, qui se trouvant atteint d'un ulcère

(1) Ordre de Sienne ; Saint-Jacques-du-Haut-Pas, Saint-Jean-de-Jérusalem ou Chevaliers de Malte ; Saint-Esprit ; Saint-Antoine ; Saint-Lazare.

entra dans l'*Hôpital des Incurables* de cette ville, et fit le projet d'arriver à remplacer par des religieux les infirmiers mercenaires. Jusqu'en 1580, les hôpitaux de Rome avaient tous été desservis par des personnels laïques.

Parmi les nombreux ordres hospitaliers ayant pour but la protection des malheureux et des malades, qui ont disparu aujourd'hui, nous remarquons l'ordre du Saint-Esprit, fondé dans sa ville, en 1180, par Gui de Montpellier, qui construisit l'*Hôpital du Saint-Esprit* (1), berceau de cet ordre. Son chef portait le titre de *commandeur* donné alors à tout directeur d'hôpital; les chevaliers revêtaient la robe cléricale avec une double croix blanche à douze pointes, sur le cœur pendant l'exercice de leurs fonctions. Ils suivaient les préceptes de Guy de Chauliac dans les soins qu'ils prodiguaient aux malades. Mais des femmes étaient aussi admises à prendre part à ces soins, car un acte (2) du 6 décembre 1301 atteste que la la veuve Ernessens se donne avec ses biens pour le service de l'hôpital.

Cet hôpital, situé faubourg du Pyla-Saint-Gély, fut détruit en 1562 (3). Mais les chevaliers du Saint-Esprit en avaient fondé aussi dans d'autres villes, à Rome notamment, où ils furent appelés par Innocent III et où existe encore l'hôpital

Gui de Montpellier.

_____

(1) Sicut multorum veridica relatione didicimus, hopitale Sancti Spiritus, quod apud Montempessulanum dilecti filii fratris Guidonis sollicitudo fundavit, inter cætera novœ plantationis hospitalia et religione fulget, et majoris hospitalitatem caritatis exercet, sicut hi qui eorum eleemosynas sunt expertis plenius didicere. Ibi enim reficiuntur famelici, pauperes vestiuntur necessaria ministrantur infirmis...

Bulle d'Innocent III du 22 avril 1198. Cité dans *De la Charité publique et hospitalière à Montpellier, au moyen âge,* par M. Germain. Publication de la Société archéologique de Montpellier, n° 27.

(2) Archives municipales de Montpellier, Ann. F. Cass. VII, n° 6, et Archives départementales de l'Hérault, *Fonds de l'Ordre du Saint-Esprit.* Carton 2. Cf. Archives de l'Hôpital Général de Montpellier.

(3) L'hôpital Saint-Eloi toucha ensuite une partie des revenus de cet établissement avec obligation de les consacrer aux enfants trouvés.

— 24 —

qu'ils y fondèrent, l'*Arciospedale di Santo Spirito in Sassia*, le plus riche et le plus vaste de la capitale actuellement. Mais l'ordre des Chevaliers du Saint-Esprit ayant dégénéré en charlatanisme fut supprimé, en 1672, par Louis XIV.

Léproseries. Les léproseries qui abondaient au moyen âge en France (on en comptait plus de deux mille) n'étaient le plus souvent que des « enfermeries », où les malades étaient parqués. Mais celle de Montpellier, dont le plan dû à d'*Aviler* (1696) existe encore (fig. 3), nous montre que dans ce *lieu pitoyable* se trouvait un corps de bâtiment réservé au « commandeur », à « l'aumonier et aux *infirmiers* (1). Cette maladerie de Castelnau, peut-être aussi ancienne que l'hôpital du saint Esprit, était située à l'emplacement actuel du cimetière de Saint-Lazare, auquel elle a donné son nom.

Dévouement envers les malades. La ville de Montpellier se fit donc remarquer dès cette époque par le soin tout spécial qu'elle prenait de ses malades.

En 1222, nous voyons un chaudronnier de Sommières et sa femme se donner corps et biens à l'hôpital Saint-Éloi, pour se consacrer au service des malades. Gui de Beaulieu et sa femme Pétronille firent de même, et la veuve Marie Guitard les imita en 1259 (2). Des frères et des sœurs, dont le caractère n'est pas bien défini, habitaient cet hôpital et y soignaient les malades ; leur consentement était nécessaire pour l'admission de ceux qui désiraient se vouer au même service.

La charité pratiquée envers ceux qui souffrent était devenue une préoccupation générale dans toutes les classes, et Louis IX lui-même voulut porter dans ses bras le premier malade à l'hôpital de Compiègne, qu'il avait fondé, tandis que les seigneurs de la cour imitèrent l'exemple de leur roi (1260).

---

(1) M. Germain, *De la Charité publique et hospitalière à Montpellier au moyen âge*, page 484 des *Publications archéologiques*, t. IV.

(2) Id., *ibid.*, p. 508.

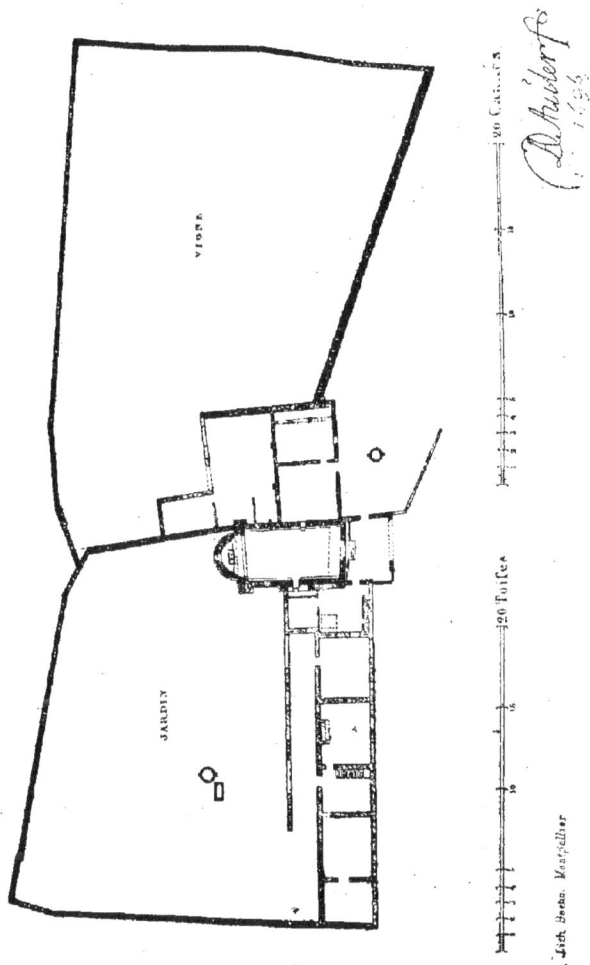

PLAN DE L'HOSPITAL DE St LAZARE DIT LA MALADRERIE DU PONT DE CASTELNAU.

Fig. 4.

A droite le logement du commandeur des infirmiers, à gauche après l'église celui des lépreux.

Au XIVme siècle, nous trouvons une femme extraordinaire de volonté et d'intelligence, Catherine de Sienne (1347-1380), qui débute obscurément, toute jeune, en soignant les malades de l'hôpital de *Santa Maria della Scala*, dans sa ville natale. Pour dompter la répugnance qu'elle éprouvait dans cette

3

tâche, elle s'astreignit à aspirer « les liquides purulents d'une plaie fétide ». D'après la même légende, elle n'avait comme lit de repos, pendant les veillées, qu'une couchette en pierre que l'on voit encore dans la chapelle souterraine contiguë à l'hôpital.

Mais les hôpitaux devenus riches commençaient à être exploités par ceux-là même qui étaient chargés de les administrer sagement, et nous voyons qu'à Montpellier, deux jeunes personnes s'offrirent pour remplacer l'intendant infidèle de l'hôpital de la Charité : « Sur ce qui a esté présenté sur la malversation ou négligence de la plupart des Éconômes qu'a subis ci-devant cette maison,... se sont présentées par une particulière bénédiction de Dieu et avec applaudissements de tous, les damoiselles Marguerite de Sabatier et de Coulon, de la présente ville, qui se sont offertes de prendre l'économie de la Maison... » « L'assemblée a unanimement délibéré d'accepter ce service (1) ». Quelque temps après, leur exemple était suivi par Mlle de Bennejean.

Ce fut en 1672 que les « sœurs grises » ou filles de la Charité de Saint-Vincent de Paul firent leur première apparition dans les hôpitaux de Montpellier, en se chargeant du service de *l'hôpital de la Charité* pendant dix ans.

A cette même époque, *l'hôpital du Cheval-Vert* était desservi par des personnes sans caractère religieux : Mlle Clausonne, puis Mlle Vidale en 1679, et en 1680, demoiselle Ménard, et demoiselle Audoyer et Merle en 1682, qui toutes se dévouèrent au service de cet établissement (2).

Un édit de 1662 avait décrété que chaque ville ou faubourg eût un hôpital général où les pauvres seraient enfermés et « instruits à la piété et religion chrétienne » ; mais ce ne fut

(1) Archives de l'Hôpital Général, registre II E, 4.
(2) P. Béral (le chanoine), *Histoire de l'hôpital de la Charité de Montpellier*, Hamelin frères, 1899.

Économes femmes.

Sœurs grises

qu'en 1693 qu'un nouvel arrêté exigea qu'on y reçût aussi les malades et estropiés (1). Louis XIV, pour parer au gaspillage et aux dépenses superflues résultant d'établissements charitables multiples, décréta qu'ils seraient, ainsi que leurs biens, réunis dans chaque ville sous une même administration en *Hôpital Général.* Lorsqu'à la suite de ce décret les divers établissements de Montpellier durent se fondre ensemble en 1682, les Filles de la Charité refusèrent de travailler de concert avec les filles-directrices de l'hôpital du Cheval-Vert, déclarant que leur règle leur interdisait cette association avec des personnes pieuses, mais non affiliées à une congrégation (2).

Elles se retirèrent donc pour ne reparaître que cent cinquante-quatre ans plus tard, en 1836, époque à partir de laquelle elles ont desservi les hôpitaux de cette ville.

A Chartres, l'Hôtel-Dieu avait comme personnel des frères et sœurs *condonnés* qui se vouaient au service des malades et versaient à leur entrée dans l'hôpital une somme dite « *droit de joyeuse entrée.* » Un règlement de 1392 enjoint aux frères et sœurs de ne s'occuper que des services qui leur ont été désignés par le *maître ;* ce règlement nous apprend que c'était une sœur qui avait la garde des médicaments et que la sœur de service devait tenir allumée une lampe toute la nuit ; il était expressément défendu aux frères de découcher. En 1663, les condonnations diminuant, les Filles de la Charité de Saint-Vincent-de-Paul furent appelées par le Chapitre qui dirigeait alors cet établissement, à se charger du service des malades.

Ainsi nous arrivons graduellement à l'installation des congrégations religieuses féminines dans les hôpitaux, lesquels il y a quarante ans, étaient presque uniquement desservis par elles en France, avec dévouement et fidélité.

Condonnations.

(1) H. Napias, *Hygiène hospitalière et Assistance publique,* page 13.
(2) P. Béral, *Histoire de l'hôpital de la Charité de Montpellier.*

DEUXIÈME PARTIE

ORDRES RELIGIEUX

Statistique. L'annuaire du clergé français (1) mentionne 549 congrégations, chiffre qui est au-dessous de la réalité, beaucoup de
communautés contemplatives ne se déclarant pas par crainte
du fisc.

Ces congrégations se divisent en *contemplatives, ensei-
gnantes, hospitalières* et *gardes-malades*.

Nous en trouvons 399 qui s'occupent des malades tout en
étant souvent aussi des congrégations contemplatives ou en-
seignantes. Dans ce nombre on compte 81 maisons-mères qui
se consacrent exclusivement aux malades. Des 48 qui sont
uniquement hospitalières, il y en a seulement 5 qui desservent encore des hôpitaux ; ce sont les suivantes :

Les Sœurs Augustines Hospitalières	Fondées au VIIme siècle. Reconnues d'utilité publique en 1810. Desservent 5 hôpitaux.
Religieuses Chanoinesses de l'Hôtel-Dieu	Fondées au VIe siècle. Reconnue en 1882. Desservent un hôpital (Reims).
Sœurs Hospitalières des Hôpitaux de Lyon	Fondées au VIIe siècle. (non congréganistes). Desservent 6 hôpitaux.

(1) *Le Clergé français.* Annuaire 1899. Tours, Alfred Mame et fils, Imprimerie du St-Siège et de la Sacrée Congrégation des Rites.

| Religieuses Hospitalières de St-Augustin............ | { | Fondées en 1227. Reconnue d'utilité publique en 1810. Desservent 4 hôpitaux. |
| Sœurs de Notre-Dame des Douleurs .... | { | Fondées en 1890. Un hôpital à Lourdes. |

I

AUGUSTINES HOSPITALIÈRES

Le plus ancien de ces ordres est celui des Sœurs Augustines Hospitalières qui font remonter leur fondation à saint Landry, évêque de Paris (VII siècle). Leur maison mère est incorporée à l'Hôtel-Dieu de Paris et, d'après les lois qui régissent les fondations, la municipalité n'a pas le droit de les renvoyer de cet hôpital où elles sont cloîtrées pour toute leur vie.

À l'origine, l'Hôtel-Dieu fut desservi par divers ordres de religieux et de religieuses, mais il finit par devenir le privilège des Augustines. Elles n'y assuraient pourtant pas toutes seules le service des malades, car, dans le rapport fait au roi par Tenon (1788), sur l'état de l'Hôtel-Dieu, le personnel *habitant* l'hôpital est ainsi constitué (1) :

MM. les Ecclésiastiques	24
Gens attachés au service de l'Eglise	14
Couvent des Dames religieuses.	102
Servantes pour leur service spécial	5
Filles de la chambre { d'en haut 20 / d'en bas 20	40
Officiers et commis.	12
Personnel de la Faculté habitant l'hôpital	25
Domestiques d'apothicairerie.	7
Cuisine, paneterie, boucherie, sommelerie	49

(1) M. Tenon, *Mémoires sur les Hôpitaux de Paris*, imprimés par ordre du roi. Paris. De l'imprimerie de Ph.-D. Pierres, 1788.

Gens de divers métiers 20

Domestiques attachés à différents départements . . 72

Serviteurs gagés pour le service des salles de malades 52

Serviteurs non gagés pour le service des salles de
malades 98

Servantes gagées pour le service des salles de malades 47

Servantes non gagées pour le service des salles de
malades 67

1 remueuse et 2 portières pour les accouchées . . . 3

Soit 307 personnes pour assurer le service immédiat des malades, outre les sœurs Augustines.

Déjà en 1536, cette tendance des religieux à s'entourer d'un nombreux personnel avait été l'objet du statut suivant : » Do-résnavant, pour ésviter les occasions de mal, se trouveront et n'y aura aucune personne séculière de quelque sexe ou con-dition qu'elles soient, au lavoir à aider à faire ou à laver la lessive du linge et aultres ubelzconques mundations de cho-ses, qui soit mesmes à porter les charges des draps, linges, boys ou aultres choses, etc (1). »

Les *Filles de la Chambre* précédèrent les religieuses dans le service de l'Hôtel-Dieu et restèrent ensuite intermédiaires entre ces dernières et les simples infirmières.

Elles avaient des dortoirs et réfectoires particuliers et jouissaient de certaines prérogatives. Pour être admise à la « chambre d'en haut », il fallait avoir eu une bonne conduite dans la « chambre d'en bas », ces personnes étaient alors entièrement entretenues par l'administration hospitalière qui ne pouvait les renvoyer « que pour de fortes raisons » ; elles portaient un costume brun, tandis que celles de la chambre d'en bas recevaient 36 livres par an et étaient vêtues de noir.

(1) Statuts de l'autorité ecclésiastique de 1536.

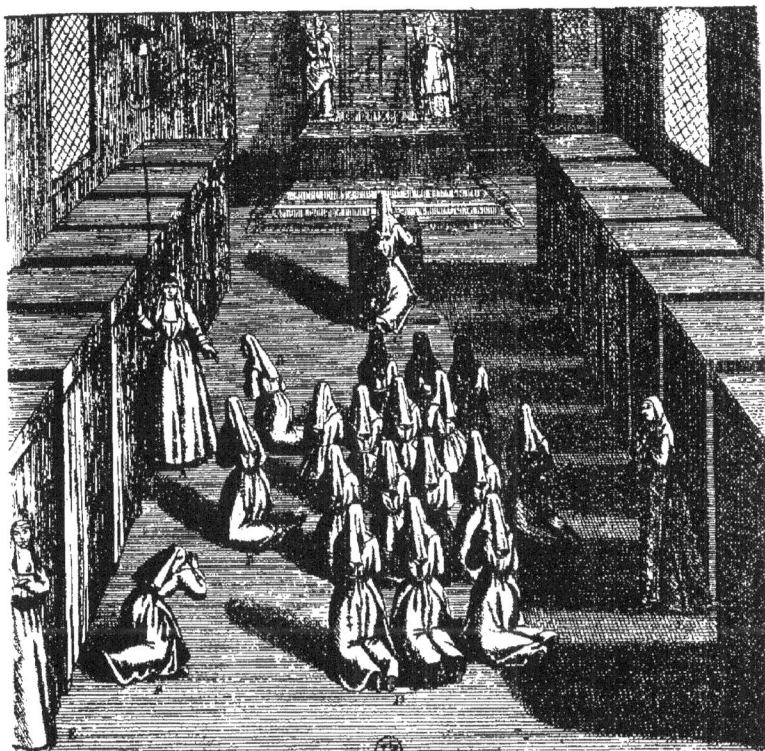

Noviciat des Religieuses de l'hôtel Dieu de Paris
A. La Mere maitresse sonant la cloche pour faire venir les Novices
a l'oraison qui se fait tous les jours depuis quatre heures du matin
jusques à cinque. B. Les petites Laundieres demandant permission
pour aller a la riviere. C. Novice lisant le point de la meditation.
D. Novices assemblée devant l'oratoire pour faire l'oraison.
E. Novices sortant de sa ruelle pour aller a l'oraison.

Fig. 5.

Jusqu'en 1505, l'administration de cet hôpital fut entièrement religieux ; lorsque le changement eut lieu, les religieux et religieuses qui y firent opposition furent transférés dans des monastères. L'hôpital conservait pourtant son caractère tout à fait religieux, car les règlements d'admission portaient encore que : « Avant que aucun mallade soit homme ou femme soit reçu, il confessera ses péchés au prêtre à ce préposé. »

Fonctions des sœurs. Les religieuses étaient seules chargées du placement des malades, couchés parfois de 6 à 8 par lits, les pestiférés mêlés aux autres malades, ce qui poussa les autorités administratives à faire les recommandations suivantes : (1) « La religieuse qui aura la charge de recepvoir et colloquer les mallades se donnera souverainement de garde de coucher ung mallade qui n'est point infecté de peste avec ceux qui n'en sont point mallades, et aussi que elle ne meste ung mallade venu de nouveau au lict d'un trépassé que devant elle ait nettoyé et purgé le lict et que elle l'aict bien honnestement disposé et que elle y ait mis des draps blans. » Elles étaient de même chargées de la préparation des aliments car « se iceux mallades ne peuvent menger de chair, les officières chevetaines leur fairont quelque brouetz à humer ou quelque couliz d'icelle chair. »

Les religieuses étaient alors absolument libres de donner au malade le régime qu'elles jugeaient approprié.

La sœur chargée de la pharmacie devait suivre le médecin qui visitait les malades, elle inscrivait les remèdes prescrits et devait les leur administrer. Elle était aussi chargée de les questionner quand aux effets produits par la médication, afin de renseigner le médecin à la visite suivante. Mais dès 1519, les internes étaient institués sous forme de douze « compagnons chirurgiens, » lesquels devaient absolument appartenir à la religion catholique romaine.

(1) Cité par Tollet (*Édifices Hospitaliers*, page 86).

La visite des malades devint très régulière en 1659, car la
direction de l'hôpital, à cette date, se décida à « prier les dits
sieurs médecins de faire leurs visites le jour de Pâques, aux
heures et à la manière accoutumée », ce qui donne à entendre
que déjà elle était faite régulièrement tous les autres jours de
l'année.

Mais le personnel était encore loin d'avoir bien compris sa
tâche, car en 1559 une plainte se fit par rapport aux « mauvais
traitements que font les religieuses, Prieure et Sous-Prieure
aux pauvres malades y affluant tellement qu'à raison de ce,
plusieurs malades ne veulent aller au dit Hôtel-Dieu, qui est
un grand scandale (1). »

En 1639 environ, on apprend par les mêmes registres de
l'Hôtel-Dieu que « les malades étaient abandonnés et délaissés des religieuses qui sont en trop grand nombre, et qu'elles
ne s'occupaient qu'à leurs méditations au lieu de faire leur
devoir et s'assujettir auprès des pauvres languissants. »

Ces plaintes répétées presque d'années en années n'abou-
tissaient pas car la Congrégation affirmait ses droits d'indépendance alors comme aujourd'hui, aussi au XVII° siècle
l'un des administrateurs, M. Lavocat déclarait que « ces filles
ont des esprits étranges et difficiles à gouverner. »

A cette époque les soins prodigués aux malades de l'Hôtel-
Dieu étaient encore des plus rudimentaires. Les malades
couchés pêle-mêle dans les lits, parfois jusqu'à huit à la fois,
grouillaient au milieu de toutes les infections possibles.
D'après le rapport de Necker au roi, l'Hôtel-Dieu possédait
1,200 lits et recevait de 4,000 à 6,000 malades à la fois. La
mortalité des femmes en couches y était de 7 pour 100 tandis

(1) Document pour servir à l'histoire de l'Hôtel-Dieu de Paris et des hôpitaux qui en dépendent. Cité par le Dr Bourneville. Conférence du 25 décembre
1885 à l'Assistance philotechnique.

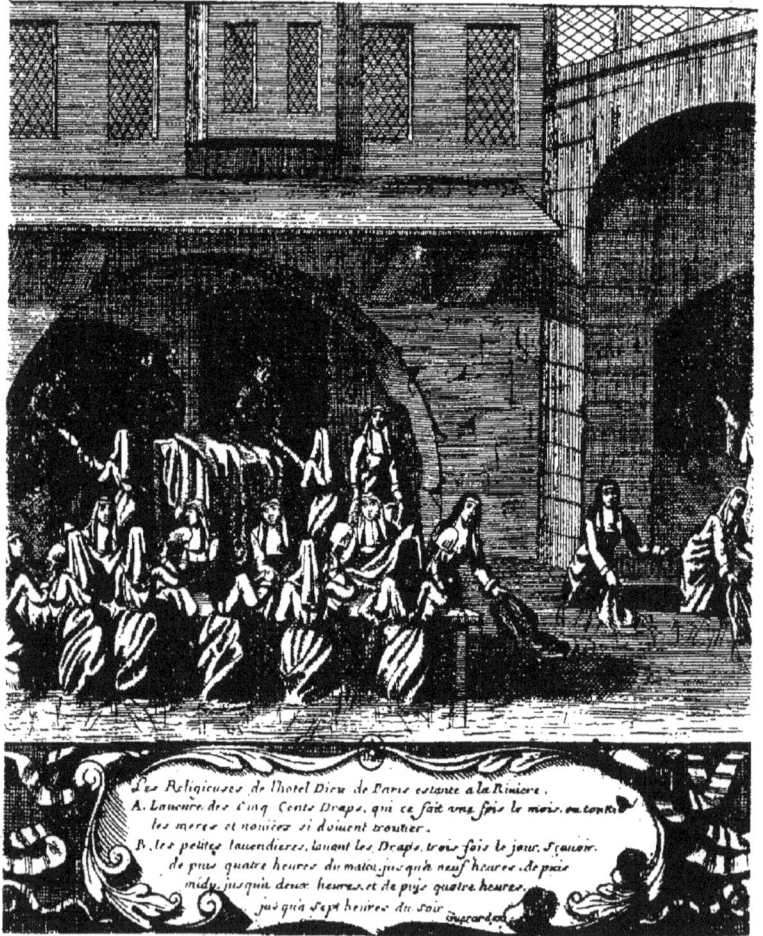

Les Religieuses de l'hotel Dieu de Paris estante a la Riviere.
A. Lauoire, des Cinq Cents Draps, qui ce fait vne fois le mois, ou contre
les meres et nouiies si doiuent troutier.
B. les petites lauendieres, lauant les Draps, trois fois le jour. S'auoir.
de puis quatre heures du matin jusqu'à neuf heures. de puis
midy, jusqu'à deux heures. et de puis quatre heures.
jus qu'à sept heures du soir

Fig. 6.

qu'à la même époqne elle n'était que de 2 pour 100 dans les hôpitaux de Londres.

Ce n'est qu'à partir de la reconstruction de cet hôpital en 1789 que les malades s'y trouvèrent dans des conditions convenables.

Les Augustines assuraient autrefois le service de plusieurs hôpitaux, mais l'Hôtel-Dieu et l'Hôpital Saint-Louis sont seuls restés entre leurs mains, et, dans leurs statuts approuvés par décret du 26 décembre 1810, *l'article 15* est ainsi conçu: « La prieure distribue les sœurs dans les emplois. L'administration ne peut ni forcer son choix, ni destituer une sœur, ni la faire passer d'autorité d'un emploi dans un autre. Elle peut demander ses destitutions ou changements, et en cas de refus, le Préfet du département prononcera, sauf recours au Ministre de l'Intérieur. »

Cette clause à elle seule suffirait pour expliquer l'élimination de cet ordre de tous les hôpitaux où l'administration hospitalière et les médecins pouvaient obtenir d'être maîtres chez eux.

Actuellement les Augustines Hospitalières occupent seulement les postes de surveillantes de salles dans ces hôpitaux, le service des malades étant assuré par des infirmiers et infirmières semblables à ceux des autres établissements de l'Assistance publique de Paris. Elles ne s'occupent pas du service des salles d'opérations ni des pansements qui se font dans les salles.

Elles ne sortent *jamais* de l'hôpital, selon la règle des ordres cloîtrés qui n'est point en rapport avec les conditions d'hygiène nécessaires aux bonnes garde-malades et sont astreintes aux offices religieux qui toujours ont une place importante dans la vie des congréganistes hospitalières.

II

LA COMPAGNIE DES FILLES DE LA CHARITÉ

De tous les ordres qui s'occupent des malades, celui que le grand Vincent de Paul a fondé est certainement le plus remarquable par le nombre des hôpitaux qu'il dessert.

Aussi nous en faisons une étude toute spéciale, en commençant par esquisser la vie de celui qui en eut la pensée et en rapportant aussi fidèlement que possible dans quel esprit il institua sa « Compagnie des filles de la Charité. »

Vincent de Paul.

Vincent de Paul, né le 24 avril 1576 à Poivy (Landes), était le troisième enfant de modestes paysans. Pâtre jusqu'à l'âge de douze ans, instruit ensuite au couvent des Cordeliers, à Dax, puis précepteur, enfin consacré prêtre en 1600, il voyagea dans le but d'achever ses études théologiques séjournant à Saragosse et à Toulouse. Dans un trajet par mer entre Marseille et Narbonne, il fut capturé par les Turcs, blessé et vendu à un pêcheur lequel le céda à « un vieillard, médecin spagirique, souverain tireur de quintescences, homme fort humain et traictable, lequel à ce qu'il me disoyt avoyt travaillé cinquante ans à la recherche de la pierre philosophale (1) » Après avoir pendant près d'une année soufflé la forge de l'alchimiste, il fut vendu à un renégat de Nice qu'il convertit et ramena en France, attérant à Aiguesmortes et se rendant de suite chez le vice-légat à Avignon. Emmené par ce dernier à Rome, Vincent de Paul y poursuivit ses études théologiques. A son retour en France, il s'établit à Paris dans un petit logement près de l'hôpital de la Charité et commença alors

(1) Arthur Loth, *Saint Vincent de Paul et sa mission sociale*, p. 74. D. Dumoulin et Cᵗᵉ, Paris, 1881.

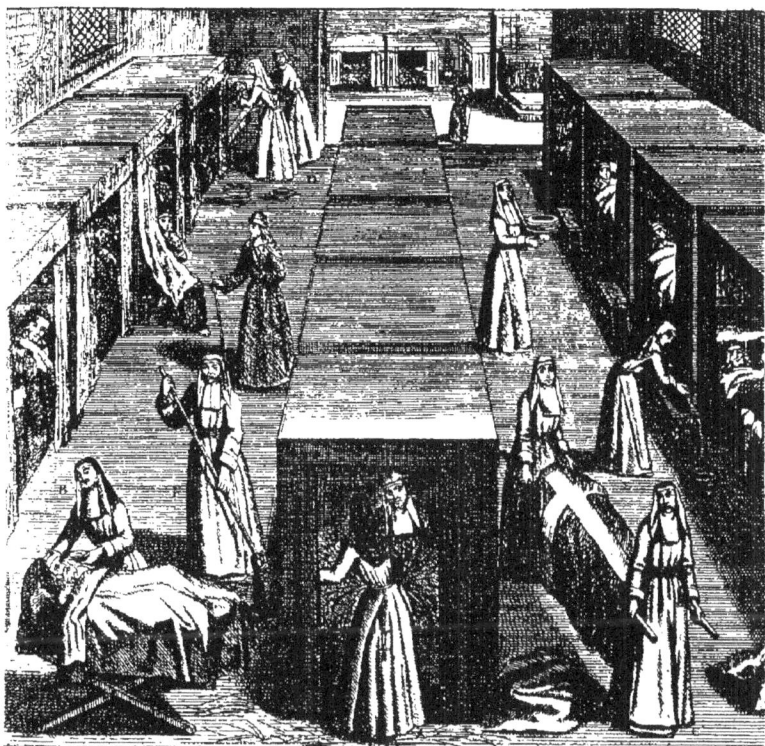

Exercice des Religieuses de l'hôtel Dieu de
Paris à 5 heures et demy du matin.
A Religieuses faisant les lits a la paille des malades auec vne Novice
B jeune Religieuse faisant boire vn malade
C Religieuse et vne novice portant vn mort a la Salle des morts
D Novices ecurant les bassins des malades
E Jeunes Novices rendant les bassins aux malades
F Novice baleyant la Salle

Fig. 7.

à s'occuper des malades de cet hôpital, les visitant, les exhortant et les consolant.

Nous ne suivrons pas Vincent de Paul dans toutes les péripéties de sa vie mouvementée : aumônier de Marguerite de Valois, bénéficiaire de l'Abbaye de Saint-Léonard-de-Chaumes, séjournant à l'Oratoire pendant deux ans, curé de Clichy, précepteur dans la famille de Gondi du futur cardinal de Retz et de ses frères, curé de Châtillon-les-Dombes, de nouveau précepteur dans la famille de Gondi, aumônier général de toutes les galères de France, nommé par François de Sales, supérieur de sa Congrégation nouvelle de la *Visitation*, se substituant, à Marseille, à un galérien qu'il libéra ainsi, fondant en 1624 le collège des prêtres missionnaires, (Pères Lazaristes) plus tard l'œuvre des enfants trouvés, puis l'asile pour vieillards, les petits et les grands séminaires, l'Union chrétienne ou œuvre de la propagande de la foi (pour convertir les protestants), les Confréries des filles de Saint-Joseph pour l'éducation des jeunes filles pauvres, celle de Sainte-Geneviève pour l'éducation des riches et celle de la Croix pour des œuvres diverses.

Première confrérie. Ce fut pendant son ministère à Châtillon-les-Dombes, en 1617, qu'il fonda la première Confrérie de Charité, à la suite d'un sermon qui poussa ses paroissiens à faire des aumônes considérables, ce qui lui montra la nécessité d'organiser une société pour la distribution raisonnable des secours. Cette Confrérie pour l'assistance corporelle et spirituelle des pauvres malades fut composée par onze femmes de Châtillon. « Les règlements de la première Confrérie sont les mêmes qui ont servi depuis à toutes les autres ; ils n'ont eu besoin que d'être modifiés un peu, selon les lieux et les circonstances. Vincent de Paul avait tout prévu, tout réglé, jusqu'à la manière d'apprêter le manger et de servir la table des pauvres (1). »

(1) Arthur Loth, *Saint Vincent de Paul et sa mission sociale*, p. 108.

« La dicte confrérie s'appellera la confrérie de la Charité..... » « et les personnes dont elle sera principalement
composée, servantes des pauvres ou de la Charité (1). »

Il se forma des Confréries analogues dans une trentaine de
villages de la région. Plus tard Vincent de Paul vit la nécessité de raviver le zèle de ces Confréries et leur envoya dans
ce but Louise Legras, née de Marillac, qui les visita pendant plusieurs années. Mlle Marillac avait aspiré à la vie
cloîtrée, mais empêchée d'entrer aux Carmélites à cause de
sa santé délicate, elle se maria et devenue veuve voulut consacrer sa vie à des bonnes œuvres. Dans ses fréquentes visites aux Confréries de la Charité, elle remarqua que beaucoup
de dames renonçaient à aller elles-mêmes chez les pauvres et
leur envoyaient leurs aumônes par des domestiques, ce qui en
changeait le caractère ; aussi elle proposa à Vincent de Paul
de former « de bonnes et pieuses servantes, instruites à soi- Origine des filles
de la Charité.
gner les malades et à préparer la nourriture des infirmes et
des vieillards (2) », lesquelles se chargeraient de ces aumônes. Elle réunit alors un certain nombre de filles de bonne volonté et s'installa avec elles dans le village de la Chapelle,
afin de les habituer à la vie simple et laborieuse de la campagne. Mais elle ne tarda pas à se rapprocher de Vincent de
Paul et revint à Paris, s'établissant en face de Saint-Lazare.
Là elle s'occupa de dresser ses élèves aux exercices spirituels
et aux soins des malades, les envoyant ensuite dans les confréries ou dans des maisons particulières pour assister les malades et les vieillards.

C'est à cette époque que Vincent de Paul fonda l'œuvre des Dames
de Charité.
« Dames de Charité », à l'instigation de Mme Goussault jeune,
veuve fort riche qui, visitant souvent les malades de l'Hôtel-

(1) *Loc. cit.*, p. 159.
(2) *Vincent de Paul et sa Mission Sociale*, p. 108.

Dieu, avait remarqué que les soins qui leur étaient donné laissaient beaucoup à désirer. Ce ne fut pas sans peine qu'elle persuada à Vincent de Paul de créer cette société charitable ; il craignait de froisser les Augustines de l'Hôtel-Dieu ainsi que les directeurs laïques et ecclésiastiques de cet hôpital ; il déclarait qu'il est des maux qu'il vaut mieux supporter, le remède étant pire que le mal. Mais cette dame ayant obtenu l'approbation de l'archevêque de Paris, Vincent de Paul se décida à mettre à exécution ce projet. A sa demande une centaine de femmes du meilleur monde (1) s'associèrent dans le but de suppléer aux lacunes du service de l'hôpital. « Dans leurs visites à l'Hôtel-Dieu les dames devaient s'offrir discrètement à servir les malades avec les religieuses (2). » Les humbles Filles de Charité secondaient ces dames et préparaient les friandises qu'elles devaient distribuer aux malades pour faciliter leur apostolat.

Ce fut en 1655 que la Compagnie des Filles de la Charité fut officiellement reconnue par une ordonnance du cardinal de Retz, archevêque de Paris, pour suppléer à la Confrérie des Dames de Charité.

Ordonnance du cardinal de Retz. « Mais d'autant que la dite confrairie est composée de femmes mariées, veufves et filles de piété, lesquelles prenoient soin de visiter et assister les dits pauvres malades, de leur administrer la nourriture et les médicaments et procurer l'assistance spirituelle d'iceulx, pour porter à bien vivre ceux qui guérissent et à bien mourir ceux qui tendent à la mort ; et que l'expérience a fait voir que les dames de condition de la dite confrairie avaient difficulté de porter les vivres qu'il falloit

----

(1) Princesses de Conti et Gonzague. Duchesses de Nemours, du Perche, d'Aiguillon, de Lesdiguières, de Noailles. Mmes Ville Savoie, de Bailleul, Samidot, Micq, Polladion, chancelière d'Alègre, Marie Fouquet, Beaufort, de Lestang, de Traversais, etc., etc.

(2) Loth, *Saint Vincent de Paul,* p. 172.

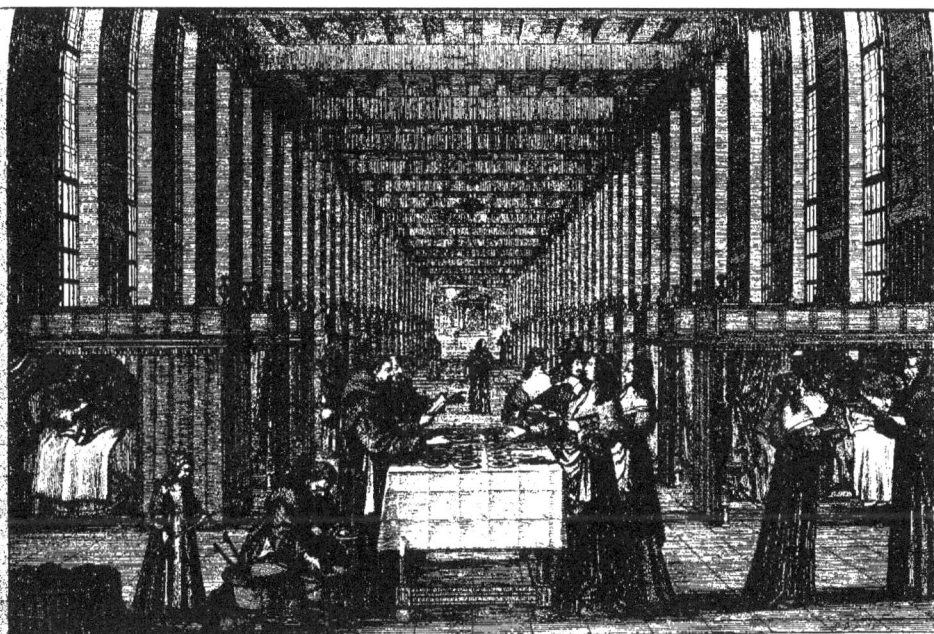

Fig. 8. Grandes dames et seigneurs distribuant la nourriture aux malades.

aux dits pauvres malades, comme aussy à faire leurs lits et à leur donner les remèdes, et généralement à leur rendre les autres menus services ; pour pourvoir à cet inconvénient la dite congrégation de la Mission de l'ordre des dites Dames de Charité, a disposé des filles et des veufves de basse condition à se mettre dans la dite confrérie, pour s'employer aux choses plus basses qu'il faut exercer vers les dits malades, et, à cet effet, les a fait venir par ensemble dans une maison à ce destinée, soulz la direction de damoiselle Louise de Marillac, veuve de feu M. Le Gras, secrétaire de la feue royne mère, laquelle les instruit dans la piété, les dresse à bien servir les pauvres malades, à les seigner, à faire et à administrer les médicaments, et ensuite elle les envoye dans les paroisses de la ville de Paris et des champs et aux hôpitaux auxquelz on les demande, les rappelle et change de lieu en autre selon l'exigence des cas, les employe sous sa conduite, à plusieurs autres bonnes œuvres, comme à l'eslèvement des enfants-trouvez de la ville de Paris, à l'assistance des pauvres criminels condamnez aux galères, et des malades des prisons, à l'instruction des pauvres, leur monstrant à prier Dieu, à lire et écrire, et enfin à toutes les bonnes œuvres auxquelles elles peuvent être utiles (1). »

Louise Legras fut la première à prononcer des vœux et elle fut nommée par Vincent de Paul, Supérieure à vie de la Confrérie ; après elle, la Supérieure devait être élue tous les trois ans et jamais plus de deux fois de suite, la Confrérie étant placée pour toujours sous la haute direction du Supérieur des prêtres de la Mission (lequel est nommé à vie). La Supérieure, aidée de trois officières, devait diriger la Confrérie nommant elle-même les Supérieures des Communautés éloignées. Vincent de Paul se préoccupait de faire de ses Filles

Organisation de la Compagnie

(1) A. de Pistoye, *La Sœur de Charité*, p. 89, Henri Plon, Paris 1863.

4

de la Charité des aides dévouées et dociles, mais instruites aussi, puisqu'il voulait qu'elles fussent capables de saigner les malades et de préparer leurs médicaments. C'était sûrement alors une préparation technique des plus soignées. Il les voulait exemptes de toute obligation monastique, afin qu'elles pussent se consacrer entièrement à leurs œuvres de charité, tout en conservant la plus grande moralité. Il déclare dans l'un de ses règlements : « Elles se représenteront encore, qu'elles ne sont pas dans une religion, cet état n'étant pas convenable aux emplois de leur vocation, néanmoins, comme elles sont beaucoup plus exposées au dehors que les religieuses, n'ayant ordinairement pour monastère que les maisons des malades, pour cellule qu'une chambre de louage, pour chapelle que l'église de la paroisse, pour cloître que les rues de la ville ou les salles des hôpitaux, pour clôture l'obéissance, pour grille la crainte de Dieu, et pour voile la sainte modestie, elles sont obligées par cette considération de mener une vie aussi vertueuse que si elles étaient professes dans un ordre religieux et de se comporter dans tous les lieux où elles se trouvent, parmi le monde, avec autant de récollection, de pureté de cœur et de corps, de détachement des créatures et d'édification, que des vraies religieuses dans la retraite propre de leur monastère (1). »

Vincent de Paul insiste beaucoup sur ce caractère non monastique de la Confrérie : « Mes sœurs, vous n'êtes pas des religieuses, et cependant vous êtes obligées plus qu'elles à travailler à votre perfection. Je le répète, non, vous n'êtes pas des religieuses, et s'il se trouvait parmi vous quelque esprit brouillon qui dit : « Il faudrait être religieuse, cela est » bien plus beau », Ah ! mes sœurs, la compagnie serait » à l'extrême-onction (2). » C'est pourquoi il ne veut pas

(1) Pistoye, *La Sœur de Charité*, p. 114.
(2) Id., *ibid.*, p. 118.

qu'elles prononcent des vœux définitifs, mais qu'elles s'engagent seulement pour une année, renouvelant leurs vœux le jour
de l'Ascension, si elles le désirent. Il insiste aussi sur leur soumission vis-à-vis des médecins et autres personnes placées au-
dessus d'elles. L'une des filles de la Charité, lui ayant posé
cette question : — « Faut-il, Monsieur, que j'obéisse au médecin ?— Oui, mes filles, et non seulement leur obéir, mais les respecter et remplir exactement leurs ordonnances..... Vous devez
obéir aux médecins, non seulement en ce qui regarde vos pauvres malades, mais en ce qui vous concerne (1). Elles rendront
de plus honneur et obéissance, en ce qui regarde le service
des pauvres, à messieurs les administrateurs des hôpitaux où
elles sont établies et aux dames de charité des paroisses.....
Elles obéiront à messieurs les médecins, accomplissant ponc-
tuellement leurs ordonnances, tant à l'égard des pauvres que
de leurs sœurs malades, lesquelles obéiront aussi au médecin
et à l'infirmière en tout ce qui regarde leurs offices, et qui
n'est point contraire à leurs règles (2). »

Les *règles* doivent avoir une importance considérable dans
la vie des filles de la Charité. A ce propos, Vincent de Paul
déclare : « La sainteté d'une fille de la Charité consiste à
bien observer ses règles, mais je dis bien observer ; — à bien
servir les pauvres à point nommé, avec amour, douceur et
compassion ; — à bien exécuter les ordonnances des médecins ; — à faire ses exercices tant spirituels que corporels,
en vue de pratiquer les vertus qui composent l'esprit que Dieu
a donné à la compagnie... (3) Mais l'œuvre principale des
filles de la Charité doit être la cure d'âme, ce qui est très
naturel étant donné le caractère du fondateur et l'état absolument rudimentaire des soins matériels dont on entourait

(1) Pistoye, *La Sœur de Charité*, p. 222.
(2) Id., *ibid.*, p. 219.
(3) Id., *ibid.*, p. 94.

alors les malades. Il devait falloir à ces derniers certainement beaucoup de résignation et de courage pour supporter toutes leurs souffrances dont beaucoup étaient dues à l'absence de soins éclairés, les autres résultant du fait de la maladie ; il était donc bien nécessaire que les filles de la Charité les exhortassent à la patience... Aussi Vincent de Paul dit dans un des règlements de la Compagnie : « Leur principal soin sera de bien servir les pauvres malades, les traitant avec compassion et cordialité et taschant de les édifier, les consoler et les disposer à la patience, les portant à faire une bonne confession générale et surtout à moyenner qu'ils reçoivent leurs sacrements (1). » « Voyez-vous, mes sœurs, c'est bien quelque chose d'assister les pauvres, quant à leur corps, mais en vérité ça n'a jamais été le dessein de Dieu en faisant votre Compagnie que vous ayez soin du corps seulement, car il ne manque pas de personnes pour cela ; mais l'intention de Notre-Seigneur est que vous assistiez l'âme des pauvres malades. Voilà votre belle vocation (2). »

Dans une série de conférences qui sont devenues « *la Bible des filles de la Charité* », Vincent de Paul leur explique les règlements qu'il leur a donnés et leur impose l'obéissance absolue à leur Supérieure, laquelle doit être tenue au courant de tout ce qui les concerne. Elles doivent lui remettre les lettres qu'elles reçoivent avant de les lire et lui soumettre toutes celles qu'elles écrivent. Elles ne doivent avoir aucune préférence les unes pour les autres, ni s'embrasser sans être agenouillées ; il faut qu'elles évitent les poignées de mains, et qu'elles fuient la vue des belles choses, le son de la musique et le chant des oiseaux. Tout retour vers le passé leur est interdit, souvenir ou affection de famille. Elles doivent garder les yeux baissés, se méfier de tout homme, et abhorrer la coquetterie. Il faut

(1) Pistoye, *La Sœur de Charité*, p. 24.
(2) Arthur Loth, *Saint Vincent de Paul et sa mission sociale*, p. 164.

qu'elles recherchent la mortification, jeûnant la veille des fêtes et le vendredi, se couchant sur la dure, et usant du cilice et de la discipline.

C'était chose très hardie au XVIIᵉ siècle que de fonder une association de femmes sans les grilles du couvent comme sauvegarde et les fonctions religieuses comme principale occupation ; aussi Vincent de Paul paraît partagé entre la tradition qui voulait la règle minutieuse sur toutes choses, l'uniformité annulant la personnalité et le désir d'avoir des filles charitables toujours prêtes et libres à s'occuper de bonnes œuvres. De sorte que tout en disant, *il faut que vous fassiez toutes les mêmes choses et à la même heure s'il se peut* (1), — il déclare ensuite : *la charité est par-dessus toutes les règles, et il faut que toutes se rapportent à celle-là.* Et plus loin il dit : « Vous devez donc mesurer votre temps de manière que vous ne le donniez jamais à la prière quand il est nécessaire aux malades (2). »

Mais il fallait que ce service des malades fut alors vraiment des plus rudimentaires pour que Vincent de Paul plein d'amour pour eux, put donner à sa confrérie les réglements qui suivent, sans craindre de détourner des malades une bonne partie du temps, des forces et de l'attention des filles de la Charité.

RÈGLES SUR L'EMPLOI DE LA JOURNÉE (3)

ARTICLE PREMIER.— A quatre heures, elles se lèveront au premier son de la cloche, faisant le signe de la croix et donnant leur première pensée à Dieu. Elles s'habilleront avec diligence et modestie, prenant au moins leurs premiers habits sous les rideaux de leurs lits, et dès qu'elles en seront revêtues, elles prendront de l'eau bénite et se mettront à genoux pour adorer Dieu, le remercier, s'offrir à lui, et toutes

Emploi de la journée.

(1) A. de Pistoye, *La Sœur de Charité*, p. 280.
(2) Id. *ibid.*, p. 335.
(3) Id., *ibid.*, pp. 282, 286, 297, 298, 300, 301, 302, 303, 304, 305, 306, 307, 309, 310, 313,

les actions de la journée ; puis elles feront promptement leur lit et achèveront de s'habiller.

ART. II. — A quatre heures et demie, elles feront en commun leurs prières, qu'elles commenceront par le *Veni Sancte Spiritus* et les cinq actes ordinaires de l'exercice du matin ; ensuite elles entendront lire les points de la méditation qu'elles feront jusqu'à cinq heures et quart, et finiront par l'*Angelus* et les litanies du saint nom de Jésus et autres prières accoutumées, après quoi elles commenceront leur chapelet dont elles diront une dizaine, puis feront la répétition de l'oraison jusqu'à six heures.

ART. III. — A six heures, elles s'appliqueront en silence à ce qu'elles auront à faire de plus pressé, chacune selon son office, ainsi qu'il leur sera prescrit ; à six heures et demie, elles auront permission d'apprendre à lire, s'y emploieront jusqu'à sept heures ou environ.

ART. IV. — A 7 heures environ, elles iront ensemble à la messe, deux à deux, si elles le peuvent alors, sinon ce sera à quelque autre heure plus commode et tour à tour selon que la supérieure ou la sœur servante le jugeront à propos, et en attendant que la messe commence, ou depuis qu'elle est commencée jusqu'à l'évangile, elles diront quelques dizaines de chapelet.

ART. V. — Après la messe elles iront toutes ensemble déjeuner au réfectoire, où elles prendront seulement un morceau de pain, si ce n'est que la supérieure, ou quelque autre officière, ou la sœur servante, juge à propos de faire donner à quelques-unes, à cause de leur infirmité ou caducité, ou grande fatigue de travail, quelque chose pour manger avec leur pain ; mais toutes garderont cependant le silence ; celles qui ne pourront ouïr la messe que bien tard ne feront pas de difficultés, aux jours ouvriers, de déjeuner avant d'y aller ; mais passé neuf heures et demie aucune ne déjeunera sans la permission de la supérieure ou la sœur servante.

ART. VI. — Après le déjeuner, chacune reprendra son emploi, et si elles travaillent ensemble elles pourront s'entretenir de quelque chose de piété d'une manière sérieuse et non par forme de récréation.

ART. VII. — A onze heures et demie, elles feront l'examen particulier, l'espace d'un *Miserere* ou deux, s'arrêtant sur les résolutions qu'elles ont prises le matin et particulièrement sur les actes de la vertu qu'elles ont pour pratique ; ensuite ayant dit le *Benedicite* que la supérieure commence et les autres poursuivent, elles dîneront chacune ayant sa portion à part, et cependant elles écouteront attentivement la lecture spirituelle qu'une d'entre elles fera, la finissant par celle du martyrologe pour le jour suivant. Elles diront l'*Angelus* en même temps qu'il sonnera, quoiqu'elles n'aient pas encore achevé de dîner, et, s'étant levées de table, elles diront les grâces de la même manière que le *Benedicite*, puis elles diront une dizaine de chapelet. Dans les paroisses où, n'étant que deux, on ne peut faire la lecture durant le dîner, elles la feront immédiatement avant le repas, pendant lequel elles s'occuperont intérieurement et en silence de ce qui aura été lu.

Art. viii. — Après le dîner, elles s'appliqueront s'il est besoin chacune à son office, sinon elles travailleront ensemble à filer ou à coudre, et pourront cependant s'entretenir une heure, de quelque chose d'édifiant par manière de récréation gaie et modeste, se souvenant d'élever souvent leur cœur à Dieu ; et si l'on s'échappait à quelque immodestie ou entretien illicite, une sœur à ce destinée dira : Souvenez-vous de la présence de Dieu.

Art. ix. — A deux heures après avoir dit le *Veni Sancte Spiritus*, une sœur fera tout haut durant un quart d'heure, la lecture spirituelle qu'elle finira par les paroles : *Deus charitas est, et qui manet in charitate in Deo manet, et Deus in eo*. Les autres écouteront cette lecture en travaillant, et continueront leur travail dans un grand silence jusqu'à trois heures, appliquant cependant leur esprit à quelque bonne pensée ou à l'instruction qu'on fait au même lieu, durant ce temps-là, aux sœurs qui sont dans la maison où réside la supérieure, pour leur apprendre les devoirs de bonnes chrétiennes et de vraies filles de la Charité, à quoi elles tâcheront d'assister quand leurs occupations le leur permettent.

Art. x. — A trois heures elles se mettront à genoux, et une sœur dira tout haut ces paroles : *Christus factus est pro nobis obediens usque ad mortem, mortem autem crucis propter quod Deus et exaltavit illum*. Et, toutes ensembles, adoreront le fils de Dieu mourant pour le salut de nos âmes, et s'offriront au Père Eternel dans ce moment où il rendit l'esprit le priant d'appliquer le mérite de sa mort particulièrement à ceux qui sont dans l'agonie ou en état de péché et à toutes les âmes détenues dans le purgatoire. Ayant fait cet acte durant l'espace de trois *Pater* et *Ave*, elles baiseront la terre et se relèveront aussitôt. Celles qui tiennent l'Ecole feront cet acte avant que d'y entrer, et celles qui se trouvent à cette heure-là avec quelques externes ou dans les rues, feront seulement en esprit le même acte sans se mettre à genoux ; mais celles qui n'auront pas pu du tout s'y appliquer pour lors, le feront à la première commodité.

ART. XI. — Après l'acte d'adoration, si elles doivent continuer ensemble leur travail, elles pourront s'entretenir de quelque chose d'édification, mais plus sérieusement et dévotement et d'une voix plus basse qu'après le dîner, le temps de la récréation étant passé. Celles qui auront la permission d'apprendre à écrire, pourront y employer au plus une demi-heure de l'après-midi au temps que la supérieure ou la sœur servante jugeront propre pour cela et entièrement libre de toute autre occupation nécessaire, et chacune s'appliquera de telle sorte à cet exercice qu'elle soit toujours disposée à l'interrompre ou de s'en abstenir tout à fait aux jours que la mère supérieure ou la sœur servante jugeront être empêchées par quelque emploi d'obligation plus étroite, afin que cela ne préjudicie nullement au service des pauvres ni à aucun des devoirs de la compagnie.

ART. XII. — A cinq heures et demi, elles feront l'oraison jusqu'à six, si elles ne l'ont pas faite quelque temps auparavant, ainsi qu'on l'observe dans les hôpitaux. Ensuite, elles feront l'examen particulier comme avant le dîner, puis iront souper disant le *Benedicite* et les grâces faisant la lecture de table sans lire le martyrologe, disant ensuite l'*Angelus* avec une ou deux dizaines de chapelet, et observant le reste qui a été dit en parlant du dîner.

ART. XIII. — Après le souper, elles s'emploieront, s'il est besoin, aux choses de leur office, sinon elles travailleront ensemble et observeront ce qui est marqué pour la récréation du dîner.

ART. XIV. — A huit heures, au son de la cloche, elles s'assembleront pour l'exercice du soir au même lieu où elles font ordinairement la lecture de deux heures et la supérieure ou la sœur servante ayant dit le *Veni Sancte Spiritus*, chacune reprendra son travail et écoutera cependant la lecture des deux premiers points de la méditation, que la sœur qui est en semaine fait tout haut ; ensuite, en attendant que le quart sonne, la supérieure ou la sœur servante fera répéter à quelques-unes ce qu'elles ont remarqué, ou bien elle dira un mot sur le sujet proposé pour faciliter la méditation aux nouvelles ; mais le samedi et les veilles des fêtes, on réserve la lecture de la méditation après les prières et l'on fera pour lors la lecture de l'Evangile du jour suivant, que toutes entendront à genoux et puis se remettront à leur place et reprendront leur travail. S'il arrive une fête au dimanche, on lira seulement l'Evangile de la fête que l'Eglise célèbre ce jour-là.

Art. xv. — A huit heures un quart, elles iront à la chapelle ou oratoire faire l'examen général et les prières ordinaires, après lesquelles on relira seulement le premier point de la méditation si on en a déjà lu deux avant les prières, puis elles se retireront en silence et se disposeront au coucher et après avoir pris de l'eau bénite et fait quelques prières durant deux ou trois *Pater* au plus, elles se coucheront modestement, chacune se déshabillant hors la vue des autres, et tenant les rideaux du lit abaissés durant la nuit; elles tâcheront de s'endormir en quelque bonne pensée, particulièrement sur le sujet de l'oraison du lendemain, et feront en sorte qu'elles soient couchées et que les lumières soient éteintes à neuf heures.

Art. xvi. — Aux dimanches et aux fêtes elles garderont même ordre qu'aux autres jours, à la réserve des choses suivantes :

1° Elles emploieront le temps ci-dessus marqué pour le travail manuel en des exercices spirituels, tels que sont l'usage des sacrements, l'assistance au service divin, au sermon, au catéchisme ou à des entretiens de piété, la lecture des livres de dévotion désignés par la supérieure ou autre députée de sa part ; La pratique du catéchisme entre elles, pour se rendre capable d'instruire les pauvres et les enfants, des choses nécessaires à leur salut, et autres semblables exercices conformes à leur état.

2° Celles qui ont permission d'apprendre à lire ou à écrire, emploieront pour cela une demi-heure le matin, au temps le plus commode, et autant après dîner, pourvu que cela ne les détourne point du service des pauvres ou de quelque autre emploi d'obligation.

3° Elles ne laisseront pas de prendre en ces jours-là leur petite récréation ordinaire après le repas, selon le temps qu'elles auront de reste, mais elles ne joueront jamais à des jeux défendus ou peu séant à leur état.

Art. xvii. — Outre les exercices ci-dessus marqués qui sont communs à toutes, les sœurs nouvelles observeront les suivants, qui leur sont propres, durant le temps de leur épreuve dans la maison de leur supérieure :

1° Chaque jour à huit heures du matin elles entendront la lectur spirituelle, qu'on leur fera durant un quart d'heure, et ensuite, l'instruction jusqu'à la demie.

2° A deux heures, après avoir entendu la lecture, elles assisteront soigneusement à l'instruction qu'on leur fera jusqu'à trois heures.

3° Tous les mercredis elles auront une conférence semblable à celle qu'on fait le vendredi au soir à toute la communauté ; et même les sœurs nouvelles qui sont dans les paroisses de Paris viendront pour cet objet à la maison de la supérieure, si leurs obligations envers les pauvres le leur permettent. Elles n'y viendront pas néanmoins pour les deux autres exercices qu'on y fait chaque jour à huit heures et à deux ; mais les sœurs servantes avec qui elles demeurent tâcheront d'y suppléer lorsqu'elles le pourront, leur faisant quelques instructions semblables à celles qu'on fait à la maison, à quoi les anciennes qui se trouvent au même lieu assisteront si leurs occupations le leur permettent, tant pour l'utilité qu'elles en peuvent retirer, que pour le bon exemple qu'elles doivent donner à leurs sœurs.

ART. XVIII. — Elles feront toutes un grand état de leurs règles, des saintes pratiques et louables coutumes qu'elles ont gardées jusqu'à maintenant, les considérant comme des moyens que Dieu leur a donnés pour s'avancer à la perfection convenable à leur état et pour faire plus aisément leur salut ; c'est pourquoi elles les liront et entendront lire aux cultes de leurs offices, une fois chaque mois, autant qu'elles le pourront commodément, et demanderont pardon à Dieu des fautes qu'elles remarqueront y avoir commises, tâchant de concevoir en même temps de nouveaux désirs de les observer strictement jusqu'à la mort. Que s'il s'en trouve quelques-unes qui répugnent à leur esprit ou sentiment particulier elles tâcheront de se vaincre et mortifier, en cela se représentant que Notre-Seigneur a dit : « Que le royaume des cieux souffre violence et que ce sont ceux qui se font force qui le ravissent. »

Costume.

Lors de la fondation de cette Compagnie, les premières filles de la Charité furent choisies pour la plupart parmi les paysannes, ou vêtues comme elles, dans un but de simplicité. Ce costume (fig. 9) conservé tel que, tandis qu'il se perdait

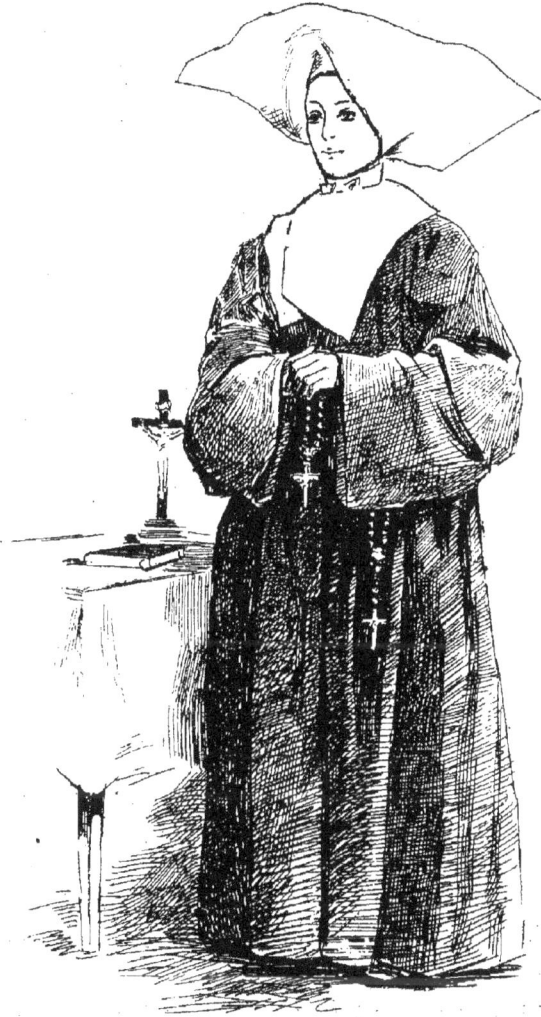

Fig. 9.

« Sous votre coiffe blanche aux ailes étendues,
Sœurs au costume gris, en tous lieux répandues. »

graduellement là où il avait existé, devint l'uniforme des filles de la Charité.

La robe est en bure de laine de couleur gris ardoise, d'où le surnom de « sœurs grises » donné à celles qui l'ont adopté. Cette robe est toujours la même portée été et hiver, ou quelles que soient les fonctions remplies par la sœur. Les manches sont très longues, très larges, tandis que le bras est recouvert jusqu'au poignet par la manche de chemise qui ne doit jamais être retroussée au delà du coude. Ces diverses conditions s'opposent de nos jours à ce que la sœur de Saint Vincent de Paul puisse être chargée d'aider aux opérations ou aux pansements antiseptiques. La vaste cornette d'une éclatante blancheur encadre très gracieusement le visage, mais elle devient extrêmement gênante dès que plusieurs personnes se pressent autour d'un même malade. Le tablier est en bure de laine semblable à la robe ; dans les hôpitaux il est avantageusement remplacé par un tablier de toile blanche. Le cou est entouré d'une guimpe blanche.

Ce costume fut mis de côté pendant les troubles de la Révolution, lorsque les filles de la Charité furent chassées des hôpitaux pour être remplacées par « des femmes ou des filles patriotes (1) ». Réintégrées dans leurs fonctions par le gouvernement du 18 brumaire (14 octobre 1801), après dix ans de dispersion, elles reprirent leur costume en 1805, à la demande de Pie VII accédée par l'Empereur.

Interdictions. Les filles de la Charité refusent formellement de donner indistinctement leurs soins à tous les malades, et dans les traités qu'elles passent avec les administrations hospitalières on trouve toujours cette clause :

« *Les religieuses ne donneront leurs soins ni aux filles de mauvaise vie, ni aux femmes atteintes du mal qui en procède,*

(1) Assemblée législative, 6 avril 1792.

ni aux mères dans leurs accouchements (1). » Elles n'ont pas non plus la permission de langer les petits garçons.

Elles habitent toutes ensembles une section distincte dans chaque hôpital, le *couvent*, où elles se réunissent *toutes* en même temps pour les repas, laissant ainsi les malades aux soins des employés subalternes de midi à trois heures, pendant leur récréation, une seule religieuse étant censée surveiller tout l'établissement, comme du reste pendant la nuit.

Logement.

Cette Compagnie qui devait avoir un caractère presque laïque, selon Vincent de Paul, est devenue graduellement semblable aux congrégations religieuses, *la règle* étant placée au-dessus des exigences du progrès.

Dès 1672, lors de la première venue des filles de la Charité dans les hôpitaux de Montpellier, nous trouvons dans le contrat cette clause due à la sollicitude des Intendants et Recteurs de l'ancien hôpital de la Charité : « *Elles devront postposer quelquefois ou ômettre quelques-uns de leurs exercices spirituels pour le service des dits enfants, quand la nécessité pressante le requérera* (2). » Cette clause montre que déjà l'esprit monastique prenait le dessus malgré les injonctions de Vincent de Paul. Mais c'était inévitable après les règlements et conseils donnés par ce fondateur ecclésiastique qui avait fait une trop large part aux exercices religieux dans la vie de ces filles pour qu'elles pussent s'occuper suffisamment des malades.

Lorsqu'une jeune fille ou veuve se décide à entrer dans cette congrégation, elle est éloignée de sa famille et placée dans un établissement quelconque, orphelinat, école, crèche, parfois un hôpital, où elle fait ses *trois mois de postulat*, conservant son costume ordinaire. La postulante est envoyée

Admission.

(1) Dr Henri Napias, *L'Assistance publique*. Paris, 1890.
(2) P. Béral (Le chanoine), *Histoire de l'Hôpital de la Charité de Montpellier*. Hamelin frères, 1899, p. 239.

ensuite à Paris, où elle fait *huit mois de noviciat* dans le séminaire de la maison mère. Là, la novice passe ses journées en prières, en méditations et autres exercices religieux. Les illettrées reçoivent aussi une instruction élémentaire. La novice, revêtue du costume religieux, est ensuite envoyée dans un établissement, non pas d'après son goût, mais selon les nécessités des œuvres, elle n'est plus qu'un instrument manié par les autorités supérieures.

Après *cinq mois de noviciat*, elle prononce les vœux de pauvreté, obéissance, charité, service des pauvres (1).

Rémunération. La maison mère exige un versement de 200 francs par an pour chaque sœur de la part des administrations hospitalières lesquelles s'engagent à entretenir jusqu'à leur mort les sœurs qui ne sont plus aptes à travailler, et à leur accorder des indemnités, selon le nombre d'années de service.

Direction. Les filles de la Charité s'occupent aussi de surveiller la cuisine, le cellier, la lingerie et buanderie des hôpitaux. Elles sont placées sous l'autorité immédiate de la Supérieure dans chaque hôpital et sous celle de leur Supérieure générale et du Supérieur des Pères Lazaristes à Paris.

Les administrations hospitalières n'ont aucune autorité sur elles quant à leur nomination dans les divers services hospitaliers, leur déplacement ou révocation.

Service. Il y a maintenant, dans cet ordre (2), une tendance marquée à s'occuper plutôt d'autres œuvres que des hôpitaux, conséquence naturelle des fonctions de plus en plus restreintes des sœurs dont la sphère d'activité se trouve graduellement paralysée par les règlements de la congrégation. Autrefois elles pouvaient faire *tout* pour les malades, mais les progrès de la médecine et de la chirurgie ont tellement transformé les

(1) *Religious Orders*, 1862.
(2) Cet ordre est *enseignant et hospitalier.*

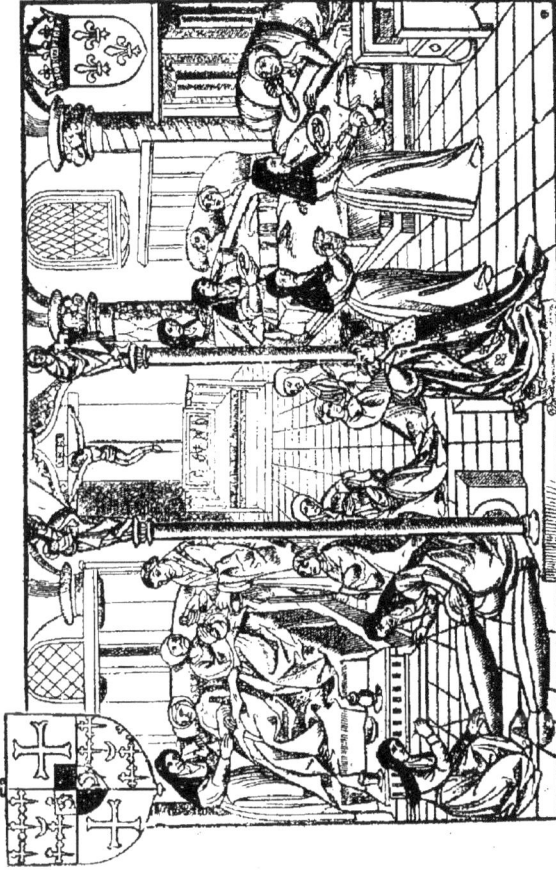

Fig. 10. — Une salle de l'Hôtel-Dieu de Paris, d'après le fac-simile d'une gravure sur bois du XVIᵉ siècle (Firmin-Didot).

soins dont les malades doivent être entourés qu'ils ne sont plus en rapport avec la règle donnée en 1655 par Vincent de Paul. Elles surveillent le bon ordre des salles et leur propreté, distribuent les remèdes aux malades, répartissent les aliments et font faire le service immédiat des malades, par des infirmiers et infirmières ignorants et grossiers. Elles ne se chargent pas de la préparation des pansements antisepti ques, de l'aseptisation des instruments, de l'assistance aux opérations, comme cela se pratique avec les personnels dûment préparés. Il leur est défendu d'assister à certains examens ou opérations de malades du sexe masculin, quel que soit l'âge de ces malades, ce qui les oblige à s'éloigner suffisamment pour ne rien voir et les empêche d'aider les médecins dans bien des circonstances.

Instruction professionnelle.

L'année 1899 marquera dans les annales de cette congrégation par une très heureuse innovation. Désormais les novices dès leur entrée pourront suivre deux voies distinctes, celle de l'*enseignement* ou celle des *hôpitaux*, et tandis que les premières se prépareront à l'obtention des divers diplômes exigés par le ministère de l'Instruction publique, les secondes feront un stage à l'hôpital Saint Joseph (Paris) et recevront une certaine instruction technique de manière à pouvoir mieux remplir leurs futurs devoirs.

Cet ordre présentera dans les hôpitaux des garanties véritablement exceptionnelles le jour où l'instruction professionnelle des filles de la Charité de Saint-Vincent de Paul sera consacrée par l'obtention d'un diplôme sérieux et où la sœur *hospitalière* comme la sœur *enseignante* pourra rivaliser de capacité avec son émule laïque.

Champ d'activité.

En 1808, les filles de la Charité de Saint-Vincent de Paul desservaient 250 hôpitaux (1), en 1893 elles en desservaient encore 147 (2), actuellement elles assurent le service de 96 hôpitaux (3) répartis comme il suit :

Diocèse d'Agen	2	Diocèse de Meaux	1
— d'Albi	2	— de Mende	1

(1) Loth, *Saint-Vincent de Paul et sa mission sociale.*
(2) *Le Clergé français,* annuaire officiel, 1893, Tours, Alfred Mame et fils, Imprimerie du Saint-Siège et de la Sacrée Congrégation des Rites.
(3) *Ibid.,* 1899.

Diocèse	d'Amiens	3	Diocèse	de Montauban	3
—	d'Angers	3	—	de Montpellier	2
—	d'Arras	5	—	de Nantes	1
—	d'Avignon	1	—	de Nice	3
—	de Beauvais	1	—	de Nimes	2
—	de Bordeaux	5	—	de Paris	10
—	de Cambrai	6	—	de Reims	2
—	de Carcassonne	3	—	de Rennes	4
—	de Châlons	6	—	de La Rochelle	1
—	de Chartres	3	—	de Soisson	1
—	de Clermont	7	—	de Tarbes	1
—	de Constantine	4	—	de Tuile	1
—	d'Evreux	1	—	de Versailles	1
—	de Grenoble	2	—	de Lyon	2
—	de Jérusalem	3	—	de Marseille	1
—	de Langres	2	—	de Viviers	1

III

DIACONESSES

Les associations de diaconesses du mot : διαχόνισσα (ser- *Origine.*
vante des pauvres), appartiennent spécialement de nos jours
à la religion protestante réformée.

Leur origine remonte au premier siècle de l'ère chrétienne.
Ce furent les apôtres eux·mêmes qui, se trouvant surchargés
par les devoirs de leur ministère, choisirent sept *diacres*,
lesquels devaient s'occuper uniquement des secours matériels
à distribuer aux pauvres (1). Il y eut aussi des *diaconesses*,
car l'apôtre Paul fait allusion au dévouement de Phœbé, la
diaconesse de l'Eglise de Cenchrée (2).

Il existe actuellement quatre-vingts maisons·mères de *Statistique.*

(1) *Acte des Apôtres,* chap. vi.
(2) *Epître de Paul aux Romains,* chap. xvi.

diaconesses, présentant un total de 13,309 sœurs en 1898 (1).

Ces institutions sont disséminées en Allemagne, Suède, Norwège, Hollande, Suisse, Angleterre, Russie, Amérique et France, mais c'est l'Allemagne qui en possède le plus grand nombre.

Ce sont des associations essentiellement religieuses, s'occupant d'œuvres diverses, telles que crèches, écoles, ouvroirs, refuges, prisons et *hôpitaux*.

Les plus anciennes sont les suivantes et furent fondées comme il suit :

1ᵘ INSTITUTION DES DIACONESSES DE KAISERSWERTH SUR LE RHIN, fondée en 1836 par le pasteur Théodore Fliedner; à sa mort, en 1864, l'œuvre possédait cent postes desservis par quatre cent trente diaconesses.

2° INSTITUTION DES DIACONESSES DES EGLISES EVANGÉLIQUES DE FRANCE, fondée à Paris par le pasteur Antoine Vermeil en 1841 et reconnue d'utilité publique en 1860.

3° INSTITUTION DES DIACONESSES DE STRASBOURG, fondée en 1842 par le pasteur François Haerter, qui la dirigea pendant trente ans. La reconnaissance d'utilité publique fut accordée en 1852 par Louis-Napoléon.

4° INSTITUTION DES DIACONESSES DE SAINT-LOUP (Suisse), fondée par le pasteur Louis Germond en 1842 et reconnue d'utilité publique en 1862.

Kaisersmerth.

INSTITUTION DES DIACONESSES DE KAISERSMERTH SUR LE RHIN.

But. — *a*) Soin des malades et des pauvres ; *b*) instruction et éducation de la jeunesse.

La maison-mère possède un hôpital de 210 lits, un refuge, une école normale pour institutrices et directrices d'asiles et de crèches, un orphelinat, une maison d'aliénés, une maison de convalescence, un

(1) *Tabellarische vergleichende Übersicht uber den Stand der evangelishen Diakonissen-Mutterhaüser in den Jahren*, 1894 *und* 1898.

asile pour infirmes et femmes âgées, enfin la maison-école des diaconesses.

Conditions d'admission. — Age : dix-huit à quarante ans, posséder
la *vocation*, avoir eu une bonne conduite, savoir lire, écrire et compter.
(Trousseau personnel.)

Stage préparatoire. — Peut durer plusieurs années, selon l'appréciation de la direction. Les novices reçoivent une instruction
religieuse.

Les diaconesses sont envoyées dans les postes au gré de la direction.
L'institution héberge jusqu'à leur mort les diaconesses âgées ou
infirmes.

Activité. — L'œuvre comptait en 1898, soit soixante-deux ans après
sa fondation, 238 postes outre les services de la maison-mère, dont
43 établissements pour malades et possédait 1,005 sœurs, dont 245
novices.

. . . .

INSTITUTION DES DIACONESSES DES EGLISES ÉVANGÉLIQUES DE FRANCE. Paris.
(95, rue de Reuilly, Paris.)

But. — *a*) Ecole préparatoire de diaconesses ; *b*) association
fraternelle pour diaconesses.

La maison-mère possède une maison de santé avec 44 lits, une
œuvre de correction paternelle (retenue et disciplinaire); une salle
d'asile, une école enfantine.

Direction. — Une sœur directrice, un conseil de direction et un
comité de surveillance.

Admission. — Age : dix-huit à trente-cinq ans. Conduite irréprochable, bonne santé, connaissance de la lecture, l'écriture et le calcul ; la
novice doit être pourvue d'un trousseau dont l'entretien est à sa charge.

Le nombre des demandes d'admission varie de quatre à quinze par
an. La maison-mère peut recevoir une trentaine d'élèves.

Stage préparatoire. — Deux ans ou davantage, selon avis de la direction. Les élèves passent dans les divers services de la maison-mère
y compris la cuisine, buanderie et loge, ou seulement dans certains,
selon la volonté de la direction.

Enseignement théorique. — Cours d'instruction religieuse et générale, et quelques notions médicales. Aucun examen ni à l'entrée, ni à
la terminaison des études.

Avancement. — Première année : aspirante ; deuxième année :

adjointe ; troisième année : diaconesse-unie, si le Conseil de direction estime qu'elle est déjà digne de recevoir la consécration qui peut être plus ou moins reculée.

Horaire. — Les diaconesses et les novices ont deux heures de repos par jour. Elles sortent le jeudi et le dimanche, à moins que les besoins du service ne s'y opposent.

Les veillées sont assurées par des personnes du dehors ou par un médecin qui vient passer la nuit lorsqu'il y a un opéré, ou par les novices.

Rémunération. — A la fin de la deuxième année de stage, chaque sœur reçoit 200 francs et doit se pourvoir de tous ses vêtements et de son uniforme.

Les diaconesses qui travaillent en province sont placées sous la surveillance immédiate de l'œuvre qui les a engagées, mais elles ne cessent pas d'être sous la haute direction du Conseil de la maison-mère, lequel s'entend avec les personnes qui les emploient et reçoit directement les gratifications ou émoluments qu'on pourra leur faire. Ces paiements sont destinés à subvenir aux frais de la maison-mère et à la caisse de réserve qui doit assurer l'entretien des sœurs âgées, infirmes ou émérites et à payer les indemnités aux diaconesses-unies démissionnaires, ou renvoyées à raison de 40 à 50 francs par année de service actif. Les diaconesses employées hors de la maison-mère reçoivent d'elle 5 francs par mois pour frais de déplacement, etc. Si la nature de l'œuvre qui les emploie exige qu'elles aient à pourvoir à leur propre entretien, l'œuvre doit leur fournir une pension de 1 fr. 50 par jour, ou 2 francs au maximum.

Activité. — L'œuvre comptait, en 1898, soit cinquante-sept ans après sa fondation, 85 sœurs, dont 20 novices, assurant les services de la maison-mère et de vingt-huit postes externes (Paris et départements) consistant en pensionnats, orphelinats, maisons de santé et de convalescence, asiles et œuvres de paroisses, et la section protestante de la Maison centrale pour femmes à Clermont.

. . . .

Strasbourg. INSTITUTION DES DIACONESSES DE STRASBOURG. — *But.* — *a)* Fournir aux femmes chrétiennes le moyen de se préparer au service des malades, à l'éducation des enfants et autres œuvres ; *b)* fournir aux sœurs ainsi dévouées, une communauté et un abri dans la vieillesse et la maladie.

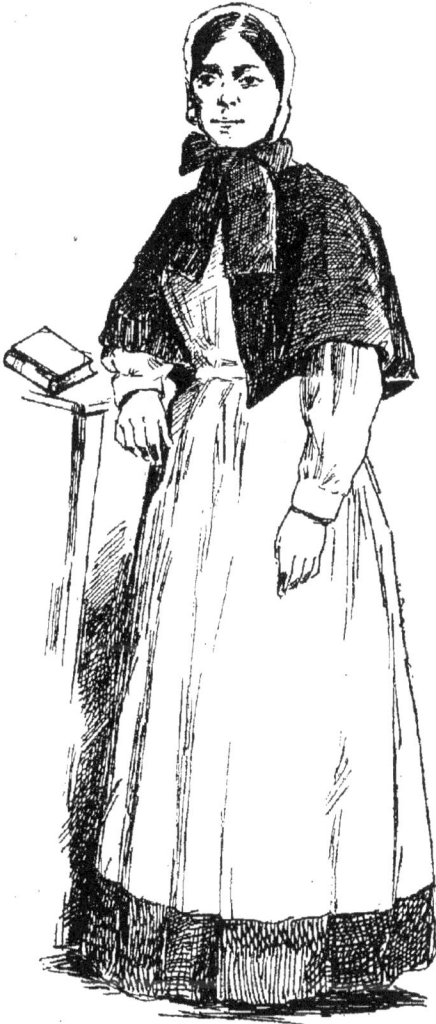

Fig. 11. — Une diaconesse de Paris.

La maison-mère possède une infirmerie avec 56 lits (femmes et enfants), une maison de retraite pour femmes âgées ou isolées, un asile pour servantes, un disciplinaire, un pensionnat avec plus de 500 élèves, une école primaire et secondaire, une crèche et un disciplinaire.

Direction. — L'œuvre est dirigée par un Conseil composé de cinq dames et de la Sœur supérieure, un comité auxiliaire de quatre hommes, et un aumônier qui dirige toutes les délibérations et doit être tenu au courant par la supérieure de tout ce qui concerne les sœurs, que ce soit réjouissant ou affligeant.

Admission. — Age : dix-huit à quarante ans. Bonne santé. Lecture, écriture et connaissance de la langue allemande, ou disposition pour l'apprendre pendant le noviciat.

Le trousseau personnel n'est pas obligatoire. Les postulantes doivent être habituées aux travaux de ménage, de couture, de tricotage. Elles doivent fournir un certificat de moralité délivré par leur pasteur et joindre à leur demande d'admission un exposé de leur vie et des motifs pour lesquels elles désirent se faire diaconesses.

Les demandes d'admission sont de dix par an environ, mais la maison n'obtient guère plus de 6 à 8 postulantes.

Noviciat. — Il est précédé d'un postulat de quelques semaines, le noviciat dure un an ou davantage, selon l'avis de la direction.

Les novices passent successivement par tous les services de la maison-mère : buanderie, cuisine, nettoyages de toutes sortes, salles de malades et crèche.

Elles suivent des cours religieux faits par des pasteurs, un cours de pharmacie donné par une diaconesse et un cours fait par un médecin sur les connaissances nécessaires aux gardes-malades. Les élèves ne sont soumises à aucun examen.

La communauté des sœurs se divise en novices, sœurs adjointes et diaconesses consacrées. Après le noviciat, les sœurs ne prononcent aucun vœu, mais, d'après les règlements de la maison, elles s'engagent pour une année.

Horaire. — Il n'y a pas d'heures réglées pour le repos quotidien qui dépend des nécessités du service. Les sœurs ont droit à quinze jours de vacances la première année et à trois semaines les années suivantes. Elles ont droit à sept heures de sommeil, mais veillent en moyenne une nuit par semaine sans être, pour cela, exemptées du service diurne. Lorsqu'il arrive que l'état des malades nécessite plusieurs veillées de suite, elles ont la permission de dormir pendant cinq heures le jour, reprenant le service habituel le reste du temps.

Rémunération. — Chaque diaconesse reçoit l'entretien complet, plus 4 fr. 80 par trimestre comme argent de poche.

Dans la maladie et la vieillesse, les diaconesses sont reçues à la maison-mère.

Les œuvres indépendantes dont les services sont assurés par les diaconesses, donnent à la maison-mère une somme de fr. 250 par an et par sœur employée.

En 1898, soit cinquante-six ans après sa fondation, l'œuvre possédait 244 sœurs dont 106 novices, qui, en outre des diverses sections de la maison-mère, assurent le service de quarante-quatre postes soutenus par des comités indépendants, en Allemagne, en Suisse et en France.

. . . .

INSTITUTION DES DIACONESSES DE SAINT-LOUP (1). (La Sarraz, Vaud, Suisse). *But :* Réunir sous une règle commune et préparer convenablement des personnes du sexe féminin, disposées à se consacrer gratuitement à des œuvres de miséricorde, spécialement à l'*emploi de garde-malades*.

La Maison - Mère possède actuellement un hôpital récemment construit, contenant quarante lits pour adultes et trente pour enfants; un hospice de vingt-cinq lits pour femmes incurables, et un asile d'été pouvant recevoir deux escouades successives de trente-cinq enfants convalescents.

Direction. — Confiée à un pasteur qui doit être marié, un comité de quinze membres dont un tiers féminin en exerce la haute surveillance.

Admission. — Age : 20 à 35 ans. Instruction primaire, bonne santé, mœurs sans reproches, piété sincère. La postulante doit pourvoir à ses vêtements et à ses frais de voyage pendant la première année.

L'établissement reçoit en moyenne de vingt à trente demandes d'admission par an.

Stage préparatoire. — Le noviciat dure de deux à trois ans. Pen-

(1) Du nom de la localité où elle fut transportée en 1852. Elle avait été primitivement fondée à Echallens, près Lausanne.

dant ce temps, les élèves passent dans les divers services de la maison-mère (cuisine, buanderie, vieillards et convalescents).

Elles suivent des cours d'instruction générale et surtout religieuse, reçoivent des notions d'anatomie et de physiologie élémentaires, d'antisepsie, de bandages, etc., etc. Ces cours sont faits par le directeur-pasteur et par des diaconesses qui leur donnent aussi des instructions au lit du malade ainsi que le médecin traitant.

Les élèves n'ont à subir aucun examen théorique ou pratique.

Elles doivent se tenir fidèlement à ces quatre règles :

1° Observation ponctuelle des ordres du médecin ;

2° Une attention soutenue ;

3° La fidélité dans les petites choses ;

4° La bonne volonté.

L'admission à l'état de diaconesse est prononcée par le Comité lequel décide l'époque de la consécration.

Rémunération. — Les diaconesses en service dans la maison-mère ont droit à leur entretien et à 5 fr. d'argent de poche par mois. La Maison-Mère encaisse les rétributions qui leur sont allouées pour les œuvres du dehors où elles travaillent, seules ou groupées, mais elle les soigne en cas de maladie et pourvoit à leur entretien dans la vieillesse.

La diaconesse qui désire se retirer après vingt-cinq ans de service actif a droit à une pension annuelle de 500 fr.

Horaire. — Il n'existe pas de règlement quant aux heures de liberté dont peuvent jouir les diaconesses chaque jour ; elles sont en fonction de six heures du matin à six heures du soir. Dans les grands établissements, elles obtiennent une après-midi par semaine. Les vacances annuelles sont de trois à quatre semaines.

Le service de nuit est confié aux novices dont une seule veille dans chaque bâtiment, répondant simplement aux sonnettes des malades. Si l'état de ces derniers l'exige, on augmente momentanément le nombre des veilleuses. Si la veillée a été pénible, la sœur obtient l'autorisation de se reposer le lendemain. Dans les hôpitaux qui ne dépendent pas de la maison-mère, les diaconesses ne veillent pas et le service nocturne est fait par des mercenaires. Aucun médecin ou interne n'habite l'hôpital de la maison-mère.

Nourriture. — Les diaconesses sont astreintes à un régime des plus frugal ; la maison-mère est fière de dépenser moins de 200 francs par an et par tête, en nourriture, chauffage, éclairage, blanchissage et salaires (1).

Activité. — L'œuvre comptait en 1898, soit cinquante-six ans après sa fondation, 146 sœurs, dont 37 novices.

Elle possède quarante postes internes dont trente-quatre en Suisse, comprenant des hôpitaux, hospices, infirmeries, asiles, œuvres de paroisses, pénitenciers et colonies d'enfants.

Plus de vingt villes en France on fait appel à cette institution dont le personnel insuffisant ne permet pas de satisfaire à ces demandes.

. . . .

Les renseignements très brefs ci-dessus, que nous avons recueillis avec peine, montrent combien l'esprit qui préside à ces institutions se rapproche de l'esprit monastique.

Les diaconesses sont avant tout des *religieuses* et secondairement des gardes-malades. On estime que seul le côté religieux doit être développé chez elles, ce sont des missionnaires au lit de souffrance et non pas des personnes se spécialisant pour soulager les douleurs physiques des malades. Caractère.

Les jeunes filles ne deviennent pas diaconesses pour avoir une carrière utile à la société et à elles-mêmes, tout comme les jeunes gens embrassent la carrière médicale, mais seulement si elles éprouvent et si les autorités compétentes reconnaissent, en elles la *vocation*.

Cet état d'esprit ne paraît pas se rencontrer fréquemment car *toutes ces institutions réclament avec insistance de nouvelles recrues,* dans tous leurs rapports. Recrutement.

Une seule institution fait exception à celte règle, la maison de Londres, laquelle ne pouvant admettre que dix novices par an reçoit pour ces places de 150 à 200 demandes d'admission.

Cette différence extraordinaire tient à l'esprit très différent

(1) Institution des diaconesses de St-Loup. 54ᵐᵉ rapport.

qui réside dans cette institution, à l'enseignement et aux conditions hygiéniques des sœurs lesquelles sont semblables à celles adoptées dans toutes les écoles hospitalières britanniques, pour les nurses.

Les autres institutions estiment qu'une diaconesse qui a la *vocation* doit pouvoir se passer constamment de sommeil, de sorties, de distractions, se contenter d'une *nourriture frugale* servie sans aucun raffinement et renoncer à toutes les distractions de ce monde. Aussi beaucoup de jeunes filles qui seraient heureuses de s'occuper des malades s'effraient à cette perspective, ne se sentant ni la santé ni l'abnégation nécessaire pour s'offrir constamment en sacrifice.

Les directions de ces établissements s'étonnent de ce défaut de recrutement et comparent désavantageusement les jeunes françaises, aux anglaises et américaines qui se font nurses en grand nombre ne réalisant pas que la femme française est tout aussi dévouée et désireuse de se rendre utile mais que les conditions dans lesquelles les institutions de diaconesses exigent le dévouement sont telles que force et santé se dépensent sans avantage réel pour les malades.

Aussi la femme intelligente, cultivée, qui mieux que tout autre pourrait devenir une bonne garde malade, s'éloigne de ces institutions, qui alors, sauf de rares exceptions, recrutent péniblement des novices dans la classe des domestiques ; pour ces dernières, l'état de diaconesse entraîne une élévation sociale qui devient un attrait comme c'est le cas pour beaucoup de congréganistes, et les femmes de cette classe, plus habituées à une vie pénible, souffrent infiniment moins de ce genre de vie ou les personnes cultivées rencontrent des obstacles et des privations considérables.

Défaut de ces institutions.

En résumé, voici quels sont les points faibles de ces institutions : elles présentent un niveau intellectuel peu élevé parce que leurs membres ne possèdent qu'exceptionnellement une instruction générale et de la culture d'esprit ; — le défaut d'astreindre aux services auxiliaires (cuisine, buanderie, loge, etc.) des personnes attirées par le désir de se consacrer aux malades ; — un enseignement théorique nul ou insignifiant ; l'apprentissage des futures infirmières fait dans des asiles et non pas dans de véritables hôpitaux à services mouvementés exigeant la présence de médecins à demeure ; — des lacunes considérables par rapport au service nocturne des malades délaissés ou abandonnés à des personnes sans compétence ; — le mépris de l'hygiène en ce qui concerne les sorties et le repos des sœurs ; — l'indépendance vis-à-vis des autorités des établissements où les diaconesses sont employées ; — le costume généralement en tissu de laine, sombre de couleur, contraire aux règles de la propreté hospitalière ; — une direction essentiellement religieuse, qui, ne pouvant comprendre les nécessités du service des malades, maintient un système dont le défaut est de plus en plus signalé par les difficultés de recrutement.

Mais ces institutions se distinguent des congrégations par le fait qu'elles consentent à soigner *tous* les malades, quel que soit leur sexe ou l'affection dont ils sont atteints ; grâce à cette largeur d'esprit, les diaconesses n'ont pas besoin de s'attacher des infirmiers et infirmières grossiers comme le font les congréganistes, car elles accomplissent *entièrement* seules le service des malades. De plus, les diaconesses jouissant d'une certaine liberté intellectuelle ont la possibilité de s'instruire par la lecture ou autres moyens sur les questions concernant leur service.

Enfin ces institutions relativement modernes, dont les règlements ne sont pas immuables, possèdent l'avantage de pouvoir se modifier dans leur organisation et la possibilité de se mettre en rapport avec la marche du progrès médical lorsqu'il leur plaira de le faire.

IV

HOSPITALIÈRES DE LYON

La ville de Lyon a le privilège de posséder un personnel hospitalier d'un ordre tout spécial, unique en son genre, et qui forme comme un trait d'union entre les personnels hospitaliers religieux et professionnels.

L'Hôtel-Dieu de Lyon, le plus ancien des hôpitaux français, a été fondé en 542 par Ultrogothe, épouse de Childebert, roi d'Austrasie. C'était alors un *scenodochium* recevant également, les étrangers, les orphelins, les pauvres et les malades. Cet établissement et d'autres qui se créèrent à la suite, subirent l'évolution générale : d'hôtelleries ils devinrent de véritables hôpitaux, administrés d'abord par les autorités religieuses, ensuite, à partir de 1478, par des *échevins*, et par des *recteurs* après 1583.

Un économe ecclésiastique dirigeait pourtant encore le temporel et le spirituel tout à la fois, mais en 1785, ce poste fut donné à un économe laïque, tandis que le précédent prit le titre de *supérieur des prêtres, frères et sœurs.*

Ces transitions ne se firent pas sans luttes avec les autorités ecclésiastiques, mais il ne resta à l'*Eglise* que le privilège de *président honoraire* accordé à l'évêque de Lyon, le maire étant, comme dans toute ville de France, président-né du conseil d'administration.

Origine.   Le personnel de ces établissements fut d'abord composé de filles repenties, qui fournissaient leurs vêtements pendant la première année, et étaient ensuite gardées toute leur vie au service de l'établissement, qui subvenait à leur entretien. D'autres femmes, veuves ou pénitentes, y entraient de même pour se dévouer aussi au soin des malades. Graduellement ce personnel se donna un caractère quasi-religieux, et à partir de 1526, l'administration fit porter à ces femmes un costume uniforme qu'elles ont conservé jusqu'à nos jours.

Dès 1576, l'admission officielle des servantes se fit par un engagement qui ne les liait aucunement et dont la formule est à peu de chose près semblable à celle qui sert actuellement, mais ce ne fut qu'à partir de 1690 que les *servantes* furent officiellement appelées *sœurs*.

Les recteurs d'autrefois comme les administrateurs d'aujourd'hui, furent toujours opposés à la transformation de ce personnel en congrégation religieuse ; il a bien fallu leur ferme volonté pour conserver à ces employés des hôpitaux leur caractère si spécial de religieuses sans supérieure, sans couvent, sans vœu de célibat et sans engagement perpétuel.

Lorsqu'en 1611, une postulante, Louise Soyr, voulut s'engager à condition de prononcer des vœux définitifs, les recteurs la repoussèrent, déclarant que l'Hôtel-Dieu était une maison hospitalière et non un couvent, les filles qui se dévouaient à soigner les malades le faisaient volontairement et restaient libres de se retirer quand cela leur plaisait, ou sujettes à être renvoyées par les recteurs si cela était nécessaire.

Déjà, en 1578, une délibération des recteurs déclarait que ces femmes *seront les servantes des pauvres et ne seront pas des religieuses* (1).

Les autorités ecclésiastiques s'efforcèrent, à plusieurs reprises, de prendre sur ce personnel le même empire que sur les autres congrégations hospitalières, notamment en 1612 (2), mais les administrateurs s'y opposèrent énergiquement chaque fois.

(1) H. Napias, *Hygiène hospitalière et Assistance publique,* p. 380.
(2) *Histoire de l'Hôtel-Dieu,* I, p. 215.

Il existait autrefois des *frères* qui recevaient une plaque d'argent au lieu d'une croix, comme témoignage de bons services, mais le recrutement des frères a baissé tellement, que l'administration hospitalière a décidé de ne plus en recevoir, et il n'en existe que deux ou trois actuellement.

En 1840, on comptait dans les hôpitaux lyonnais 40 frères croisés, 34 frères prétendants, et quelques novices ; il y avait à la même époque 92 sœurs croisées, 80 sœurs prétendantes et des novices. Les frères recevaient alors, outre l'entretien complet, 100 francs par an, tandis que les sœurs ne touchaient que 40 francs.

Admission. Le recrutement des novices se fait, soit par l'aumônier, ce qui est plus fréquent, soit par les sœurs elles-mêmes au milieu de leurs relations, soit par l'économe de l'hôpital. Les conditions d'admission sont : une bonne constitution, être âgé de quinze à vingt-cinq ans, savoir lire et écrire, et appartenir bien entendu, à l'église catholique romaine. Ce sont surtout les filles d'artisans, les ouvrières d'usine de campagne, qui fournissent ce personnel. Chaque demande d'admission est soumise à l'approbation de trois personnes, *la mère des novices, l'aumônière* et *l'économe*, qui doivent faire une enquête sur la personne ; si elle est satisfaisante, la postulante est présentée à *l'administrateur-directeur* qui la questionne sur les motifs pour lesquelles elle désire entrer au service de l'établissement et parfois il fait lui-même une nouvelle enquête sur la postulante.

Enfin un médecin doit déclarer, si elle est physiquement apte à embrasser la vie hospitalière ; cet examen est des plus sérieux et garantit à l'administration un personnel en bonne santé.

Lorsque les préliminaires ont abouti, la *novice* est admise à commencer son service. Son noviciat dure un an, ensuite elle devient *prétendante* si l'administration l'accepte, recevant

80 francs par an. Elle doit se pourvoir de ses vêtements et d'une partie de son linge, mais reçoit son costume des mains de l'aumônier. Après dix ou quinze ans de service, selon l'appréciation de l'Administration, la sœur prend la *croisure*, recevant d'elle la petite croix d'argent et un anneau d'or donné par l'Église, qui rappelle le mariage mystique des vrais congréganistes. A partir de ce moment, elle ne gagne plus que 40 francs par an, et l'Administration s'engage à lui fournir (sauf en cas d'exclusion) « *la nourriture, le vêtement, et autres choses nécessaires, tant en santé qu'en maladie, lors même qu'elles seraient atteintes de maux incurables* (1). »

Engagement et rémunération.

La prétendante prononce à cette occasion le vœu suivant : « *Me confiant en la bonté et la miséricorde de mon Dieu, j'embrasse la croix de Jésus-Christ, me consacrant à lui par la pauvreté, la chasteté et l'obéissance, que je promets d'observer toute ma vie.* »

Cet engagement n'entraîne point le célibat forcément, la sœur étant absolument libre de quitter la congrégation pour se marier ; pourtant cela n'est pas vu avec approbation de la part des ecclésiastiques.

Chaque sœur conserve la libre administration de sa fortune, et doit être soumise à la Commission administrative aussi longtemps qu'il lui plaît de rester au service des hôpitaux.

De même elles doivent porter sans cesse le costume adopté par l'administration dès 1526 (fig. 12), qui se compose d'une robe de bure en laine brune, un tablier de grosse toile jaune, et une coiffure compliquée et originale qui leur a valu le surnom de « sœurs pains de sucre. »

Costume.

La Commission qui tient lieu de supérieure pour les sœurs hospitalières de Lyon est constituée par un conseil général de 25 membres (hommes) renouvelables par cinquième.

Direction.

(1) Cité par M. Martin-Dupont. *Des Écoles professionnelles d'infirmiers et infirmières.* Marseille, 1897.

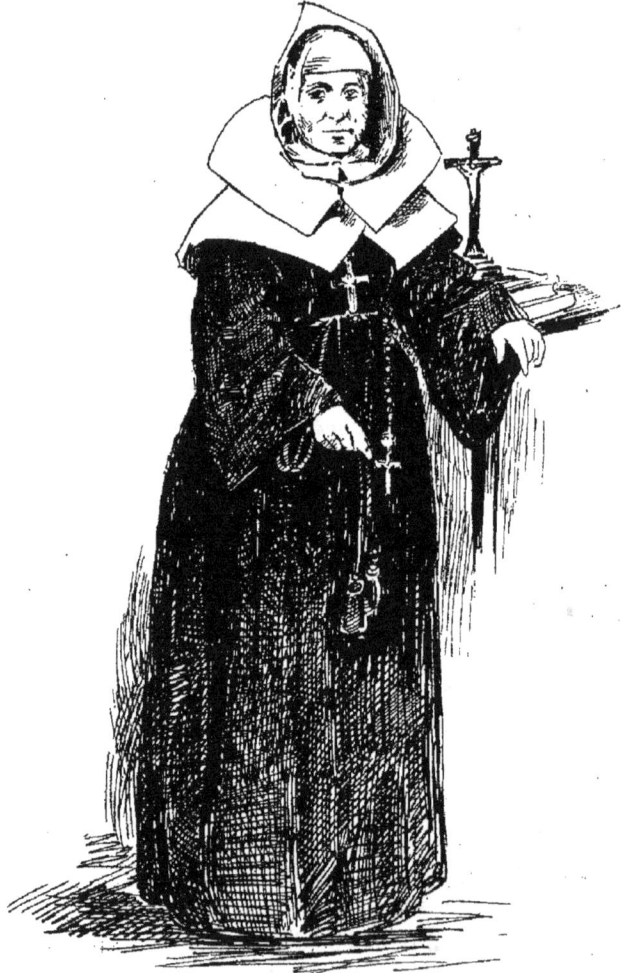

Fig. 12. — Une Hospitalière de Lyon.

Les sept hôpitaux de Lyon sont placés sous la direction de ce Conseil, mais chaque établissement fait son recrutement particulier et les sœurs ne sont jamais changées d'un hôpital à l'autre, elles appartiennent à celui qu'elles ont choisi dès leur entrée, pourtant l'Administration aurait le droit, en cas de nécessité, de les déplacer.

L'administrateur-directeur désigne à chaque sœur les fonctions qu'elle doit remplir, les plaçant et les déplaçant, selon les besoins du service. Et, comme le dit l'éminent vice-président du Conseil, « elles n'ont et ne doivent avoir aucune supérieure dans nos maisons. Elles ne doivent pas former de congrégation, afin de ne pas affaiblir l'autorité de l'administration. Elles doivent se soumettre à tous les règlements qu'il nous conviendra de leur imposer (1). »

A la mort d'une sœur *cheftaine* de salle le *chef de service est consulté quant à sa remplaçante.*

Ce furent les recteurs qui, en 1668, eurent l'idée de donner comme signe de satisfaction aux servantes dévouées, une croix d'argent après un certain temps de service, sans y attacher aucune idée d'engagement définitif.

La croisure n'a lieu que tous les deux ans : l'aumônier soumet les candidates à l'administration de l'établissement qui les présente à son tour au Conseil général des hôpitaux. Les cheftaines croisées sont aussi appelées à donner leur opinion sur la prétendante.

Les Sœurs prétendantes ne deviennent pas forcément croisées après quinze ans de service, cela dépend uniquement de l'appréciation de l'administration qui se réserve toujours le droit de pouvoir éliminer du personnel celles qui ne sont pas dignes d'en faire partie.

(1) Hospices civils de Lyon. Extrait du registre des délibérations, séance du 28 janvier 1880. Rapport de M. Sabran.

Les sœurs ne s'occupent pas seulement des salles de malades, mais aussi des services auxiliaires (pharmacie, bains, lingerie, toilerie et cuisines).

Dans chaque établissement se trouve une *mère des novices*, choisie avec soin par l'administration, et qui, d'après M. Sabran, doit être « une femme intelligente, active, absolument dévouée à l'organisation actuelle et imbue des idées du Conseil général des hospices (1). » C'est grâce à ce choix prudemment fait que l'esprit congréganiste n'envahit pas le personnel. Cette cheftaine des novices a le rôle important de surveiller, diriger, étudier les nouvelles venues et de tenir l'administration au courant de leur capacité ; si elles sont impropres à devenir de bonnes hospitalières, d'accord avec l'autorité administrative, elle les élimine.

Un aumônier est attaché à chaque établissement et prend ainsi que l'économe ses repas avec les sœurs, mais à une table séparée.

Horaire. Les sœurs hospitalières sont de service dans les salles de six heures du matin à neuf heures du soir avec une demi-heure d'absence pour le petit déjeuner, trois quarts d'heure pour le repas du milieu du jour et autant pour celui du soir, chaque repas étant servi en *deux séries successives pour permettre au personnel de ne jamais déserter les salles de malades.*

Après chacun des principaux repas elles se rendent à la chapelle pour les *grâces*, y retournant indépendamment chacune pendant quinze minutes durant l'heure de liberté qui leur est accordée dans l'après-midi. Les veillées sont assurées par des sœurs non cheftaines qui sont de service de neuf heures du soir à six heures du matin. Elles se couchent de six

(1) Dr Henri Napias, *Rapport sur le recrutement du personnel secondaire des établissements hospitaliers.* Impr. nationale, Paris 1898.

heures du matin à dix heures et demie, assistent à la messe à onze heures et dînent à midi.

Les sœurs peuvent sortir l'après-midi pendant deux ou trois heures avec la permission de l'aumônier, visée par l'économe, mais cela ne leur arrive guère plus de deux fois en huit jours. Le régime est excellent et prouve la sollicitude de l'administration pour ses employés :

RÉGIME

Matin	Midi	Soir
Soupe maigre	Une entrée	Potage
Rôti froid	Viande rôtie	Une viande
Fromage	Un légume	Un légume
Café noir		Une salade
		Un dessert

De janvier 1888 à décembre 1897, l'hôpital de la Charité (1,377 lits) a reçu 231 novices. Dans ce même laps de temps, 61 novices et 19 prétendantes ont quitté le service hospitalier, de sorte que l'établissement a acquis 151 sœurs, soit une moyenne de 15,5 par an. Pendant cette période il y a eu 35 décès de novices ou de prétendantes.

En 1880, les hôpitaux (4,804 lits) possédaient près de 800 sœurs(1), en 1898 ils en comptaient 1,006 (2), soit 528 sœurs croisées, 424 prétendantes et 54 novices.

Mais ces sœurs ne représentent pas un personnel exclusivement occupé du service immédiat des malades, puisqu'elles assurent aussi les services auxiliaires des hôpitaux qui occupent environ un tiers d'entre elles.

Il faut noter aussi que les salles de malades hommes et les

(1) Hospices civils de Lyon. Extrait du registre des délibérations du 28 janvier 1880.

(2) Dʳ H. Napias, *Rapport sur le recrutement du personnel secondaire des établissements hospitaliers*, 1898.

salles d'opération sont pourvues d'un certain nombre d'infirmiers ou simples employés subalternes, sans apprentissage
et sans instruction spéciale, dont le salaire peut s'élever jusqu'à 3 fr. 75 par jour. Ils ont droit, après trente ans de service, à une pension de 300 francs par an ou à l'entretien à
l'hôpital de la Charité.

Depuis plus de vingt ans, les hôpitaux possèdent des *écoles
élémentaires* pour les *novices*, ce qui montre le niveau intellectuel où se fait habituellement le recrutement. Mais, depuis
quinze ans, l'administration a institué des *cours professionnels* pour les sœurs, faits par des médecins et chirurgiens
qui varient d'un hôpital à l'autre et ne possèdent pas encore
un programme bien arrêté.

Instruction
professionnelle.
Lorsqu'une jeune fille entre dans l'établissement elle est
vaccinée, et pendant quinze jours s'occupe de son trousseau,
prend connaissance des règlements et de la topographie de la
maison. Elle passe ensuite six mois à *l'école des novices*,
tenue par une sœur brevetée qui met les élèves en mesure
de subir l'examen prescrit par arrêté ministériel du 6 août
1879, et leur donne aussi des notions d'administration hospitalière et de couture. Après deux mois, les élèves commencent
à suivre un cours pratique de service hospitalier qui dure huit
semaines et qui est répété encore pendant deux mois ; pendant
ce temps les novices passent deux jours par semaine dans les
salles pour se familiariser avec les malades et voir les applications des enseignements qu'elles reçoivent.

Voici le programme de ces leçons :

« Hygiène personnelle de l'hospitalière :
» Soins généraux de propreté de tous les objets d'une salle ;
» Nettoyage complet de la salle et de ses dépendances ;
» Allumer un fourneau, un poêle, savoir l'entretenir convenable-
ment ;
» Nettoyer un lit complètement ;

» Faire un lit pour recevoir un malade selon son état ;

» Manière de se servir des instruments courants d'une salle, tels que : irrigateurs, soufflets à iodoforme, seringues, pulvérisateurs, et manière de les entretenir ;

» Préparer et donner les bains de propreté et les bains médicamenteux ;

» Peignage et alimentation des malades ;

» Connaître les objets de pansement, les médicaments internes et externes, les alibiles, etc. ;

» Soins généraux de propreté applicables aux malades à leur arrivée ; propreté des différentes régions : cuir chevelu, yeux, oreilles, narines, etc. ;

» Observer le malade au point de vue de la langue, du pouls et des selles ; prendre sa température ;

» Manière d'accueillir un malade à son arrivée dans la salle ; se bien garder de toute réflexion à son égard ;

» Savoir inspirer de la confiance au malade par les soins qu'on lui prodigue et l'attention dont on l'entoure. »

La salle de l'École pratique est munie de tous les meubles, ustensiles, appareils et instruments de chauffage et de nettoyage que peuvent posséder les salles de l'hôpital, et c'est là que la mère des novices leur apprend leur futur service en leur faisant faire ces différents exercices. Parfois elle les mène dans un service hospitalier et leur fait faire, soit la toilette des malades, soit le nettoyage de la salle, balayage, lavage, allumage des poêles, nettoyage des W.-C.

Pendant le dernier semestre de l'année, les novices sont entièrement en service dans les salles.

L'année du noviciat terminée, elles deviennent prétendantes, et sont admises aux *cours professionnels*.

L'anatomie, la physiologie et la pathologie enseignées dans ces cours le sont d'après le programme de première année des élèves sages-femmes.

A ces matières sont ajoutées des leçons de pansements et

de petite chirurgie. Ces cours ont lieu trois fois par semaine ; ils sont faits par un interne de quatrième année, et chaque leçon est répétée par une sœur munie du brevet supérieur, laquelle y assiste toujours.

Le jeune professeur, à la fin de chaque cours, interroge quelques élèves sur les leçons précédentes, et chacune se mettant debout répond de son mieux.

La discipline et l'attention des sœurs ne pourrait être plus parfaite ou le ton de l'interne plus convenable.

Ces cours ou ces répétitions ont lieu chaque après-midi, tandis que le matin les prétendantes prennent part ou assistent au service des malades.

L'enseignement professionnel dure huit mois, il n'est suivi d'aucun examen, il n'existe pas non plus de diplôme. La prétendante est ensuite attachée à un service et considérée apte à remplir convenablement tous les genres de postes.

Beaucoup de sœurs étudient en vue de l'obtention de divers diplômes ; on comptait les suivants parmi les sœurs en 1878 :

Certificat d'études primaires ou d'aptitude... 264
Brevet élémentaire...................... 43
Brevet supérieur. 2
Herboriste de 1re classe.................. 20
—   de 2me classe.................. 4
Diplôme de sage-femme 1re classe.......... 47
—   —   2me classe.......... 20

Ces 67 diplômes de sage-femme présentent en vérité une garantie exceptionnelle pour les femmes en couche, si cruellement reniées par les congréganistes ordinaires. Ce sont les hospitalières sage-femmes, qui instruisent les élèves sage-femmes de la Faculté ainsi que les novices qui désirent obtenir le diplôme d'accoucheuse.

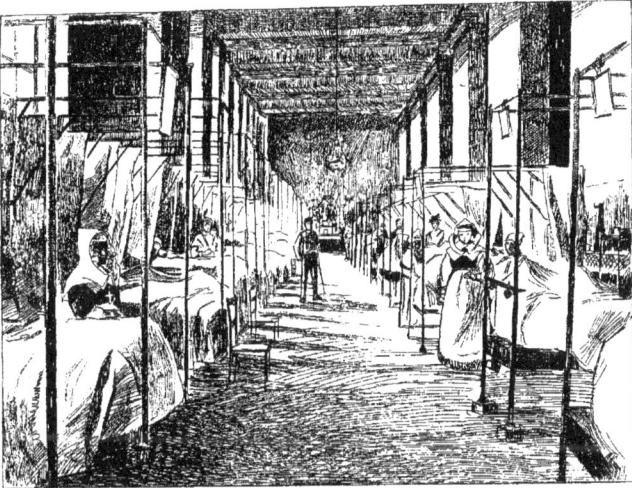

Fig. 13. — Une salle d'hôpital avec personnel (Lyon).

Les hospitalières ont droit à un congé annuel de dix-sept jours, passés soit dans leur famille, soit dans la jolie habitation de campagne qui leur est réservé à l'Asile Ste-Eugénie, où elles sont placées sous la surveillance de la plus ancienne.

Cette organisation si spéciale du personnel hospitalier de Lyon permettra à l'administration de le tenir toujours au niveau du progrès, ajoutant et retranchant de manière à en soutenir le recrutement nécessaire. Il faut espérer que le niveau intellectuel et le degré d'éducation s'élevant, l'on verra les hospitalières transformer graduellement les antiques salles des hôpitaux de Lyon en y introduisant l'hygiène, les fleurs, la musique et l'esthétique qui leur font actuellement défaut, ayant toujours pour mobile l'intérêt supérieur du malade.

V

DIVERS ORDRES RELIGIEUX

En Irlande, pays essentiellement catholique, un certain nombre d'hôpitaux ont été desservis par des congrégations religieuses, depuis une vingtaine d'années. Mais les religieuses n'y remplissaient que les fonctions de surveillantes de salle, les soins aux malades étant donnés par des servantes grossières ou par des assistés dans les infirmeries des *work-houses*.

Congrégations irlandaises.

En 1897 il se forma une association de dames, *le Work-house Reform Association* pour faire connaître au public la nécessité de réformer le service de ces établissements et pour obtenir du gouvernement une loi défendant l'emploi de personnes non dressées pour soigner les malades.

Cette loi obligea tous les hôpitaux à posséder *au moins une nurse diplômée* par un hôpital-école comme garantie dans le personnel infirmier.

Un évêque, comprenant alors que sans instruction professionnelle, les religieuses finiraient par être obligées de céder la place aux *nurses* prit les mesures nécessaires pour faire donner l'enseignement technique aux religieuses hospitalières de son diocèse. Cet exemple fut suivi par d'autres évêques et maintenant on compte en Irlande quatre congrégations (1) qui reçoivent une instruction se rapprochant de celle des nurses, leçons faites par les médecins sur l'anatomie, la physiologie et les soins médicaux et chirurgicaux qui sont du ressort de la garde-malade.

Ces congrégations ont adopté le système de recevoir pendant six mois dans chacune de leurs communautés une nurse diplômée très expérimentée, laquelle enseigne aux religieuses la manière de soigner en général ; une autre dame de la même compétence leur fait subir un examen à la fin du semestre, lequel n'a pas de valeur réelle, les religieuses restant *de droit* attachées au service des malades. On espère arriver à ce qu'elles aient à subir un examen devant un jury analogue à celui des nurses dont le certificat seul leur donnerait le droit d'être placées auprès des malades.

Le nombre des religieuses étant insuffisant pour le service des grands hôpitaux, ces congrégations ont ouvert des *écoles de nurses* dont le *Mater Misericordia Hospital* à Dublin est le type. Cet hôpital de 338 lits est desservi par les « Sisters of Mercy » (Sœurs de la Miséricorde), communauté composée de : une supérieure (dirigeant aussi l'économat) et trente religieuses.

L'école des nurses de cet hôpital est dirigée par une *matrone*

---

(1) *Sisters of Mercy ; Sisters of Charity ; Sisters of St-John of God ; Little Company of Mary.*

placée sous l'autorité de la Supérieure. Le service des salles de malades est fait par les religieuses qui y sont surveillantes de droit et par dix-huit nurses diplômées et trente élèves nurses toutes laïques.

Cette école hospitalière, fondée en 1891, ne peut admettre que *vingt-cinq* élèves par an, elle reçoit environ *cinq cents* demandes pour ces postes. La durée des études est de trois ans ; les élèves sont placées ensuite dans le *service de ville*, allant pour le compte de l'hôpital soigner des malades à domicile, ou bien, les études terminées, elles vont exercer ailleurs.

Conditions d'admission : âge, vingt-cinq à trente-cinq ans. Moralité, santé, éducation. Prime d'entrée payable par l'élève, 250 fr. Première année, pas de salaire. Seconde année, 300 fr. Troisième année, 375 fr. L'uniforme leur est fourni.

L'œuvre des sœurs de la Miséricorde ne devrait jamais assurer le service de nuit, mais l'évêque ayant le pouvoir d'autoriser cette infraction à la règle, leur a permis de s'en charger dans deux établissements ; dans les autres, ce service est confié à des nurses diplômées.

Toutes ces congrégations s'occupent d'œuvres diverses et dans les hôpitaux elles desservent aussi bien la cuisine, la lingerie, la buanderie que les salles de malades. Ces religieuses aident aux opérations, quel que soit le sexe du malade, elles consentent à soigner toutes les maladies et aussi les femmes en couche, mais n'assistent à l'accouchement qu'en cas de nécessité absolue.

Mais les religieuses hospitalières tendent à disparaître en Irlande grâce aux nurses, et on y compte actuellement trente-quatre *hôpitaux-écoles* desservis par un personnel laïque comme à Londres et *trois* seulement qui, étant en puissance de religieuses, ont ouvert des écoles pour nurses dans le double but de suppéer à l'insuffisance de leur personnel religieux et d'avoir des nurses compétentes (1).

A Londres, le » *St-John Sisterhood* », congrégation protestante, établie en 1840, par l'évêque de Londres, laquelle desservait deux hôpitaux importants (2), a été remerciée par les administrations respectives de ces établissements. On a trouvé que ces sœurs consacraient trop de temps à leurs exercices religieux et ne s'occupaient pas suffisamment des malades.

St-John Sisterhood.

Nous ne parlerons que pour mémoire des ordres hospitaliers masculins ; il n'existe plus maintenant que les *Pères de St-Camille* ou frères Camilliens et les *Frères hospitaliers de St-Jean-de-Dieu*.

Ordres hospitaliers masculins.

Les premiers ne desservent plus qu'une maison de santé et deux asiles ; le second, qui assurait le service de trente-six hôpitaux à son apogée, ne possède actuellement que sept couvents-hôpitaux en France et deux en Angleterre.

Il existe encore en Toscane une association d'hommes s'occupant des malades, les *Fratelli della venerabile Arci_ confraternità della Misericordia*.

Cette Confrérie fut fondée en 1240 par Pietro Borsi, un portefaix, et eut pour but le transport des malades et des blessés à l'hôpital ou à domicile, ainsi que l'enterrement des pauvres.

Les membres de cette association, recrutés par la suite et actuellement dans toutes les classes sociales, sont astreints à certaines pratiques religieuses, tout en vivant chacun dans sa famille.

Aujourd'hui encore, au son de la cloche du campanille de

(1) Sir Henry Burdet, *The nursing Profession* (*Scientific Press*, London, 1899).

(2) Enig's College Hospital ; Charing Croos Hospital.

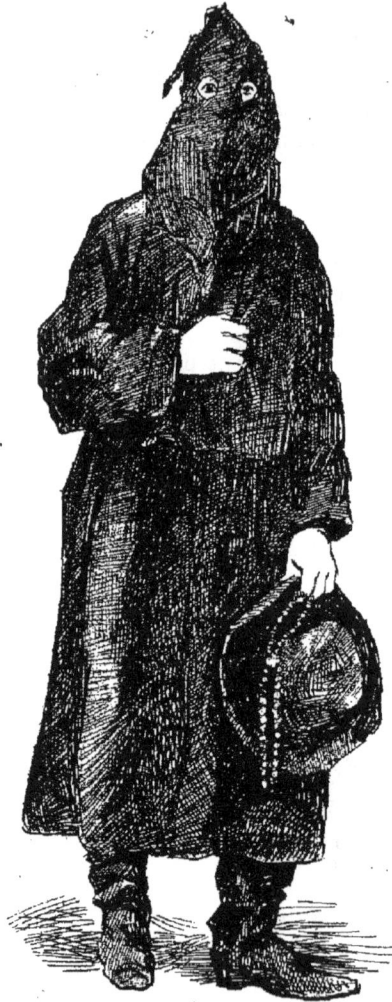

Fig. 14. — Un frère de la Miséricorde (Florence).

Giotto, les membres de service ou *giornanti* accourent au poste où le *capo di guardia*, devant le sablier retourné au moment de l'appel, attend les frères pour leur indiquer où leurs services sont nécessaires. Chaque frère revêt la cagoule noire percée de deux trous pour les yeux et la robe également noire, costume qui le rend méconnaissable et empêche que l'on distingue le noble du manouvrier. Après quelques prières, quatre Frères se chargent de la litière recouverte d'un rideau noir aussi et, suivis de quelques autres Frères pour les relayer, ils se rendent au lieu de l'accident ou au domicile du malade.

Cinquante *fratelli della Misericordia* sont de service chaque jour dans les divers quartiers de la ville de Florence, selon un roulement.

Un certain nombre de ces Frères, les *nottanti*, veillent les malades à domicile, tandis que les *mutanti* ont une méthode, spéciale à l'institution, pour transporter les malades d'un lit à l'autre, sans la moindre secousse, pour changer leurs vêtements et pour changer les draps du lit, sans découvrir le malade et sans lui laisser faire de mouvements.

Tous les services rendus par la Confrérie sont absolument gratuits.

V

GÉNÉRALITÉS SUR LES ORDRES RELIGIEUX

Nous venons de parcourir les ordres religieux les plus remarquables : les Augustines Hospitalières de Paris, les Filles de la Charité, les Hospitalières de Lyon, les Diaconesses, enfin les ordres hospitaliers masculins, dont les uns ont disparu et les autres ont diminué ou sont restés stationnaires.

Le défaut de progrès des ordres hospitaliers est frappant et il n'est pas sans intérêt d'en rechercher les causes communes.

Autonomie. Les associations religieuses présentent presque toutes une autonomie propre, indépendante de celle des établissements qui les emploient, ne reconnaissant ni l'autorité médicale ni l'autorité administrative dès qu'elles sont en opposition avec leurs règles anciennement élaborées.

C'est là un point des plus fâcheux et en opposition avec la bonne marche des établissements légalement placés sous une direction seule responsable, laquelle se trouve constamment paralysée par le fait de ses employés, soumis à une autorité trop souvent contraire à la science et au progrès. Aussi voit-on constamment les administrations hospitalières faire des tentatives d'améliorations lesquelles sont ouvertement ou sourdement réprimées par ces personnels convaincus que les innovations sont offensantes envers leurs institutions.

Esprit conservateur. Pour elles, l'esprit conservateur est une vertu et un devoir; changer quoi que ce soit dans la règle de leur vie serait un manque de fidélité.

La plupart de ces congrégations refusent de soigner indistinctement toutes les maladies ou de s'occuper de tous les malades, quel que soit leur sexe, si bien qu'il faudrait avoir une série de congrégations dans le même hôpital pour que les services de chirurgie et de fiévreux, d'obstétrique, de spécificité, d'hommes, d'enfants et d'aliénés, aient chacun un personnel disposé à les secourir, aussi elles sont obligées de se faire seconder, presque sans exception, par des aides subalternes, ignorants, grossiers, qui ont été graduellement

Rôle de la sœur. chargés du service immédiat des malades. Déjà, en 1867, le professeur Léon Lefort écrivait que le rôle des sœurs « ne consiste pas à donner directement des soins aux maades, ce n'est pas la sœur qui fait les pansements, ce sont les externes, et, s'il y a lieu de les renouveler, d'appliquer des cataplasmes, des sangsues, c'est alors l'infirmier ou l'infirmière qui se substituent à l'externe ; la cuillerée de potion qu'il faut donner d'heure en heure, c'est l'infirmier qui l'administre, s'il faut changer un drap souillé, laver un malade, c'est encore l'infirmier qui intervient ; la religieuse est la surveillante générale, elle fait la répartition des aliments que distribuent les infirmiers ; elle régit les rapports avec la lingerie ; veille au maintien de l'ordre et de la discipline de la salle. »

Et pourtant le malade a besoin d'être secouru avec douceur, intelligence et bonté, et comme on l'a si bien dit :

« A nos frères souffrants pour payer notre dette,
» Il faut ne les toucher que d'une main discrète.
» C'est là l'œuvre de l'âme ; or le valet grossier
» A ce travail du cœur ne saurait se plier (1). »

Aussi c'est avec peine que l'on voit des serviteurs si grossiers chargés encore aujourd'hui de presque tous les soins directs des malades du sexe masculin et des filles qui vont à l'hôpital faute de mieux, avoir à passer les bassins, donner les injections, les bains, assister aux opérations et surtout rester seul dans les salles la nuit, ignorant absolument que par défaut de soins éclairés des malades succombent qui auraient pu être sauvés.

Mais comment exiger de la part de ce personnel subalterne un savoir dont ne veulent pas admettre la nécessité celles qui les dominent ?

L'instruction générale et l'éducation n'étant point des conditions d'admission dans les associations religieuses, les personnels hospitaliers qu'elles fournissent se trouvent forcément

Éducation et instruction.

(1) Ernestine Drouet.

incapables de comprendre l'utilité des moyens mis en œuvre aujourd'hui pour améliorer l'état physique des malades par le moral. Elles ne comprennent pas qu'une des conditions les plus avantageuses de l'hôpital serait d'assurer aux malades l'hygiène de l'âme et du corps co-adjuvants puissants du traitement curatif.

Dans les hôpitaux desservis par les congrégations on est toujours frappé de l'importance accordée à l'*uniformité* des salles, à leur *réclusion,* car étant toutes plus ou moins *claustrophiles* elles affectionnent les volets fermés, les vitres opaques, les rideaux cachant la vue, les cachettes pour tout objet nécessaire et ce faisant, nuisent souvent à la salubrité des malades. De même, les lits ne seront refaits que tous les deux jours ou plus rarement encore, mais le couvre-lit bien arrangé, le parquet bien poli, satisfont à leur sentiment d'ordre, car elles ignorent combien plus utile ce serait au malade d'avoir son lit aéré quotidiennement, son drap tendu et soigneusement lissé sous lui.

Elles considèrent comme complément indispensable des salles d'hôpital les chaises percées déjà critiquées du temps de Ténon qui déclarait qu'on devrait les supprimer car « il ne reste toujours que trop de matière animale et infecte dans les salles (1).» De plus elles trouvent tout naturel de garder auprès du malade maints autres ustensiles dont le contenu nuit à la pureté de l'atmosphère ; c'est chose banale que de voir le vase de nuit glissé sous le lit ou *dans le sommier* tandis que les bocaux avec l'urine des vingt-quatre heures sont gardés de même auprès du malade, souvent sur l'étagère voisine de sa tête — tout cela pour simplifier le service.

Comment s'en étonner du moment qu'aucun enseignement

(1) M. Tenon, *Mémoire sur les Hôpitaux de Paris*, p. 39. Imprimerie Ph.-D. Pierre, 1788.

ne leur en a appris les inconvénients pour le malade? De même, la valeur du jour, des rayons solaires, est ignorée par elles, et, par une réminiscence du temps où les salles de malades étaient des sortes de chapelles, elles les mettent volontiers dans une pénombre qui nuit au malade, et cela parfois malgré les ordres du médecin. Il est certain que, si elles étaient conscientes du pouvoir microbicide de la lumière solaire, elles se garderaient bien de chasser le soleil, dans les rayons duquel habite la santé, selon les paroles de l'Ecriture même! Ne voit-on pas la virulence du bacille du choléra compromise par une exposition de trois à quatre heures à la lumière solaire (1)? Et les papiers infectés de bacilles tuberculeux conservés dans *l'obscurité* pendant quarante-cinq jours, infecter un cobaye, tandis que d'autres restaient indemnes, soumis à l'inoculation de papiers semblables, mais conservés en pleine lumière (2)?

Enfin, MM. Roux et Yersin n'ont-ils pas, dans un mémoire resté classique, montré l'influence microbicide du soleil et de l'air sur les fausses membranes diphtériques, tandis que, conservées dans l'obscurité, elles donnaient encore des colonies sur sérum?

Ce défaut d'enseignement des religieuses constitue un grand danger pour leur avenir dans les hôpitaux. Il est impossible de résister à la marche lente mais puissante du progrès, et tout comme la découverte de l'antisepsie les a fait écarter de la plupart des soins d'ordre chirurgical, de même les progrès de la médecine ne tarderont pas à ne plus être en rapport avec leur genre de service. Aussi, c'est avec raison qu'en plein congrès catholique, M. l'abbé Fonssagrives a eu

(1) Dr Giustino Palermo, *Azione della luce solare sulla virulanza del bacillo del colera.* Roma, 1893.
(2) Dr Ph. Delepine et Arthur Ransome, *On the disinfection of tuberculously infected houses (British medical Journal,* 1893, p. 990).

7

le courage de critiquer ce défaut d'instruction des congréganistes hospitalières, sans pourtant obtenir aucune modifica-
tion dans leur préparation. Ainsi, une sœur sortie la veille
du séminaire peut se trouver soudainement à la tête d'une
salle de malades, sans avoir *aucune expérience* des devoirs
qui lui incombent et dont dépendent souvent la vie d'un
grand nombre de malades.

Cette ignorance des religieuses devient de plus en plus
apparente par le développement de la science médicale. Nous
avons vu des diaconesses s'obstiner à tenir le *nouët* dans la
bouche des nourrissons, malgré les protestations du chef de
service, convaincu que cela était nuisible ; d'autres trouvaient
très convenable de se servir de *deux* éponges pour la toilette
des petits malades, l'*une* servant pour les visages et l'*autre* pour
les organes génitaux de *toute la salle*, propageant ainsi des
infections et ne voulant pas en convenir ; un autre service
d'enfants, dont plusieurs atteints de scrofulo-tuberculose
muni de *lits de bois*, par volonté expresse de la direction des
diaconesses qui n'en admettait pas les dangers, et les règles
de l'une de ces maisons être si monastiques, qu'après huit
heures du soir, aucune diaconesse n'a le droit d'en sortir,
quand même il s'agirait d'aller soigner un malade isolé,
opéré d'urgence — comme s'il existait des règlements pour
les heures de santé et de maladie !

Dans un hôpital desservi par des congréganistes, nous
avons vu une sœur persister à faire le classement du linge
sale de *trois services de chirurgie* (environ 100 lits), deux fois
par semaine, dans l'une des salles de malades, malgré la défense
expresse du chirurgien qui, ne pouvant se poster en sentinelle
dans son service, n'obtint pas satisfaction. Il serait difficile de
décrire l'atmosphère dans laquelle se trouvaient les malades
pendant l'agitation et le classement de tout ce linge souillé.
Dans un autre hôpital spécial pour les tuberculeux, les

excellentes sœurs, par esprit d'économie, s'étaient servies de draps sales pour recouvrir les lits et meubles d'une salle destinée à être partiellement blanchie: les petits malades, étendus sur un tapis au centre, respiraient un air qui risquait fort de contagionner leurs voies respiratoires par la poussière infectée provenant de leurs pansements, l'odeur caractéristique du pus desséché était pourtant assez forte pour signaler le danger. Une supérieure d'un autre établissement, objectant à l'odeur de l'iodoforme, en défend, dit-on, l'usage au chirurgien... Une autre sœur, ignorant l'utilité de soustraire à l'air de la salle un garçon de vingt-cinq ans, robuste à son entrée, atteint d'ostéo-arthrite tuberculeuse du genou, négligea de le faire porter au jardin malgré l'ordre exprès de l'interne qui remarquait l'étiolement de ce malade hospitalisé depuis cinq mois! L'état général continua à s'affaiblir et l'état local à empirer si bien que le chirurgien en chef très surpris, car l'opération avait bien réusssi, dut faire entrevoir à ce malheureux la nécessité d'une amputation.

La valeur de la *propreté exquise*, de l'*air pur*, du *plein air*, ne peut être saisie par des personnes dont les règles de vie sont en opposition avec ces nécessités du corps.

Pour elles, le transport des malades sur les terrasses ou dans les jardins ne présente qu'une complication inutile dans le service, les fleurs, les plantes d'ornement, sont un encombrement dans les salles et bien mieux à leur place dans les corridors et escaliers pour l'œil des visiteurs ou dans la chapelle. Créer de la variété autour du malade *alité* est une préoccupation qui leur est absolument étrangère.

De même les soins de propreté du corps sont trop souvent négligés, soit pour diminuer le service, soit par un sentiment d'ordre moral qui devrait être banni de tout ce qui concerne la pureté physique du malade.

Mais comment s'étonner de ce défaut de soins de propreté,

du moment que les religieuses, soumises à d'anciens règlements, ne peuvent pas se les appliquer à elles-mêmes ? Leurs
dortoirs présentent des lacunes considérables en ce qui concerne la toilette, aussi elles n'insistent pas non plus pour que
leurs subalternes soient pourvus de façon à être propres de
corps. La bouche d'eau avec réservoir muré au-dessus qui
n'est pas suffisante, fait même parfois défaut dans ces dortoirs.

Visitant un jour une villa de repos, presque luxueuse, à
l'usage d'un personnel hospitalier, et demandant à voir les
lavabos qui n'étaient nulle part visibles dans les chambres,
à coucher on nous mena « à la petite souillarde » de la cuisine.
Comment s'étonner ensuite que les soins de propreté des malades soient négligés, malgré les précautions prises dans ce but
par des autorités intelligentes ? On organisera vainement des
installations parfaites pour la propreté des petits malades :
serviettes, savons, peignes, brosses à dents — tout se réduira
parfois à une éponge et une serviette commune à tous — si la
sœur chargée du service ne comprend pas l'importance de
ces précautions.

Cette question de la propreté des malades est si négligée
qu'on peut voir un chef de service en personne obligé de
montrer à la religieuse comment on nettoie la bouche saburrale
d'un malade, tandis qu'un chef de clinique, au moment d'opérer,
se trouve obligé de curer les ongles des orteils à un autre
dont le membre, d'une propreté douteuse comme le reste du
corps, eût pu être soigneusement lavé avant l'heure de l'opération, pour le plus grand bénéfice des suites opératoires.
D'autres religieuses ne songèrent pas non plus à nettoyer une
malade présentant des brûlures étendues aux membres, au cou,
au sein, malgré les avertissements du professeur sur les dangers
d'infection par la staphylococcie de la peau saine : les cheveux
poussiéreux et embroussaillés de la malheureuse, ses ongles

noirs, restèrent tels quels et son état de malpropreté ne fut probablement pas étranger à la suppuration qui s'ensuivit et à la durée de son séjour à l'hôpital. Ces faits trop fréquents hélas, retentissent non seulement sur les souffrances des malades, mais aussi *sur la caisse de l'administration.*

Les congréganistes présentent des garanties de moralité sérieuses, mais ce n'est point le cas des aides dont elles s'entourent et qui entraînent par leur grossièreté une véritable dépravation dans ce milieu. La religieuse, ne pouvant être témoin de certains soins nécessités par les malades, les abandonne à ces gens, et l'on voit parfois les hommes et les femmes malades emmenés en même temps dans les salles de pansements, dénudés selon les besoins, les soins gynécologiques se prodiguant en même temps que l'urologie affirme ses exigences! Souvent un grossier infirmier est appelé à prendre part à des soins que seule la science et l'éducation peuvent faire accepter sans froissement d'un homme, par une femme honnête. Si ces circonstances ne nuisent pas directement au succès du traitement, il n'en est pas moins vrai que l'hôpital en devient un lieu qui fait horreur, ce qui pousse les malades à attendre souvent qu'il soit trop tard pour venir s'y faire soigner. Sans adopter le *masque* des Allemandes ou le *rideau* des Américaines pour la table des examens — il y a beaucoup de moyens par lesquels un personnel *capable* aussi bien que *moral* peut rendre ces nécessités du traitement moins pénibles, mais pour y arriver il doit pouvoir *tout voir* et *tout entendre*, ne quittant jamais le côté du malade.

Les diaconesses et les congréganistes qui s'occupent de l'éducation de la jeunesse, ainsi que des malades, se sont toutes pliées à l'obtention du diplôme d'institutrices exigé pour les écoles, pourquoi donc se butent-elles contre le progrès uniquement en ce qui concerne le service des malades?

Le service de nuit présente aussi une grande lacune dans

Moralité.

Veilles.

l'organisation du service des religieuses. Il est presque sans exceptions, négligé, parfois même supprimé, étant contraire à leurs règlements. Malheureusement la maladie ne suspend point son cours la nuit, au contraire, et le malade devrait moins que jamais être abandonné.

On retrouve chez les congréganistes et chez les diaconesses tout à fait le même principe pour ce service nocturne insuffisamment assuré ou abandonné à des aides purement mercenaires, sans expérience, sur lesquels s'exerce une surveillance illusoire faite par une seule sœur sur tout un étage ou même un établissement entier (1).

Ce service de nuit, qui demanderait un personnel aussi capable que celui du jour, se trouve ainsi assuré d'une façon si peu consciencieuse, qu'on voit même dans un établissement le veilleur porteur d'un *pédomètre*, lequel est contrôlé par un employé, qui en rend compte à la direction !

Cette nécessité d'assurer avec soin le service nocturne était déjà si bien reconnue il y a plus d'un siècle, qu'on peut lire ces lignes dans le rapport sur la reconstruction de l'Hôtel-Dieu de Paris : « Il sera essentiel que les sœurs et les infirmières couchent à côté de chaque salle, afin qu'elles soient à portée de soigner sans cesse leur département et que la veilleuse de nuit ait toujours près d'elle les secours qui peuvent devenir nécessaires (2). »

Mais cela n'a point empêché que les religieuses se logeassent toutes ensemble dans une section distincte du nouvel Hôtel-Dieu, comme c'est leur habitude dans tous les hôpitaux.

Défaut d'organisation. Chez les religieuses congréganistes ou diaconesses, on

(1) Hôpital Cantonal de Lausanne : une seule diaconesse par 100 malades sans autre aide. Hôpital Suburbain de Montpellier : une religieuse surveillant 5 infirmiers et 3 infirmières, veillent environ 600 malades).

(2) *Description de l'Hôpital Modèle*, *proposé par les commissaires de l'Académie des sciences* (Rapport du 12 mars 1788).

estime que la sœur d'une salle doit être prête à sacrifier ses heures de sommeil pour ne pas abandonner un malade mourant ou très souffrant, et cela, sans préjudice de son service du lendemain.

Un aumônier nous disait un jour que la diaconesse qui ne serait pas prête à sacrifier souvent son sommeil et à prendre ses repas refroidis, n'a pas l'esprit de la vraie diaconesse (1).

Si l'hôpital doit servir à fournir des martyrs, il n'y a qu'à s'incliner devant ces organisations qui ne se font pas scrupule de priver de sommeil, de sortie, de nourriture réconfortante, de repos d'esprit, les personnes qui vivent auprès des malades, mais s'il doit, au contraire, assurer de bons soins tous les malades indistinctement, de jour et de nuit, ces organisations sont absolument déplorables.

Les statistiques des personnels hospitaliers paraissent le plus souvent assurer un nombre suffisant de religieuses, d'infirmiers et d'infirmières aux hospitalisés, un pour cinq, pour trois même parfois. Mais on compte comme *assistant le malade*, le portier, les jardiniers, les cuisiniers, les lingères et lessiveuses, etc., etc., qui ne sont d'aucune utilité immédiate à ceux qui souffrent, agités, inquiets, pendant les longues heures de la nuit, tandis que le jour il est bien rare qu'une salle de trente lits ait plus de deux ou trois assistants!

Un des inconvénients inhérents aux congrégations, c'est la question du *costume* qui n'est point en rapport avec les règles de l'hygiène hospitalière et qui ne peut être modifié. Ces robes de laine, de couleur sombre, parfois traînantes, la même portée été et hiver, année après année, de médecine en chi-

Costumes.

(1) Comme les congréganistes, les diaconesses ont pour système de prendre leur repas *toutes ensemble*, tandis que les malades sont abandonnés à des subalternes insuffisants et incapables. On compte sur le dévouement de la sœur pour ne pas quitter le malade, et parfois il est expressément défendu de tenir sa portion au chaud !

rurgie et *vice versa*, sont de véritables réceptacles pour les germes et un puissant moyen de propagation de la contagion.

Le Dr Mikolski (1) nous apprend que les étoffes de laine, velue, poreuse, inégale, à faible degré de torsion du fil, sont celles qui retiennent le plus facilement les microbes pathogènes, et a constaté la présence du staphylocoque, des bacilles d'Eberth, et du bacille virgule sur des vêtements de ce genre de tissu.

La plupart des religieuses refusent aussi, par modestie, de dénuder leurs bras, ce qui les empêche de rendre maints services aux malades, pansements, lavages, etc., etc. (2).

La disposition de la coiffure des religieuses est peu en rapport avec leurs fonctions, nuisant trop souvent à la vue et à l'ouïe, quoique une bonne infirmière doit être *tout yeux et tout oreilles* pour ses malades. On voit des religieuses spécialement consacrées aux malades, munies d'un bonnet qui réduit de près d'un tiers le champ visuel normal, et cela, parce que le fondateur, *un abbé*, a cru utile de les munir de ces sortes d'œillères chevalines, dans le but de leur épargner des spectacles pénibles..... une telle conception du rôle de la garde-malade montre combien il était peu compris autrefois.

Ce costume suranné de garde-malade devient un obstacle au fonctionnement général, et, dans un grand hôpital desservi par des diaconesses, on voit que le service de la salle d'opération a dû être confié à une *laïque*, vêtue d'un costume lavable et *blanc*.

(1) *Étude comparative de quelques étoffes au point de vue de leur faculté de recéler les microbes* (Thèse de Saint-Pétersbourg, 1894).

(2) Nous avons vu avec plaisir, des religieuses, les *Sœurs de St-Joseph-de-Cluny*, faire de petits pansements, l'avant-bras dénudé ; mais dans le même établissement, Dispensaire-Hôpital Chirurgical de Clichy, le service des opérations, la stérilisation des instruments et pansements, le soin des malades du sexe masculin, était assuré par de simples employés, hommes, n'ayant pas reçu d'instruction spéciale.

Les conditions pécuniaires que font les congrégations aux *Rémunération.* administrations hospitalières, sans être onéreuses, sont plus élevées que celles des dames d'éducation qui, en Angleterre, assurent les services hospitaliers : la novice étant rénumérée ici autant que les plus anciennes, chacune recevant comme salaire généralement 200 fr. par an, outre l'entretien.

L'hôpital n'est point considéré comme une *école* où, pendant un certain temps, l'élève doit apprendre ses fonctions, ne recevant aucune rémunération et payant souvent en retour de l'instruction et de l'entretien, une juste pension.

De plus, les administrations s'engagent à entretenir *toute leur vie* les religieuses trop âgées ou malades, pour pouvoir travailler, leur accordant en outre des indemnités selon les années de service. Cette sûre retraite contre les imprévus de l'avenir est un véritable privilège pour les congréganistes, mais constitue une charge parfois considérable pour les administrations hospitalières (1).

L'engagement perpétuel des vraies religieuses, s'il garan- *Engagement définitif.* tit d'une part la stabilité du personnel, entraîne de l'autre la conservation de personnes qui ne sont pas faites pour ce genre de vie, ou dont le goût se transforme après quelques années. Ainsi astreintes à une vie qu'elles estiment d'autant plus méritoire, qu'elle est moins en rapport avec leurs désirs, il est bien difficile que les malades n'en ressentent pas le contre-coup qui leur eût été épargné par une élimination constante de toutes celles qui ne sont plus à la hauteur de leur tâche, sans avoir pour cela besoin de recourir au ministère de l'intérieur! Forcément cette vie si spéciale à laquelle les congréganistes sont astreintes, nuit aussi au développement de leurs facultés : tout est mis en œuvre pour

---

(1) Dans un personnel hospitalier religieux, on compte par exemple vingt-huit sœurs en service actif et huit retraitées, soit 22 pour 100 retraitées.

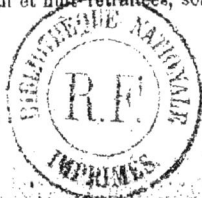

R.F. BIBLIOTHÈQUE NATIONALE IMPRIMÉS

réprimer leur individualité, leur initiative et diriger leurs énergies et leurs pensées dans un domaine tout spécial, tandis que les hôpitaux, qu'elles monopolisent dans les contrées latines, se font remarquer par l'état arriéré des soins qu'on y donne encore aux malades, soins qui sont arrivés à être une science dans les pays où le progrès des hôpitaux n'est pas bridé par ces anciennes institutions.

« Les femmes retirées du monde, quel que soit leur dévouement, dit le Dr Jacques Bertillon, sont nécessairement privées de cette énergie et de cette intelligence qu'on rencontre souvent chez celles qui en ont accepté les luttes et les douleurs. Conçoit-on une religieuse douée de l'activité de la célèbre Miss Nightingale, qui sut pendant la guerre de 1856 créer de fond en comble et en quelques mois tout le service hospitalier de l'armée anglaise, qui porta la mortalité des ambulances de 22 à 2 % malades, et fit de ces hôpitaux des modèles que nous n'avons pas su imiter (la mortalité des hôpitaux français oscillait alors entre 12 et 19 %) » (1).

Depuis de longues années, le couvent a été, pour la plupart des femmes désireuses de se dévouer aux malades, le seul chemin pour atteindre ce but. Il a drainé en grande partie la nation française des femmes qui eussent pu agir pour la réforme des services hospitaliers et, les possédant, les a façonnées au modèle reçu anciennement.

Monopole congréganiste.

D'autre part, les personnes qui, possédant une intelligence et une iniative spéciale, auraient pu agir dans ce sens, se sont trouvées écartées puissamment de cette sphère d'action par la présence monopolisante des congrégations dans les établissements hospitaliers.

Maîtres de ce terrain si fertile en occasions de dévouement,

(1) *Bien Public*, 11 avril 1878.

ces ordres ont tout naturellement eu souvent l'occasion de prouver leur courage et leur esprit de sacrifice en servant les malades, en éprouvant d'autant plus de joie que les conditions de ce service étaient plus défectueuses et augmentaient ainsi le mérite de leurs œuvres.

Lorsque le choléra décima l'armée française pendant la campagne de Crimée, les malades furent transportés à Varna et, dit l'historien « des renforts de médecins et d'infirmiers arrivent, des sœurs de charité appelées de Constantinople bravent la mort avec cet admirable courage qui tient de la femme et des anges ; elles veillent infatigables, apportant à toutes ces misères le dévouement de leurs cœurs et les consolations de leurs douces paroles (1). » Mais de leur œuvre au point de vue de l'amélioration des ambulances et de la diminution de la mortalité, il n'en est pas question, car elles se bornèrent à servir les malades sans rien changer, se préoccupant surtout de leur œuvre spirituelle.

L'éducation, l'instruction générale, la culture d'esprit, les connaissances techniques, l'hygiène du corps et de l'esprit, sont aujourd'hui indispensables pour remplir convenablement ces postes d'où dépendent la vie et la mort pour des milliers de malheureux. Il ne suffit plus d'être une bonne religieuse pour soigner efficacement les malades.

Il n'est plus permis de nos jours aux personnels hospitaliers de donner comme preuve de valeur le nombre de victimes fournies, victimes dues pour la plupart à l'ignorance de la contagion et au défaut d'hygiène hospitalière.

L'admirable esprit de martyr des religieuses ne suffit pas à tout, car l'hôpital ne doit plus être simplement un asile pour les mourants, mais un établissement de guérison.

(1) Baron de Bazancourt, *L'Expédition de Crimée*, p. 139.

TROISIÈME PARTIE

ÉCOLES DIVERSES

Nous allons parcourir rapidement quelques écoles d'infirmières, qui, sans avoir eu d'essor considérable n'en sont pas moins dignes d'être remarquées par le but que leurs fondateurs ont cherché à atteindre.

La Source.

L'ÉCOLE NORMALE ÉVANGÉLIQUE DE GARDES-MALADES INDÉPENDANTES, dite « LA SOURCE (1)» située, 24, chemin Vinet, Lausanne, fut fondée en 1859 par le Comte et la Comtesse Agénor de Gasparin.

Cette école a pour but de former des gardes malades capables et pieuses. Elles ne sont astreintes à aucune règle commune après la terminaison des études, ne portent pas de costume spécial, ni d'appellation particulière ; elles peuvent être indifféremment célibataires, veuves ou mariées, et lorsqu'elles quittent l'école elles sont libres de s'établir où elles veulent pour gagner leur vie.

Jusqu'en 1895, les études duraient cinq mois seulement, pendant lesquels les élèves recevaient une instruction religieuse et technique dans l'établissement, allant pour la pratique dans les hôpitaux de la ville. Mais elles ne pouvaient ac-

---

(1) Ce nom est celui de la propriété léguée à l'œuvre par la Comtesse de Gasparin. Les gardes-malades de cette école sont souvent appelées « *Sovrcières* ».

quérir une véritable expérience du service des malades, se trouvant auprès d'eux seulement pendant la matinée. D'ailleurs, comme c'est généralement le cas dans les arrangements de ce genre, le personnel attitré des salles ne trouvait pas le temps de former ces futures gardes-malades considérées plutôt comme des rivales que comme des élèves.

Du vivant de la fondatrice l'école fut successivement dirigée par trois pasteurs. En 1891, la Comtesse de Gasparin assura à l'œuvre un revenu suffisant, la plaça sous la surveillance d'un conseil mixte et nomma directeur de l'école le Dr. Charles Kraft.

Par une heureuse combinaison ce nouveau directeur a su combler la grande lacune de cette organisation, l'absence de malades. Il a prix à son compte le loyer de la villa « La Source » dont les élèves n'habitent qu'une dépendance et y a installé une clinique privée avec neuf lits. Ainsi, sans diminuer les revenus de l'œuvre, l'école se trouve pourvue dans une certaine mesure de l'enseignement pratique qui lui faisait défaut. De plus, un certain nombre d'élèves (dites visiteuses) vont en ville soigner les pauvres traités par leur directeur ou un autre médecin. Dans ce dernier cas la *monitrice*, ancienne élève de l'école, va voir ces malades pour guider les élèves inexpérimentées dans les soins prescrits par les médecins traitants. Lorsque ces malades sont en mesure de rétribuer les gardes-malades, ces sommes sont versées à la caisse des pauvres, laquelle alimente le dispensaire gratuit de la polyclinique.

Admission. — Les postulantes doivent être généralement âgées de vingt ans au moins et quarante ans au plus. La piété et la santé (pour les élèves internes) sont des conditions indispensables. Elles doivent être munies d'un certificat détaillé de leur pasteur et d'un certificat médical. Il faut qu'elles sachent parler et écrire convenablement le français.

Les élèves sont placées sous la direction d'une sous-directrice et d'une monitrice habitant l'école et sous celle du directeur, qui chaque matin se rend à l'établissement pour instruire les élèves.

Elles se divisent en internes et externes. Les élèves internes, au nombre de dix, sont logées (dortoirs), nourries, chauffées et éclairées gratuitement; elles peuvent prendre des bains à raison de 0 fr. 50 chaque fois.

Les élèves externes peuvent appartenir à d'autres dénominations religieuses et ne pas présenter les mêmes conditions de santé ; elles se subdivisent en « régulières » et « amateurs ». Les externes régulières sont assimilées aux internes pour les enseignements pratiques et théoriques, elles sont astreintes aux mêmes tâches et ont droit au même diplôme. Les externes amateurs peuvent choisir leurs occupations et raccourcir la durée de leur stage ; elles n'ont droit qu'à un certificat d'études.

L'enseignement pratique se fait grâce à la clinique, à la polyclinique et aux malades soignés en ville.

L'enseignement théorique (une heure par jour) comprend l'hygiène, l'anatomie, la physiologie, la pathologie et la thérapeutique, chacun de ces cinq sujets étant traités pendant un mois environ.

Les études se terminent par un examen unique, oral, dont le résultat combiné aux notes reçues pour la partie pratique du stage donnait droit précédemment au diplôme. « Cet examen est plutôt un entretien qu'un interrogatoire (1). »

Il était délivré des *diplômes*, des *certificats d'aptitude* et des *certificats d'études*.

Depuis 1898, il est seulement délivré un *certificat d'aptitude* à la suite de cette épreuve, le *diplôme de garde-ma-*

---

(1) Règlement de l'Ecole de garde-malades à Lausanne.

lade n'étant accordé qu'aux élèves qui en font la demande après avoir exercé pendant deux ans dans des familles, cliniques, hôpitaux, institutions, etc., d'une manière jugée satisfaisante par la direction de LA SOURCE (1).

Si les notes obtenues par l'élève interne ou externe sont jugées insuffisantes, il lui est remis seulement un *certificat d'études* constatant le temps passé à l'école et la façon dont elle s'y est comportée.

Les élèves se répartissent les divers services de l'établissement entre elles, y consacrant à tour de rôle chacune trois semaines.

« *Emploi de la journée.* — Six heures et quart, lever. Mise en ordre des dortoirs et des chambres de malades, ménage.

» Sept heures et demie : déjeuner.

» Sept heures cinquante : culte de famille présidé par le directeur.

» Huit heures : questions sur la leçon de la veille. Indications sur les soins à donner aux malades pendant la journée.

» Cours théorique énoncé « avec assez de lenteur pour que les élèves, dont la plupart n'ont pas une grande facilité de rédaction, puissent prendre des notes très complètes. »

Neuf heures : chaque élève se rend à sa tâche spéciale, nettoyage, marché et cuisine, visite des malades en ville. La monitrice et quelques élèves travaillent sous la direction du directeur à l'application des divers traitements : bains, massages, séances d'électricité, opérations, etc., jusqu'à onze heures.

Midi et demi : dîner.

Après-midi : une heure de répétition avec la sous-directrice et d'entretien moral ; seconde visite aux malades en ville ; service de la clinique.

Rédaction des notes prises au cours avec l'aide de la sous-directrice.

Cinq heures : courte visite du directeur aux malades de la clinique.

(1) Chaque élève garde-malade est munie d'un carnet rendant compte de son activité et de l'appréciation des médecins et clients auprès desquels elle a travaillé.

Six heures et demi : goûter.

Huit heures : culte présidé par la sous-directrice.

Neuf heures et demi: coucher.

Les veilles des malades en ville qui sont gravement atteints ou isolés, sont assurées par les visiteuses à tour de rôle, tandis que les malades de la clinique sont veillées par une élève qui se tient dans le corridor (1).

Depuis 1895, la durée des études a été prolongée, le stage est maintenant de huit mois au lieu de cinq et le nombre des élèves internes a dû être abaissé de seize à dix, car les revenus de l'œuvre étant fixes, ne permettent pas un surcroît de dépense. Le nombre des élèves externes varie selon les inscriptions.

De 1859 à 1895, l'École de la Source a admis 718 élèves internes ou externes.

En 1892, l'École de la Source comptait 268 anciennes élèves en fonction dans des hôpitaux, infirmeries diverses, au service de comités de bienfaisance, des missions ou exerçant indépendamment pour leur propre compte. Elle en comptait 92 soignant gratuitement les pauvres. Enfin 53 décédées, 131 perdues de vue et 59 ayant abandonné la carrière ou ne l'ayant jamais exercée.

L'Ecole de la Source comptait donc 360 anciennes élèves en 1892, exerçant les fonctions de garde-malades en Suisse, en France, en Italie, en Amérique, en Chine et en Afrique.

De 1896 à 1899, l'école a reçu 67 élèves, dont 22 ont obtenu le diplôme après huit mois d'apprentissage, 22 le certificat d'aptitude, 17 le certificat d'études et 6 ont été considérées comme incapables après quelques mois d'essai.

Parmi les premières, 20 se sont établies comme garde-malades indépendantes, 23 sont en service dans des hôpitaux,

(1) *La Source*, p. 17. Bridel, Lausanne, 1896.

infirmeries ou institutions, et deux sont parties comme aide-missionnaires au Transvaal.

Les élèves de cette école se recrutent, pour la plupart dans la Suisse française et en France.

. . . .

Cette école de gardes-malades nous frappe par deux traits: facilité de recrutement et petite réputation dont jouissent ses diplômées dans le grand public.

L'entretien gratuit de l'élève, l'instruction très élémentaire exigée des postulantes expliquent leur affluence, étant donné qu'elles retrouvent leur entière liberté après le stage. Mais le public connaît très peu cette école, dont les élèves ne portent pas de signes caractéristiques et ne se réunissent pas pour s'occuper ensemble des mêmes œuvres, chacune travaille de son côté, oubliant que l'union fait la force et qu'elles obtiendraient des résultats autrement utiles, si elles ne dispersaient pas leur énergie chacune indépendamment de l'autre. Mais cette école, fondée dans le but de réagir contre le système monastique, a repoussé rigoureusement tout uniforme ou association.

C'est regrettable, car les vêtements vraiment hygiéniques et commodes pour une garde-malade n'étant point ceux du costume courant moderne, les gardes-malades se trouvent obligées de sacrifier l'intérêt des malades, le leur, et celui des personnes qu'elles fréquentent, pour ne pas encourir le mépris du public déjà suffisamment disposé à les traiter comme de simples domestiques, tandis que le prestige de l'*uniforme* eût évité tous ces inconvénients.

Enseigner aux gardes-malades l'importance de porter des vêtements susceptibles d'une propreté exquise devrait faire partie de leur éducation, leur apprendre la manière de s'habiller joliment avec la toile et le coton ne pourrait que leur être utile quant à l'impression favorable qu'elles produiront sur leurs futurs malades.

Les conditions faciles d'entrée à l'Ecole de la Source, le stage trop court que les élèves y font, le nombre très restreint de malades comme champ d'instruction, l'examen des plus anodins qu'elles subissent et ces certificats délivrés à des élèves amateurs faisant encore plus superficiellement les études, expliquent le peu de renom de cette école, dont l'organisation en principe est excellente, et dont les élèves en nombre et savoir dépassent bien des institutions beaucoup plus connues et considérées.

La direction de cette école publie une feuille trimestrielle: LA SOURCE, *organe de l'école des gardes-malades*, qui en est à sa dixième année. Ce petit journal donne des nouvelles de l'école et de ses anciennes élèves, des méditations religieuses et les comptes rendus financiers de l'œuvre. (Voir appendice.)

École de Bordeaux.

« L'ÉCOLE LIBRE ET GRATUITE DE GARDES-MALADES DE LA MAISON DE SANTÉ PROTESTANTE DE BORDEAUX » (21, rue Cassignol) fut fondée en 1884 par le Dr Demons, chirurgien en chef de cet établissement, et par Mme Momméja, directrice du même.

Ce ne fut qu'en 1890 que l'organisation en fut complétée.

Cette école a pour but: « de donner aux médecins et aux familles des auxiliaires capables et dévoués », — « de procurer à des femmes de cœur une profession honorable et lucrative », — « de détruire les préjugés populaires », — « de vulgariser les connaissances utiles à la société », — « d'apprendre aux femmes de toutes les conditions à soigner les malades et à élever les enfants (1). »

Cette école ne peut recevoir que huit élèves internes ; malgré ce nombre restreint et de fréquents appels, l'offre est souvent restée inférieure à la demande (2).

(1) Maison de santé protestante de Bordeaux, 36me rapport, 1898, page 39.
(2) Ecole de gardes-malades (*Eglise libre*, 27 octobre 1899).

Le nombre des élèves externes n'est pas limité.

Les conditions d'admission pour les internes sont les suivantes :

1° Elles doivent appartenir à la religion protestante ;

2° Avoir toujours eu une conduite irréprochable ;

3° Posséder une bonne santé ;

4° Présenter une recommandation de pasteur ou autre personne honorable ;

5° Être âgée de dix-huit ans révolus, célibataire, mariée ou veuve, et avoir reçu une instruction élémentaire.

Les élèves remplissant ces conditions sont logées, nourries, blanchies, éclairées et chauffées gratuitement.

Les élèves sont logées en chambre particulière ou à deux lits, et parfois, mais exceptionnellement, elles couchent dans le dortoir des malades, leur lit étant entouré d'un paravent.

On reçoit aussi, moyennant 50 francs par mois, des élèves internes qui sont dispensées des veillées et des services les plus pénibles des salles des malades.

Il n'y a pas d'uniforme : pendant le service, les élèves sont vêtues d'une blouse en pékin blanc les enveloppant complètement avec tablier blanc à bavette, les manches s'arrêtent au coude, laissant l'avant-bras nu.

Les élèves ont droit à neuf heures de sommeil, à six heures de repos après une veillée et à deux jours de congé par mois, mais on leur accorde de sortir une fois par semaine pour prendre l'air, et parfois on leur fait faire des courses en ville dans le même but. Elles assurent le service des salles, mais elles sont aidées par des infirmiers dans les salles d'hommes.

Les élèves externes, qui peuvent être de n'importe quelle dénomination religieuse, sont admises gratuitement à profiter de l'enseignement théorique; en outre, elles sont admises dès la seconde année dans les cliniques pendant les consultations. Elles apprennent à faire les pansements, assistent comme aides aux opérations, nettoient les instruments et font du massage. Elles doivent fournir au moins douze nuits de veillées dans les salles.

Les élèves sont placées sous l'autorité de la directrice de la Maison de Santé et sous la surveillance de la garde en chef dans les salles de malades ; sous celle de la directrice et de la répétitrice des études pour l'instruction théorique.

La durée des études est de deux ans. Les conférences sont faites par MM. les Drs Desmons, Raulin, Peïron, Puech, Guément, Dénucé, Binaud, Moussons, Monod, W. Dubreuilh, et ont lieu vingt fois par année scolaire, étant faites d'après le programme suivant :

Devoirs de l'infirmière garde-malade.
Eléments d'anatomie et de physiologie.
Les appareils et leurs fonctions.
Eléments de pathologie et de petite chirurgie.
Soins généraux à donner aux malades.
Soins particuliers.
Soins aux blessés.
Notions élémentaires de médecine.
Notions de pharmacie.
Affections des yeux, des oreilles, de la gorge et du nez.

De plus, deux cours pratiques sont faits par la directrice et la répétitrice des études.

En 1897, un cours *d'études primaires* a dû être institué, afin de mettre les élèves en mesure *de profiter de l'enseignement professionnel*.

Dans le cours de chaque année d'études ont lieu trois examens pour surveiller l'enseignement donné aux élèves.

A la fin de la première année, les élèves doivent subir trois examens *pratiques*, trois examens *préparatoires* et un examen de *fin d'études*.

L'enseignement de la seconde année se termine par trois

examens pratiques, trois examens préparatoires et un examen pour le *diplôme de garde-malade.*

Ces examens, qui sont publics, sont tous passés devant un ou plusieurs des professeurs de l'école, le dernier étant subi devant un jury formé par trois professeurs de la Faculté de médecine de Bordeaux.

Après quatorze années d'existence, en 1898, l'Ecole de gardes-malades avait inscrit 235 élèves sur ses registres, dont 82 seulement avaient poursuivis jusqu'à l'obtention du diplôme.

A la fin de cette même année 1898, l'Ecole comptait 31 élèves de première année, 11 de seconde année et venait de diplômer six élèves.

L'Ecole fonctionne dans des conditions pécuniaires excellentes car seule, la directrice de la Maison de Santé est rémunérée, ni les professeurs, ni la directrice, ni la répétitrice des écoles n'acceptant d'honoraires.

Trois médailles d'argent ont été décernées à cette Ecole de gardes-malades aux expositions de Bordeaux et de Montpellier.

. . . .

La ville de Nimes possède une petite école de gardes-ma- Ecole de Nimes. lades à la MAISON DE SANTÉ PROTESTANTE (100 lits), qui pourrait, comme beaucoup d'autres, être une excellente Ecole hospitalière, si elle était mieux organisée. Elle reçut dans le but de fonder une école, un don en 1880, mais, faute d'élèves, l'Ecole ne fonctionna pas. Les conditions hygiéniques des gardes sont défectueuses : point de sortie, sauf le dimanche, et encore si le service le permet ; les veilles sont assurées alternativement par les gardes qui sont censées coucher auprès des malades et n'avoir pas besoin d'un repos subséquent. L'instruction donnée est surtout religieuse, l'établissement étant dirigé par un pasteur. Ces gardes-malades sont recrutées dans la classe des servantes, habillées diversement, ne voulant se soumettre au port d'aucun uniforme. Elles portent même de préférence un tablier bleu, moins dispendieux que le blanc comme blanchissage ! Ces gardes-malades reçoivent de 250 à 500 francs par an et une pension après vingt-cinq ans de service.

Le recrutement est difficile, comme c'est le cas partout où les conditions d'hygiène et d'instruction sont méconnues, mais on attribue ce défaut de postulantes à l'absence de « vocations » et les rapports de (1) la Maison sont remplis d'appels aux jeunes chrétiennes.

. . . .

Au Havre, une école professionnelle a été ouverte en octobre 1897 à la suite de la laïcisation des hôpitaux. Cette école a pris pour modèle les écoles municipales de Paris.

Les SECOURISTES FRANÇAIS, fondés à Paris en 1893, ont pour but d'instruire le public sur les soins à donner aux malades et blessés en attendant l'arrivée du médecin. Ces cours, qui sont ouverts aux deux sexes, ont lieu dans 30 sections dirigées par des médecins. Ils existent dans le département de la Seine, à Caen et à Laon.

École de l'Asile Ste-Anne.

A l'Asile clinique de Sainte-Anne (Paris), existe une ECOLE DÉPARTEMENTALE D'INFIRMIERS ET D'INFIRMIÈRES qui en est à sa 18e année de fonctionnement, ces cours faits par des médecins sont suivis par le personnel de l'établissement et gratuitement ouverts au public.

École de l'Hôpital St-Vincent.

Une tentative d'ECOLE SUPÉRIEURE DE GARDES-MALADES fut faite par le docteur Levassor à l'hôpital Saint-Vincent (Paris, février 1899). Les cours devaient avoir lieu trois fois par semaine, ils étaient publics et gratuits, mais, faute d'élèves, l'école n'a pu fonctionner.

(1) Rapports de 1890 à 1898.

Tout récemment (février 1900), à Paris encore, a été fondée une ECOLE PROFESSIONNELLE D'INFIRMIÈRES A DOMICILE, qui présente un principe totalement différent des diverses écoles qui ont été créées en France jusqu'ici, car seules les jeunes filles d'éducation y sont admises. Cette école a pour but d'ouvrir véritablement une nouvelle carrière aux postulantes des diverses écoles supérieures de l'enseignement secondaire, dont l'accès devient presque impossible, étant donné le nombre très limité de places mises au concours. Aussi, c'est une directrice de lycée, Mlle Allégret, qui a eu cette bonne pensée, tandis que Mme Alphen Salvador a le mérite d'avoir réussi à la mettre à exécution. Cette école a son siège, 8, rue Garancière.

Les postulantes doivent être de nationalité française, âgées de dix-huit à vingt-cinq ans, elles doivent fournir un certificat de santé et de bonne conduite et posséder un diplôme de fin d'études secondaires ou l'un des brevets de l'enseignement primaire. A défaut de titres établissant leur degré d'instruction, elles doivent subir un examen d'entrée correspondant. Enfin, elles doivent s'engager par écrit à se soumettre aux règlements de la maison. Les jeunes filles parlant une langue étrangère sont choisies de préférence.

Les élèves seront internées pendant deux ans dans l'institut, moyennant une pension de 80 francs payable d'avance par trimestre (960 francs par an). A la fin de la première année, elles doivent s'engager à rester SIX ANS au service de l'institut, et si, pour un motif quelconque, elles veulent le quitter, elles devront verser une somme de 800 francs comme indemnité de frais, somme qui peut être diminuée selon la date de départ.

Il existe aussi des bourses, demi-bourses et quart de bourses.

L'uniforme est obligatoire, robe de coton en service et robe noire pour les sorties.

L'instruction consiste en cours faits par des médecins et chirurgiens fort distingués parmi lesquels nous trouvons les noms des docteurs Broca, Landouzy, Lannelongue, Letulle, Legrain, Reclus et d'autres.

Les élèves seront admises dans les services de ces médecins et chirurgiens des hôpitaux à l'heure de la visite, de neuf heures à midi. La seconde année les élèves iront encore à l'hôpital de deux à six heures du soir. Les études se termineront par un examen à la fin de la seconde année.

Ensuite l'élève sera envoyée auprès des malades à domicile pour le compte de l'institution qui lui donnera un salaire fixe. Chaque infirmière a droit à deux heures de congé par jour, quatre jours de congé par mois et un mois par an.

Cette école est de fondation trop récente pour pouvoir être appréciée, mais elle présente d'ores et déjà un grand progrès sur tout ce qui a été fait dans cet ordre d'idées en France, car elle ne veut admettre que des personnes d'éducation supérieure.

Son côté faible est de ne pas posséder un hôpital, d'être obligée d'envoyer ses élèves chez autrui pour la partie la plus délicate et la plus importante de la préparation des futures infirmières qui auront à s'instruire auprès de personnes ne possédant point leur éducation et qui leur enseigneront d'une manière défectueuse le service des malades, leur transmettant ainsi de mauvaises traditions.

Asile de Ciry. En Suisse, où la plupart des hôpitaux sont desservis par des diaconesses, nous trouvons que l'asile d'aliénés de Ciry (Vaud, Suisse) est desservi par des laïques, il recrute son personnel infirmier parmi les paysans et campagnards et les dresse au service comme le font la plupart des autres établissements d'aliénés. Les infirmiers gagnent de 400 à 600 francs par an et les infirmières gagnent de 300 à 450 francs. Ils ne sortent qu'une demi-journée tous les dix jours et un dimanche sur trois.

Stockholm où le service des salles de malades des deux sexes (y compris la section pour maladies spécifiques) est fait par des *femmes*, possède deux écoles de garde-malades : « Sophia Hemnet et les Samaritaines. » Dans la première (fondée par la reine) l'instruction dure trois ans. L'élève doit payer à son entrée 400 couronnes (1), et s'engager moralement à rester trois ans dans l'hôpital, ne recevant que *l'entretien* et *l'uniforme* (robe de coton à l'intérieur et de serge pour sortir). *Sophia Hemnet.*

Après terminaison du stage, les gardes-malades reçoivent 300 couronnes par an, l'entretien et l'uniforme, mais peuvent être envoyées soit dans d'autres hôpitaux, soit chez des particuliers, les honoraires étant encaissés par la « Maison Sophie. »

L'élève garde-malade peut se libérer de son engagement en versant à l'établissement une somme de 600 couronnes. Si elle reste quinze ans au service de l'hôpital, elle a droit à une pension.

A l'hôpital des *Samaritaines*, les élèves s'engagent pour deux ans ; on garde ensuite celles qui sont nécessaires pour le service de l'établissement, tandis que les autres sont libérées. Elles entrent dans d'autres hôpitaux ou soignent des malades en ville. *Les Samaritaines.*

Ces gardes-malades de Sophia Hemnet et des Samaritaines sont généralement de classe sociale élevée, beaucoup étant même filles de dames de la Cour.

Dans tous les hôpitaux de Stockholm, chaque infirmière principale couche dans une pièce près de sa division, comme cela se pratique dans les hôpitaux de Londres.

(1) Environ 560 francs.

On peut juger de la discipline de ce personnel par les précautions auxquelles les infirmières se soumettent pour éviter la propagation des maladies contagieuses : chacune d'elles, avant de se rendre eu ville, laisse ses vêtements dans un vestibule, prend un bain, revêt dans une autre pièce des effets de coton désinfectés, et alors seulement se rend dans sa chambre où elle ne loge pas habituellement, et là met son costume de ville.

Hôpital Augusta. L'HÔPITAL AUGUSTA à Berlin présente une école hospitalière qui, sans être congréganiste, se rapproche beaucoup du système. Mais pour entrer dans la communauté il faut appartenir à la noblesse du côté du père et de la mère, être célibataire, protestant et loyal envers la famille impériale. Moyennant 750 francs les dames sont admises à faire l'apprentissage d'un an. Cet hôpital-école a été fondé pendant la guerre de 1870 et seules les personnes de bonne éducation y étaient admises pour soigner les blessés.

Future école. La ville de Berlin a voté un subside de seize millions et demi pour la construction d'un hôpital modèle en vingt-sept pavillons avec 1,658 lits. A cet hôpital doit être annexée une école pour l'instruction des gardes-malades (1).

Hôpital Général. La direction médicale du *Allgemeine Krankenhaus* de Vienne, hôpital créé en 1748, par Marie-Thérèse, voulut organiser en 1869 un *Institut de Pratiquantes* (école de gardes-malades). Mais cet essai n'eut pas de suite, car les quelques infirmières instruites, placées au-dessus du personnel habituel des salles, n'ayant pas l'autorité nécessaire, furent en butte aux persécutions de leurs subalternes, et l'école dut se fermer faute d'élèves.

Pour être reçue infirmière à l'hôpital général de Vienne,

(1) *La Semaine Médicale*, 25 mai 1898.

il suffit de savoir lire et écrire et de présenter un certificat
de moralité délivré par la police. Les infirmières qui desservent les services des deux sexes gagnent de fr. 25 à fr. 35,
et les infirmiers de fr. 32 à fr. 42,50.

En 1873, cet hôpital comptait 2,000 lits, 211 infirmières
et 9 infirmiers. Des servants et servantes, non logés dans
l'hôpital, sont chargés des gros travaux des salles, recevant
fr. 15 par mois. Les infirmiers et servantes reçoivent le prêt
des vêtements destinés à protéger les leurs et *un seul repas
par jour.* Les infirmières ont la permission de préparer leurs
autres repas, dont elles ont à se pourvoir, dans l'office du
service. Elles sont logées en petits dortoirs (1).

Une étude intéressante de ce personnel infirmier (2) montre
à quel résultat a abouti le mode de recrutement et le défaut
d'instruction de ces employés, dont l'ignorance et la malpropreté ont été cause du début d'épidémie de peste qui se pro-
duisit dans cet hôpital en 1899.

Sauf de rares exceptions, ce sont les femmes d'âge avancé,
ou de réputation douteuse, qui se présentent pour les postes
d'infirmières — ne pouvant se placer ailleurs. Les hospitalisés
sont exploités par ce personnel, les étrennes sont de rigueur
et les malades qui refusent d'acheter chaque matin pour
20 cent. la tasse de café préparée par l'infirmière, peut
compter qu'elle ne s'occupera pas de lui et ne lui donnera
pas de tisane pour calmer sa soif.

Chaque infirmier est de service pendant vingt-quatre
heures de suite, système qui ne peut que nuire aux malades,
le personnel étant surmené. Le matériel de l'hôpital (remèdes
et instruments), la nourriture et le linge des malades volés (3),

(1) D'après la correspondance du Dr Kéraval, *Progrès médical,* 19 juin 1886.
(2) « The Hospital where the Plague broke out » by C. O. Conor. Eccles
XIXth Century Review. Octobre 1899.
(3) Une des « meilleures » infirmières après douze ans de service dans cet

et le respect de la souffrance, de l'être humain, absolument réduit à néant dans ce milieu grossier et malhonnête.

Ici, l'hôpital n'est point un établissement pour secourir et guérir les pauvres malades — mais une école pour étudier les lésions, chaque malade étant obligé de signer, à son entrée, un engagement par lequel il se soumet à toute opéraration ou traitement que le médecin désirera, et son corps, d'après le règlement, ne peut être soustrait à la dissection en aucun cas.

Ainsi, les hôpitaux autrichiens soutenus par la *ville* et les *communes* qui ne reçoivent gratuitement *aucun* malade, sont abhorrés par les pauvres qui n'y entrent qu'à la dernière extrémité, car jusque dans leur agonie, ils sont maniés, on pourrait dire maltraités, *pour servir d'instruction.*

Les autres hôpitaux présentent la même organisation. Quelques-uns sont desservis en partie par des religieuses ; chaque personnel laïque ou religieux ayant des sections distinctes, mais la tendance est d'employer des laïques de préférence, quoique les directions d'hôpitaux aient le droit de congédier une religieuse avec autant de facilité qu'une laïque.

Il n'est pas étonnant que le professeur Billroth, en présence de ces organisations défectueuses, ait eu l'idée de fonder l'École Rodolphinienne de la Croix-Rouge, que nous verrons plus loin.

Hôpital Sophie.   La princessse Sophie a fondé à Athènes un hôpital pour les enfants, lequel porte son nom et fonctionne depuis 1899. Cet hopital, de 200 lits, pour la construction duquel la princesse royale a fait prendre des renseignements dans les hôpitaux les plus perfectionnés, en Allemagne, en Angleterre, à Marseille même, au *Dispensaire-Hôpital Gilbert de Voisins*, véritable modèle du genre, doit devenir une école

hôpital, ayant été emprisonnée pour vol manifeste, avait trente-deux mouchoirs dont chacun portait une marque différente.

de gardes-malades pour les *dames grecques*, d'après le système anglais.

Aussi, dans ce but, la princesse Sophie a placé une *Matron* et des *Nurses* provenant d'hôpitaux de Londres, lesquelles doivent organiser l'école et former des élèves destinées à les remplacer ultérieurement.

Au Japon, nous trouvons aussi un personnel hospitalier à Tokio, ayant subi l'influence anglaise et le Dr Ségard nous dit que : « Ce n'est pas sans une profonde stupéfaction qu'on y rencontre au chevet des malades, de jeunes infirmières nippones qui, en kimono gris, recouvert d'un tablier blanc à bavette, le front surmonté du haut et léger bonnet tuyauté de nos trisaïeules, tâtent, une montre à secondes à la main, le pouls des alités, ou, d'un air gravement entendu, prennent la température qu'elles inscrivent ensuite sur la planchette. Ces infirmières habitent, à deux ou trois, dans de grandes chambres. Elles reçoivent des notions élémentaires d'anatomie et de physiologie, de matière médicale et de thérapeutique (1). »

Dans bien des villes des pays latins nous trouvons des essais d'instruction professionnelle pour le personnel hospitalier. Souvent le but est simplement d'instruire le personnel très grossier qui supplée les religieuses et dont l'ignorance présente de si graves inconvénients pour les malades. Ainsi on peut lire dans un journal de Gênes que « l'honorable administration de nos hôpitaux pour mieux pourvoir au bon fonctionnement des services hospitaliers et pour combler une lacune fréquemment et universellement déplorée, a institué dans ce sage dessein une école théorico-pratique pour les infirmiers, et a chargé le Dr G. Michelini, chirurgien en premier de l'hôpital des Chroniques, du soin de l'enseignement

Hôpital de Tokio.

Hôpital Pamattone.

(1) Visite à l'hôpital de Tokio, *in Archives de médecine navale* (avril 1891).

correspondant (1). » Cette école ouverte à l'*Hôpital de Pamat-tone* en juillet 1885, paraît ne plus fonctionner, car le personnel médical actuel de l'établissement en ignore même l'existence. Cet hôpital est desservi par des religieuses et le défaut de ventilation, la poussière qui accentue les corniches, la malpropreté des malades et des lits est pénible à voir.

École de S. M. Nuova.

De même à Florence une école professionnelle paraît exister au *R. Arcispedale di S. M. Nuova et stabilimenti riuniti*. A cette école sont censées assister les *Sœurs Oblates* qui desservent ces hôpitaux, ainsi que les infirmiers et infirmières de ces établissements (2). Les cours sont confiés aux médecins et chirurgien des hôpitaux, mais il nous a été impossible d'obtenir aucun détail, quant au programme ou à l'assiduité des élèves.

Padone.

L'hôpital civil de Padoue a aussi ouvert une école professionnelle en avril 1898.

Montpellier.

Une école professionnelle de gardes-malades a été organisée, sur le désir de la municipalité de Montpellier, par l'Administration hospitalière de cette ville en 1898, école destinée à instruire par une vingtaine de conférences les religieuses et le personnel laïque dont elles s'entourent pour le service des malades.

Marseille.

A Marseille, de même, en 1895, l'Administration hospitalière à la demande du Conseil municipal institua des cours professionnels pour le personnel infirmier qui seconde les religieuses. Les cours furent confiés aux médecins et chirurgiens suppléants des hôpitaux, le programme fut affiché et on en resta là.

Causes d'insuccès.

C'est le sort de bien des écoles de ce genre qui *paraissent*

(1) *La Rivista, Giornale medico-chirurgico degli ospedali civili di Genova.* Luglio, 1885.

(2) *Regolamento sul servizio sanitario del R. Arcispedale di S. MariaNuova e stabilimenti riuniti.* Firenze, 1898.

exister dans nombre d'établissements. Mais les mêmes obstacles les font péricliter. D'une part, les élèves dépourvus d'instruction ne peuvent profiter de cours trop savamment faits, malgré tous les efforts des professeurs pour être élémentaires, et d'autre part, le personnel religieux qui détient ces établissements et qui ne veut ou ne peut recevoir cette instruction, n'en voit pas la nécessité pour ses subalternes et craint le danger de les voir prétendre à des postes ou à une indépendance incompatible avec la présence de la congrégation.

Ainsi ces écoles, après une existence éphémère, disparaissent, ayant parfois délivré quelques certificats qui ne prouvent point du tout la capacité du récipiendaire, mais lui donne la faculté de s'intituler DIPLOMÉ et d'ajouter l'aplomb à l'ignorance.

— Mais l'esprit de réforme des municipalités est satisfait, l'ÉCOLE existe, et désormais il n'y a plus lieu de se préoccuper du service des hôpitaux, où le passé et le progrès paraissent être sagemement conciliés.

Aussi ceux qui sont véritablement résolus à réformer le service des hospitalisés prennent-ils trop souvent la mesure radicale de laïciser brusquement l'hôpital comme à Limoges, Auxerre, Bron, Saint-Pons, etc., remplaçant les religieuses par des personnes qui sont encore moins aptes à remplir ces postes, ne possédant souvent même pas leur honnêteté et leur moralité. Cette mesure ne nuit pas seulement aux malades dont justement on recherchait le bien, mais recule d'autant la véritable réforme hospitalière qui ne pourra être réalisée que par un personnel possédant les qualités indéniables des congréganistes auxquelles doivent être ajoutées l'instruction générale et les connaissances techniques qui leur font défaut.

QUATRIÈME PARTIE

PARIS

A Paris, le début de réforme du personnel secondaire des hôpitaux ne se fît pas sans orage ; ici, instruction professionnelle équivalait à évincement des ordres religieux qui assuraient alors le service de tous les hôpitaux de l'Assistance publique, à l'exception de la Salpêtrière et de Bicêtre, dont les services furent toujours assurés par des laïques. La *Compagnie des hospitalières de l'Hôtel-Dieu*, dites sœurs Augustines, les *Filles de la Charité de Saint-Vincent de Paul*, les *Sœurs de Sainte-Marthe*, les *Sœurs de la Compassion, de Sainte-Marie, de Saint-Thomas*, ne pouvaient de par leur règle modifier leur instruction et se soumettre à un enseignement technique dont la nécessité ne se faisait point sentir lors de la fondation de leurs ordres.

Service défectueux.
Quoique les religieuses ne fussent qu'au nombre de *cinq cents* sur les *trois mille* serviteurs des hôpitaux de Paris à cette époque, le grand public était convaincu qu'elles seules donnaient les soins aux malades ; il ignorait le grand nombre de subalternes que les nécessités des services exigeaient et que les malades étaient forcément constamment livrés à ces serviteurs grossiers et ignorants qui les maltraitaient bien souvent. Les détails suivants, publiés en 1875, les religieuses étant encore en fonction montrent à quel point cette réforme du personnel secondaire était urgente.

« Le plus léger service est tarifé, tant pour avoir le bassin, tant pour avoir un cataplasme, un sinapisme, etc., etc. Tant pis pour le malade qui n'a pas de ressources. Encore si le vin de quinquina, la tisane sucrée qui lui sont destinés lui parvenaient, mais de la pharmacie à son lit, il s'opère des miracles : la tisane sucrée change de destination ; pour cela quelques sous suffisent et le déplacement des étiquettes s'est effectué (1).

De plus, les progrès de la médecine et de la chirurgie, les nouvelles méthodes de traitement, l'avènement de l'antisepsie, réclamaient de la part du personnel des connaissances techniques, ce que les gens du monde avaient de la peine à comprendre. Aussi cette question si simple et évidente, considérée au point de vue de l'intérêt des malades, souleva-t-elle un véritable orage de passions religieuses lorsque le Conseil municipal, en 1877, prit les décisions suivantes :

Conseil municipal.

« Les soussignés, considérant qu'il est de la plus haute importance pour assurer des soins profitables aux malades dans les hôpitaux de Paris d'avoir un bon personnel d'infirmiers et d'infirmières.

» Emettent le vœu que, par les soins de la Société médicale des hôpitaux de Paris, il soit organisé — cela pourrait être à Bicêtre pour les hommes, et à la Salpêtrière pour les femmes — un enseignement professionnel de petite chirurgie de pharmacie et d'hygiène dans lequel les personnes qui voudraient se dévouer au service des malades pourraient recevoir l'instruction théorique et pratique propre à en faire les utiles auxiliaires dont le corps médical a besoin.

» Et subsidiairement, considérant que si le personnel des infirmiers et surtout des infirmières laisse à désirer, cela tient d'une part à l'insuffisance des salaires, et d'autre part au peu de considération accordé à des auxiliaires dont le rôle cependant est indispensable, et qui, quels que soient d'ailleurs leurs défauts, sont appelés, dans l'exercice de fonctions souvent répugnantes à faire preuve tous les jours d'intelligence, de bonté, de force, d'adresse et de courage.

(1) *Progrès Médical*, 1875.

9

» Emettent le vœu que les salaires des infirmiers et des infirmières soient portés à un taux suffisant pour que l'administration ne soit pas réduite à accepter dans ce service des gens de tout métier et de tout caractère n'ayant aucune notion des fonctions dont ils se chargent. »

L'administration de l'Assistance publique qui touchait un subside de vingt millions (1) de la ville de Paris, fut obligée d'accéder au désir du Conseil municipal et créa les *Ecoles municipales d'infirmiers et d'infirmières.*

Programme d'enseignement, professeurs, locaux, tout fut soigneusement préparé par l'ardent pionnier de cette réforme, le Dr Bourneville. Malheureusement les discussions soulevées à propos du futur renvoi des religieuses eurent pour résultat de déplacer la question, si bien qu'instruction professionnelle hospitalière devint presque synonyme d'hostilité envers l'Eglise et éloigna de cette carrière qui s'ouvrait, la catégorie de personnes qui l'aurait honorée.

Ce fut donc presque exclusivement parmi la population ignorante et grossière qui servait dans les hopitaux en subalternes, que furent recrutés les élèves des écoles.

Personnel d'autrefois.

Le Dr Bourneville nous dit lui-même quel était le genre de ce personnel infirmier. — « Un ouvrier sans travail appartenant à n'importe quelle profession se présente dans un hôpital où il y a des vides dans le personnel, — et il y en a toujours, — on le prend comme infirmier. C'est à peu près la même chose pour les femmes. Des Bretonnes, des Franc-Comtoises désirent trouver pour quelque temps de l'occupation à Paris, elle considèrent les hôpitaux comme des espèces d'auberges, d'hôtels meublés; elles se présentent ; on a besoin d'infirmières ; on les prend sans ce préoccuper de ce qu'elles savent. Il ajoute plus loin : « Bien des fois vous avez pu lire dans les journaux le récit d'actes de bru-

(1) Actuellement elle touche près de vingt-cinq millions.

talité (1) et même de vols commis par les infirmiers en particulier dans les grands établissements (2). »

D'autre part ces infirmiers et infirmières, outre leur parfaite ignorance en ce qui concernait les soins à donner aux malades, étaient aussi nuls comme instruction. Le Dr Bourneville nous déclare que « la plupart des infirmières n'avaient aucune notion d'instruction primaire : donc, avant de leur donner l'instruction professionnelle, il fallait les mettre en mesure de lire les manuels consacrés à cet enseignement (3). »

Tâche ardue s'il en fut, que de prendre cette matière brute et de vouloir en tirer l'instrument utile.

La première école comprit donc deux sections : 1º l'école primaire ; 2º l'école professionnelle, qui s'ouvrit plus tard. Nous ne parlerons pas du programme de la première section, en tout semblable à celui des classes élémentaires communales, si ce n'est pour noter que le Dr Bourneville, nommé directeur des écoles, donna comme exercice de lecture manuscrite la traduction d'un manuel anglais sur les soins à donner aux malades (4), lequel était copié par les élèves de l'école des Enfants-Arriérés (5) de Bicêtre si admirablement organisée par ce médecin. De plus, avec le concours de plusieurs confrères, le directeur rédigea son intéressant Manuel (6), base

Fondation des écoles.

(1) Par exemple une infirmière a subi une condamnation judiciaire pour avoir mis feu à la ouate d'un pansement, étant en état d'ivresse. Une autre fut condamnée pour homicide par imprudence ayant mis par erreur et ignorance, 40 grammes d'acide phénique pur dans un lavement. Un infirmier fut condamné pour avoir donné des coups à un malade qui ne voulait pas lui laisser emporter le reste de son vin.

(2) Conférence du Dr Bourneville à l'Association philotechnique, 26 décembre 1880.

(3) Loc. cit.

(4) Edouard Domville, A Manuel for Hospital Nurses, traduit par H. Cl. de Boyer et R. de Musgrave-Clay.

(5) Les premières pages écrites par les plus habiles, les dernières par les élèves les plus médiocres.

(6) Manuel pratique de la garde-malade et de l'infirmière, publié par le doc-

des cours professionnels, qui servit aussi de livre de lecture dans la section primaire.

Les leçons élémentaires furent données par des maîtres brevetés, déjà attachés aux hôpitaux pour les classes d'enfants arriérés, les cours professionnels furent confiés à des médecins, des internes, des directeurs d'hôpitaux et à des surveillants et surveillantes de salles.

Les plus assidus des élèves furent ceux qui espéraient monter en grade en acquérant l'instruction, et on vit même, chose touchante, des infirmières âgées ayant de dix à vingt ans de service, aller s'asseoir sur les bancs de l'école pour apprendre à lire et écrire, et pouvoir ainsi aspirer aux postes de suppléantes. Ces cours faits le soir, étaient pris sur les, heures de repos du personnel, ce qui en rendait la fréquentation d'autant plus méritoire. D'autre part, l'instabilité très grande du personnel secondaire des hôpitaux était cause que cet enseignement primaire, base du professionnel, était peu suivi. Nous trouvons, en 1883 par exemple, à l'Hospice de Bicêtre, 228 mutations sur 184 infirmiers ; 128 mutations sur 32 infirmières à l'hôpital de la Piété, et 223 mutations sur 184 infirmiers de la Salpêtrière. Dans ces conditions, l'enseignement professionnel ne pouvait pas donner de bons résultats, aussi le directeur des écoles s'écrie-t-il : « si les Écoles d'infirmières ne produisent point les résultats qu'on est en droit d'en attendre, la responsabilité n'en incombe ni aux professeurs chargée de l'enseignement, ni à nous-même (1). »

Les quatre écoles furent ouvertes dans les hôpitaux aux dates suivantes :

teur Bourneville, en collaboration avec MM. Ed. Brissau, Budin, P.Cornet, H. Duret, P. Kéraval, G. Maunoury, Monod, J. Noir, Poirier, Ch. H. Petit-Vendol, E. Pinon, P. Regnard, Serrestre, Sollier, Viron, L. Yvon et Mme Pilliet-Edwards (Paris, 1897, 6me édition).

(1) Discours du docteur Bourneville prononcé à l'École de Bicêtre, le 7 août 1883.

Ecole de la Salpêtrière, avril 1878.
Ecole de Bicêtre, mai 1878.
Ecole de la Piété, mai 1881.
Ecole de Lariboissière, décembre 1894.

Diverses causes nuisirent au succès de ces écoles :

A) Les partis religieux excités à tort au début ;

B) La non-obligation de suivre les cours pour le personnel infirmier ;

C) Les diplômes professionnels décernés à des élèves sans instruction générale suffisante ;

D) L'assimilation des infirmiers aux autres employés de l'Assistance dans les hôpitaux ;

E) L'avancement dans la filière hospitalière, fait indépendamment du résultat des études.

F) Le défaut d'éducation des élèves :

a) La première de ces raisons eut pour conséquence la dernière. Cet enseignement professionnel fut faussement considéré comme une simple menace dirigée contre les ordres religieux ; on jugea sans étudier à fond la question qui était *de pourvoir de soins compétents les hospitalisés*, tandis que les religieuses, relevées de fonctions qui n'étaient plus en rapport avec leurs aptitudes, iraient déployer leur dévouement dans d'autres sphères. On ne comprit pas qu'il s'agissait de relever par l'enseignement cet emploi, et que c'était une carrière nouvelle et utile qui s'ouvrait pour les femmes d'une certaine éducation et non pas un enrôlement dans le camp ennemi de l'Eglise et de Dieu.

b) Ce n'est pas sans surprise que l'on note cette seconde cause d'insuccès : quoiqu'elles eussent été créés par l'Administration de l'Assistance publique, attachées à ses hôpitaux, destinées à lui fournir un personnel capable, ces écoles, malgré les réclamations constantes de leur directeur, n'obtinrent pas que le personnel en fonction fut obligé de suivre leurs cours.

Causes d'insuccès.

Beaucoup d'employés, occupant déjà les postes les plus élevés, considérèrent que c'était au-dessous de leur dignité d'aller à l'école, convaincus qu'ils remplissaient fort bien sans cela leurs fonctions ; ainsi, ceux qui eussent été les plus aptes à profiter de cet enseignement professionnel avaient de la peine à s'y soumettre.

c) Les élèves de l'école furent donc, pour la plupart, des employés subalternes qui aspiraient à monter en grade pour gagner davantage.

Aussi, dès qu'ils avaient acquis une connaissance suffisante de la lecture et de l'écriture, suivaient ils les cours professionnels ; c'est ainsi que nous voyons cette sorte d'élèves prendre part aux compositions pour l'obtention du dipôme, sans posséder les connaissances nécessaires pour avoir le certificat d'études, et sans avoir même la notion de l'orthographe. Ainsi, le diplôme accordé à des élèves n'ayant qu'une instruction rudimentaire n'eut pas le prestige qu'il eût comporté dans d'autres conditions.

D'après le Dr Bourneville, l'instruction primaire et professionnelle fut donnée à plus de 500 élèves qui ne savaient rien ou presque rien, de 1878 à 1884.

Il nous dit à la même époque que quelques élèves, « très » capables au point de vue professionnel, ont une instruction » primaire insuffisante. »

Dans ces conditions, il n'était pas étonnant que l'Administration ait parfois nommé d'emblée aux postes élevés des personnes étrangères aux hôpitaux, autre cause de découragement quant au diplôme. Ce fait prouve combien devait être grande la pénurie de personnes aptes à remplir ces postes ; il n'est pas étonnant que l'Administration ait quelquefois pris du dehors ce qui manquait au dedans, malgré les réclamations du Dr Bourneville qui, en principe, avait mille fois raison.

d) Grâce à une tradition due aux anciennes fonctions si restreintes des infirmiers et des infirmières qui les faisait considérer comme de simples domestiques, l'Assistance publique embrasse encore dans une même dénomination ceux de ses employés qui s'occupent des malades et ceux qui assurent les divers services attachés à ces grands établissements. Ces derniers furent ainsi admis de même à suivre les cours, et ce n'est pas sans étonnement que l'on voit 46 employés des ateliers du *Magasin Central* et quelques garçons d'amphithéâtres posséder le diplôme de garde-malade, et que l'on apprend par un palmarès qu'un garçon muni du diplôme d'infirmier a été nommé premier charretier, tandis qu'un palefrenier, également diplômé, est promu charretier de 3me classe. Assimiler à des employés de ce genre le personnel chargé du soin immédiat des malades ne pouvait que nuire à la réputation du diplôme. C'est là un trait du système des congréganistes (que nous voyons aussi adopter chez les diaconesses protestantes), lesquelles, n'ayant pas encore compris que les fonctions de garde-malade exigent un savoir et des aptitudes spéciales, placent indifféremment leurs sœurs à la lingerie, à la cuisine, à la cave, à la buanderie, parfois même à la loge, selon les besoins des services et non pas la nature des fonctions.

e) La conséquence bien naturelle de cet état de choses : manque d'instruction, ignorance de la pratique des malades, fut que les avancements se firent indépendamment de la possession du diplôme.

M. Derouin, secrétaire général, nous dit avec beaucoup de raison : « Il arrive trop souvent que l'Administration se trouve obligée de refuser l'avancement à des infirmiers ou infirmières diplômés, dévoués, bien notés, parce que leur dossier constate une instruction primaire insuffisante et parce que l'Administration estime que le personnel gradé ne peut remplir la mission qui lui est confiée, s'il ne possède cette instruction (1). »

Aussi, des personnes non pourvues du diplôme, mais habituées à ce genre de service et possédant une certaine instruction, étaient-elles choisies de préférence aux diplômés ignorants ou employés hors des salles de malades.

De même des élèves externes qui, ayant le diplôme, réclamaient des postes de suppléantes sans avoir acquis la pratique des malades, étaient-elles tout naturellement écartées.

f) Enfin la dernière cause, le défaut d'éducation des élèves, est la plus complexe. Elle est naturellement due au défaut de recrutement de personnes d'éducation, lequel est la conséquence des conditions matérielles du personnel : logements défectueux, nourriture grossière, nombre d'heures de service et de repos, genre du personnel déjà existant.

Pour beaucoup la cause principale serait la rémunération peu élevée accordée à ce personnel ; c'est là une erreur dont nous avons la démonstration dans les hôpitaux britanniques, où les postulantes affluent quoique le salaire soit si souvent nul la première année et très peu élevé les années suivantes, sans parler des infirmières qui paient leur pension à l'hôpital.

L'instruction professionnelle ne suffit pas pour faire une bonne infirmière pas plus qu'une bonne institutrice. Il n'est peut-être pas de carrière où la femme ait plus besoin d'éducation que dans celle-ci. Constamment en rapport avec toutes sortes d'étrangers, les uns de la classe la plus distinguée, les autres de la plus grossière, l'infirmière doit avoir beaucoup de tact ; appelée à s'occuper des détails les plus infimes de la vie comme à jouer un rôle dans ses drames les plus poignants, l'infirmière a besoin de dignité et de sang-froid. Elle est tour à tour appelée à soigner les vieillards, les adultes, les jeunes,

(1) Palmarès 1894-95, page 39.

les petits enfants, il faut qu'elle sache remplacer auprès de chacun la sollicitude familiale qui lui manque. Elle a constamment à faire la part du malade et celle du médecin, à pourvoir aux nécessités de la science sans blesser les sentiments du malade, à favoriser le traitement sans trop nuire aux intérêts administratifs. Des fonctions aussi multiples ne sauraient être bien remplies que par des femmes d'éducation, dûment instruites, possédant la culture intellectuelle qui affine et développe les qualités du cœur et de l'esprit ; livrer à des personnes ne possédant pas cette éducation une carrière pareille c'est jeter sur elle un discrédit qu'aucun diplôme ne peut compenser, aussi les diplomés des écoles professionnelles n'étaient-ils pas faits pour attirer des recrues de valeur.

Les cours des Ecoles municipales d'infirmiers et d'infirmières sont constitués comme il suit (page 130).

Ce programme, assez bien compris du reste, nous frappe par le lourd budget qu'il entraîne. Près de trente mille francs par an y sont consacrés à la préparation d'un bon personnel secondaire hospitalier. Pourtant nous voyons qu'une partie du corps enseignant déjà employé par l'Assistance publique à divers titres reçoit des émoluments spéciaux pour l'instruction de ce personnel. D'autre part les frais de bureaux et de matériel pour les cours pratiques s'élèvent à plus de *douze mille francs !* Si ces écoles étaient absolument indépendantes de tout établissement hospitalier, ces dépenses considérables auraient quelque raison d'être, mais l'enseignement dépendant de la même administration, on ne conçoit pas pourquoi tous ces frais existent. Si l'Administration hospitalière avait vraiment adopté ces écoles, comme un complément naturel de ses établissements, la direction et l'enseignement en eussent été compris tout naturellement dans les attributs des fonctionnaires existant, comme cela se pratique ailleurs, mais il est certain que dans les conditions où les écoles furent placées il

Programme d'instruction et frais.

	INDEMNITÉ AU PERSONNEL CHARGÉ DE L'ENSEIGNEMENT																		FRAIS				
	ENSEIGNEMENT PROFESSIONNEL									ENSEIGNEMENT PRIMAIRE				EXERCICES PRATIQUES									
	Directeur des écoles	Cours d'administration	Cours d'anatomie	Cours de physiologie	Cours de pansement, bandages, petite chirurgie	Cours sur les soins à donner aux femmes en couches et aux enfants nouveau-nés	Cours d'hygiène	Cours de petite pharmacie	TOTAL POUR L'ENSEIGNEMENT PROFESSIONNEL	Instituteur et institutrice	Suppléants et suppléantes	Ouvroir et ados de service	TOTAL POUR L'ENSEIGNEMENT PRIMAIRE	Surveillants et surveillantes	Veilleuses et veilleuses	Panseurs et infirmiers	Baigneurs et baigneuses	TOTAL POUR LES EXERCICES PRATIQUES	Imprimés, livres, fournitures de bureaux	Récompenses et prix aux élèves	Cours pratiques (fournitures)	TOTAL DES FRAIS MATÉRIEL	TOTAL POUR CHAQUE ÉCOLE
Bicêtre............	2.000	300	3.0		640	140	435	375	2.250	700	400	150	1.250	550	100	100	»	750	750	1.600	600	2.350	6.800
Salpêtrière........	»	300	250	250	550	125	375	325	2.175	600	250	100	950	330	60	60	»	450	1.000	1.800	825	3.625	7.200
Pitié............	»	300	250	250	550	125	375	325	2.175	»	»	»	600	500	»	»	100	600	750	1.000	400	2.150	5.925
Laribosière........	»	300	250	250	550	125	375	325	2.175	»	»	»	600	»	»	»	»	600	750	1.000	250	2.000	5.375
Divers établissements.	»	»	»	»	»	»	»	»	»	»	»	»	»	»	»	»	»	»	»	»	2.625	2.625	2.625
Totaux.......	2.000	1.200	950	930	2.290	515	1.560	1.350	8.725	1.300	650	250	3.400	1.380	160	160	100	2.400	3.250	4.800	4.700	12.750	29.275

était bien nécessaire de leur attacher tout au moins une direction spéciale sans laquelle elles eussent sûrement périclité : il a bien fallu toute la persévérante énergie du Dr Bourneville pour maintenir cet enseignement professionnel envers et contre tous.

Pourquoi des cours pratiques? Des exercices faits dans les salles auprès des malades sous la direction de la surveillante ne seraient-ils pas infiniment plus utiles? Un roulement bien organisé des élèves dans les divers services les mettrait à même d'apprendre les petites opérations qui sont du ressort du personnel secondaire, l'application des ventouses, la façon de donner les bains, de faire les bandages, le maniement des appareils, etc., sans parler de toutes celles qui sont presque impossibles à enseigner, si on ne peut les démontrer au lit des malades, et de ce chef plus de deux mille francs se trouveraient économisés. Les hôpitaux possédant tout l'arsenal que les infirmières doivent connaître, vouloir leur donner une collection spéciale d'instruments modèles représente des frais assez superflus vu qu'on ne pourrait sans une très forte dépense les pourvoir de *toutes* les nouveautés au fur et à mesure qu'elles sont adoptées, ou leur donner des échantillons des nombreux appareils dont elles devraient apprendre le maniement.

L'enseignement primaire n'existerait pas si on exigeait des élèves une instruction courante, ce qui épargnerait encore trois mille francs et porterait à une vingtaine de mille francs l'économie réalisable. Cette somme, consacrée chaque année à l'amélioration des conditions matérielles du personnel secondaire, aurait très favorablement influencé le recrutement en nombre et qualité.

Le diplôme des écoles, qui ne fut institué qu'en 1883, est soumis aux conditions suivantes :

« Il n'est accordé qu'aux élèves qui, après avoir suivi régu-

lièrement les cours, ont obtenu au moins le minimum pour
l'une des trois compositions données dans l'année pour chaque
cours. Ces compositions portent sur les sujets suivants :

Examens.

Anatomie (1)	maximum	20	minimum	10
Pansements	—	25	—	15
Physiologie	—	20	—	15
Administration	—	20	—	15
Hygiène	—	20	—	15
Pharmacie	—	20	—	15
Soins aux accouchées et nouveau-nés	—	20	—	15
Examen pratique	—	30	—	20
		175		120

Sept compositions au minimum et l'examen pratique
donnaient donc droit au diplôme, mais il n'était pas exigé que
ces compositions fussent faites dans un laps de temps donné,
les élèves se présentaient quand ils voulaient et nous en
voyons même un qui persévéra pendant *neuf ans* pour arriver
à avoir le nombre de compositions nécessaires! Si cette
persévérance fait honneur au candidat, elle ne prouve pas du
tout que ce fut sage de lui accorder le diplôme après de
pareilles preuves d'incapacité! Chaque sujet du programme
étant l'objet de trois compositions, dont une seule était valable
avec le minimum de points, il était facile aux élèves d'en
venir à bout avec un peu de persévérance et un temps illi-
mité devant eux. Les examens écrits sont aussi malheureusement sujets à caution dans des sphères autrement élevées
et la faculté qu'avaient les élèves de subir des épreuves iso-
lément si, pour une raison ou l'autre, ils avaient manqué la
séance officielle, rend encore moins probant le résultat de ces
compositions.

(1) Palmarès des écoles,

De plus, nous voyons que ce n'est qu'en 1898 qu'il est proposé de faire remettre les compositions dans des enveloppes scellées (1).

L'examen pratique ne devait pas non plus être bien rigoureux, puisque cette même année, en pleine séance de distribution des prix, les nouveaux diplômés recevaient les explications les plus élémentaires sur les bandages, leur genre, le point d'où il faut partir, les façons de placer l'épingle, l'inconvénient de laisser les bandes se dérouler... (2).

Et c'est à ces mêmes élèves que s'adressaient ces mots : « *Vous donc, infirmières, qui instruites êtes désormais aux médecins d'un secours précieux*, sachez remplacer à l'hôpital la mère et la famille absentes, donnez par votre bonté un charme à cet asile de douleurs, ne marchandez pas vos sourires à ceux que la maladie et la misère nous rendent doublement sacrés (3). »

Paroles admirables tombant, hélas ! sur un sol peu préparé.

Le côté faible de ce diplôme de garde-malade, c'est qu'il est basé uniquement sur la réussite des examens des écoles et non pas aussi sur les *aptitudes* du candidat à cette carrière, c'est-à-dire à sa conduite *auprès des malades* et à sa conduite *en général*. On peut parfaitement concevoir que maints candidats pourvus d'une certaine intelligence pouvaient brillamment obtenir le diplôme, tout en étant des infirmiers ou infirmières déplorables ou en ayant des « vices rédhibitoires », selon l'expression du palmarès.

Défauts du diplôme.

Dans la carrière de garde-malade, la théorie et la pratique devant constammment marcher de front, est-il sage de décerner le diplôme d'aptitude à ces fonctions, sans tenir

(1) **Palmarès** des écoles municipales 1897-98.
(2)　　　id.　　　id.
(3)　　　id.　　　id.　　　C'est nous qui soulignons.

compte de la *conscience*, de l'*exactitude*, de la *délicatesse*, de l'*habileté* et du *jugement*, dont le candidat a fait preuve auprès des malades? Lui donner un diplôme dans ces conditions, n'est-ce pas lui mettre dans la main un instrument qui l'aidera à faire peut être plus de mal que de bien?

De même, les élèves externes, admises aux cours professionnels, attirées au début par des bourses, se trouvaient acquérir le diplôme sans avoir parfois jamais soigné des malades!

. . . .

État actuel du personnel.

Voilà vingt et un ans que l'enseignement professionnel a été inauguré à Paris; il a, en quelque sorte, atteint sa majorité maintenant, il est donc intéressant d'en constater le résultat dans l'état du personnel secondaire des hôpitaux.

En juillet 1898 ces établissements possédaient 1,963 diplômés sur 3,318 employés. Sur ce nombre, nous en trouvons 686, soit un cinquième environ, possédant une instruction consacrée par (1) :

Niveau intellectuel.

Certificat d'études primaires..........	578
Certificat d'études primaires supérieur.	7
Certificat de grammaire............,...	3
Brevet élémentaire.................	71
Brevet supérieur...................	8
Diplôme de bachelier...............	6
Licence en théologie...............	1
Licence en droit...................	1
Diplôme d'herboriste...............	3
Diplôme de sage-femme.............	8

C'est avec une joie manifeste que le directeur des écoles constate ce progrès dans le niveau intellectuel de ses élèves faisant partie du personnel secondaire des hôpitaux. L'expérience lui ayant prouvé combien il est difficile de donner une

(1) D'après le Palmarès des écoles 1897-98.

instruction technique à ceux qui ne possèdent pas déjà une instruction générale, nous le voyons demander, dès 1885, que les directeurs de Bicêtre, de la Salpêtrière et de la Pitié fussent invités à ne prendre que des employés ayant déjà reçu une bonne instruction.

Mais ses bons conseils ne furent point écoutés et les directeurs continuèrent à accepter des personnes ignorantes, lesquelles encombrent encore le personnel et sont un obstacle à son relèvement général. A la même époque, il déclarait qu'il fallait « par une large publicité faire appel aux femmes du dehors, à ces femmes qui ont reçu une instruction sérieuse, ont occupé dans le monde, une situation plus ou moins élevée et sont tombés de la fortune ou de l'aisance dans une situation précaire quelquefois voisine de la misère (1) .»

Voilà donc les personnes d'éducation réclamées pour ces fonctions, qu'elles seules peuvent véritablement accomplir. Il est reconnu que la possession du diplôme ne confère pas la capacité de remplir les devoirs les plus importants des salles de malades ; il faut que ce diplôme pour porter de bons fruits trouve un terrain déjà cultivé, et le Directeur des écoles nous dit que « l'élévation progressive du niveau de l'instruction des élèves rend l'enseignement professionnel plus fructueux.» Et M. Derouin, secrétaire-général de l'Administration, déclare en pleine séance de distribution de prix :« il est indispensable que vous ayez tous l'instruction générale qu'un certain nombre d'entre vous seulement possèdent aujourd'hui (2).»

Le Dr Bourneville, en 1878, dit encore aux gradées, que : « pour être obéies par leurs subordonnées, estimées par leurs malades, appréciées par les membres du corps médical, elles doivent posséder une respectabilité dont les conditions pri-

(1) Discours prononcé le 28 décembre 1885 à l'Ecole de la Salpêtrière.
(2) Palmarès 1894-95, page 39.

mordiales sont la bonne tenue, l'éducation et l'instruction générale (1). »

Rémunération. Les conditions de rémunération du personnel infirmier sont les suivantes pour les deux sexes :

Surveillantes selon les grades, fr. 50 à 75 par mois
Suppléantes,   fr. 46   —
Infirmiers, selon les degrés,   fr. 30 à 39 —

En outre, les employés jouissent de dons en nature, vêtements et prestation.

Exemple : Une sous-surveillante de 2me classe reçoit outre ses *600 fr. par an, le logement composé, par exemple, de deux chambrettes, une cuisine et trois cabinets noirs ; 2 stères de bois, 7 kilogs d'huile ; une robe de cachemire noir en pièce, un jupon en cretonne, trois paires de bas, deux bonnets non confectionnés, deux fichus en jaconas, 3 fr. en janvier et autant en juillet pour achat de chaussures, outre 5 fr. pour façon de la robe de cachemire et 3 fr. pour façon de la robe de tissu noir plus léger, qui n'est donnée que tous les deux ans.* Les prestations consistent en *linge de corps et de maison,* appartenant à l'administration, soit : *trois chemises, quatre tabliers, quatre draps, deux taies, trois serviettes, quatre torchons. Des rideaux blancs, couvertures et oreillers, lits et autres meubles sont mis à la disposition de ceux qui n'en possèdent pas.* Le linge est échangé sale contre du propre à l'administration.

Si on considère que les quatre hôpitaux-écoles possèdent, à eux seuls, près de deux cents surveillantes de divers grades, ce mode de rémunération ne laisse pas que d'être compliqué. Mais il est certain qu'il dépasse, et de beaucoup, la rémuné-

(1) Palmarès 1897-98, page 70.

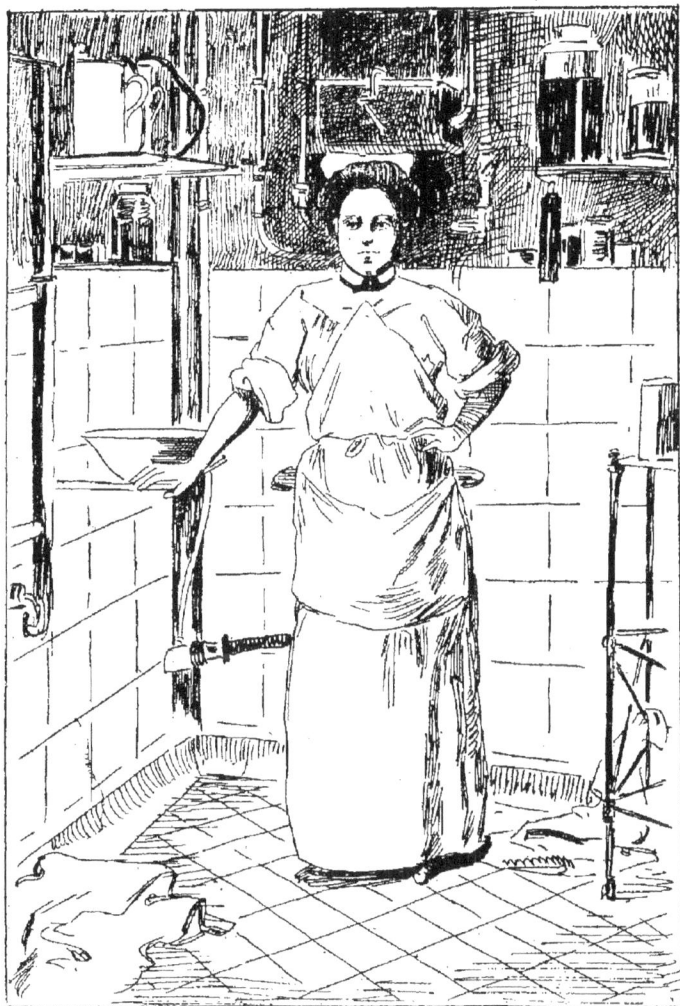

Fig. 15. — Une infirmière des hôpitaux de Paris.

ration accordée au personnel secondaire des hôpitaux britanniques.

A Paris, un infirmier de première année reçoit 350 fr. par
an (ou 40 fr. par mois), la nourriture et le logement plus la
prestation dite « l'inventaire » composé de *deux pantalons en
drap (en hiver) deux pantalons en toile en été, un gilet de
drap, un paletot de drap, deux chemises, deux paires de
chaussettes, une casquette,* vêtements qu'il doit restituer
quand il quitte l'hôpital.

De plus, l'Assistance publique assure une pension de retraite
à ses employés à partir de quinze ans de service, variant selon
le nombre d'années de 310 fr. à 650 fr. maximum, atteint près
trente ans de service et au-dessus, ou bien elle hospitalise ces
vieux serviteurs à Bicêtre (hommes) et à la Salpêtrière (femmes) en lieu et place de la pension.

A Londres, l'élève infirmière, durant la première année, ne
reçoit aucune rémunération, outre l'entretien et parfois l'uniforme (robes de coton et tabliers blancs), ou bien seulement
12 à 20 francs par mois, tandis que les surveillantes de salles
outre l'entretien, touchent 875 fr. à 1,250 fr. et davantage,
sans autres dons ou prestations, ou pension de retraite.

Le principe britannique est de payer très peu ou pas du tout
les débutantes, ou de leur demander des primes et de rémunérer
avantageusement celles qui ont prouvé leur capacité par le
succès de leurs études théoriques et pratiques, et par plusieurs années de service.

Malgré les salaires relativement élevés des infirmiers et
infirmières, nous voyons à Paris se produire encore les abus
dont on rendait responsables autrefois la rémunération insuffisante du personnel.

Abus.

Le Dr Bourneville nous disait, en 1875 : « A côté de quelques rares infirmiers qui font consciencieusement leur service, il en est un très grand nombre qui négligent, exploitent

et brutalisent les malades. Les actes d'improbité sont malheureusement trop fréquents. De là résulte que souvent on voit se succéder, dans le courant d'une année, quatre ou cinq infirmiers et davantage dans la même salle. A quoi tient une si déplorable situation ? A l'insuffisance des salaires (1). »

« Nous avons insisté sur l'insuffisance de leur salaire, condition très fâcheuse qui livre les malades à une exploitation honteuse, et oblige l'administration à n'employer des hommes n'offrant le plus souvent aucune garantie, ou même à recourir à des individus qui ont des antécédents judiciaires (2). »

Mais quoique les salaires aient été augmentés, « l'exploitation honteuse » continue, elle est devenue traditionnelle.

On peut voir actuellement, aux premières heures du jour, tandis que portes et fenêtres sont ouvertes de tous côtés pendant le nettoyage de la salle, les malades « alités » circulant en chemise (ne possédant même pas leurs vêtements déposés au vestiaire), et faisant eux-mêmes leur ménage — arrangement du lit, nettoyage du pied de bœuf et du crachoir — « *pour ne pas avoir des obligations* » envers le personnel. Les plus faibles trouvent parfois des « camarades » qui leur rendent ces petits services, ou se résignent s'ils ont quelque argent au système des étrennes.

Heureusement il est des exceptions à cet abominable trafic, mais comment s'étonner de sa généralisation, lorsqu'en plein cours professionnel un professeur, critiquant d'un ton plaisant cette coutume, parut fort amusé des protestations qu'il souleva dans son auditoire, lequel criait que c'était bien son droit !

Nous voyons que ce système existait déjà du temps où les

(1) *Progrès Médical*, 1875. Les infirmières gagnaient alors 15 fr., 18 fr., sans autre augmentation après la troisième année.
(2) *Progrès Médical*, 1876, p. 273.

hôpitaux de Paris étaient encore desservis par les religieuses ; nous le voyons encore toléré dans les hôpitaux de province, confiés à des congréganistes, sous prétexte que c'est là
le seul moyen de conserver les infirmiers et les infirmières
qui font le service des malades ; mais, adoptée par les diplômés des Écoles municipales de Paris, cette exploitation
des hospitalisés paraît beaucoup plus choquante, parce que ce
personnel a la prétention d'être professionnel. On nous a cité
tel petit hôpital laïcisé de province qui, ayant pris dans ses
salles une gradée des hôpitaux de Paris, vit aussi apparaître
le système des étrennes, à la désolation des hospitalisés qui
n'avaient pas les moyens de subvenir à ces exigences.

Tenue.   Lorsqu'on connaît la mise soigneuse, militairement correcte des religieuses et des *nurses*, on est péniblement surpris de l'aspect du personnel infirmier parisien.

La femme française, en général si soignée dans sa mise,
semble vouloir ici affecter le négligé en portant le costume
des hôpitaux : la longue blouse de toile grise, le fichu, le
tablier blanc et la coiffure blanche ou noire, selon les
grades. On voit constamment la robe de toile retroussée,
laissant voir des dessous plus ou moins propres, le tour
du cou déboutonné, montrant un corsage de fantaisie
et des garnitures peu appropriées, le bonnet dénaturé, méconnaissable à force d'être réduit à sa plus simple expression, sur une chevelure peu soignée.

Elles sont bien rares, celles qui savent se montrer avenantes en portant correctement l'uniforme ; la plupart s'efforcent de le modifier s'imaginant sans doute qu'elles y gagnent
en grâces ! Il est regrettable que la robe de laine noire ait
été permise aux gradées, ce tissu présentant au point de
vue hygiénique tous les inconvénients de la plupart des
costumes si critiqués des religieuses. Le bonnet noir alsacien
a aussi l'inconvénient de ne pas pouvoir se laver, de sorte

que trop souvent on le voit crasseux et poussiéreux. Les surveillantes de salles ne semblent pas se préoccuper d'exiger la mise réglementaire de leurs subalternes , ne craignant pas de leur donner elle-même bien souvent l'exemple de la fantaisie.

Le fichu blanc, si avenant quand il est bien porté, ne se voit que fort rarement dans les salles, et même, tout l'uniforme est souvent mis de côté pendant les heures de ménage, ce qui ne se produit jamais chez les religieuses catholiques ou protestantes et chez les nurses ; il est certain que la tenue toujours convenable est plus faite pour inspirer le respect aux malades, que la camisole, le jupon court, la chevelure désordonnée et les savates des infirmières de Paris aux premières heures du jour. On objectera peut-être que les religieuses ne font pas elles-mêmes les lits et le balayage de la salle — mais ce n'est pas le cas pour les nurses et les diaconesses, qui accomplissent tous ces travaux en uniformes corrects.

Les salles de malades, qui reflètent toujours jusqu'à un certain point l'esprit du personnel secondaire, sont d'une nudité, d'une monotonie à donner la mélancolie à ceux qui ne l'ont pas. Rien n'est fait pour égayer l'entourage des malades, sauf de très rares exceptions (1). Les seuls ornements (?) sont en général les bocaux d'antisepsie sur les tables en chirurgie, en médecine, le bocal aux urines de vingt-quatre heures, la bouteille de potion, celle du vin, ou le pot de lait côte à côte sur l'étagère, à la tête du lit. Des tableaux, des fleurs, des plantes, des oiseaux — on les chercherait en vain. — Ici, pas de paravent non plus, pour abriter, des regards de toute la salle, les malades obligés de se

Aspect des salles.

(1) Principalement à l'annexe Pascal de l'hôpital Broca, où le repos moral et le bien-être physique des malades sont l'objet d'efforts constants de la part du chef de service, Dr Pozzi, et de la surveillante, Mme Pinson, officier d'Académie.

Égards envers les malades.

soumettre à des examens. Pendant la visite, aucune précaution pour éviter le refroidissement inutile des malades
pendant les dissertations du chef de service, ou pour ména-
ger leur pudeur (1). Les infirmières ne connaissent pas les
nombreux moyens, grâces auxquels on peut leur rendre ces
examens moins pénibles et moins dangereux sans nuire
cependant à l'œuvre scientifique. On trouve encore tout naturel que les garçons infirmiers prennent les jeunes malades
dans leur lit et les portent en chemise courte, d'une salle à
l'autre, ne leur ménageant pas les propos grossiers chemin
faisant (2).

Dans les salles d'accouchement, les femmes en travail sont
absolument découvertes et le corps dénudé, non pas seulement à la dernière période : la vue de cette série de malheu-
reuses en position obstétricale, au milieu des conversations
et des plaisanteries, du va-et-vient des étudiants et des
élèves sages-femmes, est bien fait pour expliquer l'horreur
que l'hôpital inspire à celles qui y ont passé sans y avoir
perdu tout sentiment de pudeur et de moralité.

En 1832, on décrétait à l'Hôtel-Dieu que les femmes devaient être accouchées toutes nues « *afin que les apprenties
puissent mieux s'instruire* », et la façon dont on traite actuellement les parturientes dans les hôpitaux parisiens, prouve
que le malade est encore beaucoup plus considéré comme un
objet d'enseignement que comme un être humain, malheureux, ayant droit à des égards, quoique forcé de recourir à

(1) Nous avons vu une infirmière faire la plus intime des toilettes, ayant
complètement découvert la malade aux yeux de toute la salle. Des employés de
bureau ont passé, riant, les malades circulaient, les étudiants plaisantaient et
la pauvre jeune femme, sa main sur ses yeux, tâchait sans doute de se faire
illusion sur l'entourage.

(2) Ex.: Une surveillante ayant crié à travers la salle : « Joseph, portez le
4 au spéculum », l'infirmier apporta la malade, la plaça lui-même en position
sur la table, et assista à la petite opération gynécologique qui suivit !

la charité publique. Le défaut d'affinement du personnel est cause qu'il ne sait pas revendiquer les droits du malade vis-à-vis de l'enseignement clinique qui trop souvent dépasse les bornes et cela sans en retirer d'avantage scientifique.

Le personnel ne se préoccupe pas non plus de protéger les jeunes malades contre les attentions plus ou moins correctes de certains étudiants, mais accepte même trop souvent à son adresse, ce genre d'attentions.

Les conversations, les plaisanteries, les manières que les élèves ont avec les infirmières, et qui paraissent flatter ces dernières au lieu de les offenser, font bien comprendre pourquoi ces galanteries n'aboutissent pas à des mariages (1).

Combien est différente l'impression de l'un des professeurs des Écoles d'Infirmières de Paris, en voyant les nurses de l'hôpital Johns Hopkins (Baltimore) : « Leur uniforme, d'une blancheur éclatante, *leur respect pour les malades, la délicatesse de leurs manières, leur bonté,* leur instruction professionnelle, *leur irréprochable tenue* m'ont vivement frappé (2). » Mais ce n'est point là-bas qu'on poserait en principe la boutade d'un grand chirurgien parisien : « *Il faut qu'une infirmière soit laïque, jolie, coquette et..... amoureuse* ». Entre l'infirmière aimable, à tenue correcte, et l'infirmière coquette, recherchant les galanteries des malades et des médecins, il y a une vaste différence, et aussi longtemps qu'on ne saura pas distinguer entre ces divers degrés, on n'obtiendra pas dans les hôpitaux français des infirmières à la hauteur des nurses. Quelques-unes de celles qui ont de l'instruction, de l'éducation et qui ont su conserver leur moralité dans ce milieu,

Allure du personnel.

(1) Jules Claretie, dans *Les amours d'un interne,* a pris pour héroïne une jeune fille de *bonne éducation,* ruinée, qui, pour ne pas quitter sa mère devenue folle, se fait infirmière à la Salpêtrière.

(2) Dr Marcel Baudouin, *Quelques remarques sur les hôpitaux des Etats-Unis* (Paris, 1894).

souffrent de cet état de choses contre lequel elles ne peuvent réagir, sachant qu'elles ne seront pas soutenues par ceux dont dépendent l'admission et le renvoi des infirmières.

Une surveillante des plus distinguée, ancienne institutrice, nous déclara que jamais elle ne permettrait à sa fille d'embrasser cette carrière, sachant combien elle était dangereuse pour une jeune fille honnête !

Genre des infirmiers.

Si c'est des infirmières que nous parlons constamment, c'est que nous considérons les infirmiers comme naturellement inaptes à ces fonctions de gardes-malades. Ils disparaîtront sûrement des services hospitaliers de Paris, comme ils ont disparu partout où on s'est préoccupé d'assurer de bons soins aux malades, quels que soient leurs sexes. Cette incompétence du sexe masculin pour le rôle de garde-malade est aussi reconnue par le Dr Bourneville qui conseille de les éliminer graduellement de ces fonctions.

La grossièreté de la plupart de ces infirmiers est si connue qu'on peut lire dans le journal de médecine le plus autorisé les lignes suivantes : « C'est ainsi qu'on chercherait en vain dans les ouvrages classiques la description de signes permettant de conclure qu'une fracture constatée pendant ou peu de temps après une attaque de convulsions est réellement spontanée et non pas due à un traumatisme externe, résultant par exemple *des mauvais traitements subis par le malade de la part des infirmiers ou de ses camarades de salle* (1). »

Cette brutalité paraît toute naturelle et ces quelques mots en disent long sur le genre des infirmiers et les dangers auxquels on expose les malades qu'on leur livre. Les journaux politiques signalent encore de temps à autre des voies de fait des infirmiers sur les malades, et nous en voyons un, entre autres, qui

(1) *Semaine Médicale*, 6 septembre 1889, p. 301. (C'est nous qui soulignons.)

attacha sur son lit un pneumonique délirant, lui mettant un genou sur la poitrine, tandis qu'il lui avait entouré la tête de son tablier : une demi-heure après, la mort avait encore plus sûrement immobilisé ce pauvre corps ; dans un asile d'aliénés, un infirmier se permit d'administrer de son propre chef une douche chaude à un malade excité, douche si chaude qu'il en mourut brûlé.

Une des grandes causes d'éloignement de cette carrière pour les personnes qui lui conviendraient, c'est l'état des logements du personnel infirmier. Certains hôpitaux possèdent actuellement des logements plus convenables, grâce aux réclamations du Dr Bourneville qui a toujours compris que c'était là un des grands obstacles au relèvement du personnel infirmier. Mais avec le système des *mutations* d'un hôpital à l'autre, auquel le personnel est soumis, il n'y a pas moyen de choisir des établissements où les conditions de logement sont meilleures pour devenir membre de son personnel secondaire.

Logements défectueux.

La description suivante, due au correspondant parisien du *Lancet*, montre combien il serait impossible à des personnes convenables de faire la filière hospitalière depuis le premier degré comme cela se pratique ailleurs :

« Les infirmiers sont pour la plupart entassés dans une mansarde où le plafond est si bas qu'on ne peut pas même se dresser sur son lit excepté au centre du dortoir. On y voit de petits lits en fer aux pieds courbés qui offrent un mode de couchage tout à fait insuffisant. Aucun meuble, pas de parquet, pas d'armoire, pas d'ustensiles de propreté. Les hommes s'habillent là, descendent ensuite dans les salles où ils se nettoient aux lavabos des malades. C'est également là qu'ils changent d'effets et de linge. Ils n'ont donc pas d'endroit particulier. Ils sont obligés de se laver en commun et de dormir dans un grenier, où

(1) *Petit Méridional* du 30 mars 1899 (Hôpital de la Pitié, Paris).

il n'y a rien en vue de leur bien-être. Leurs galetas étant situé immédiatement sous le toit, ceux qui l'occupent sont exposés aux fortes chaleurs et aux froids rigoureux.

» Au-dessous d'eux, sont trois étages de salles pleines de malades, de sorte que pendant leur sommeil ces infirmiers respirent forcément quelques-unes des émanations de ces malades, émanations qui montent et qui pénètrent par les planchers et les plafonds. Cela est évidemment un grief très sérieux qui affecte les intérêts généraux du public, ainsi que les personnes qui sont si mal traitées. On devrait comprendre que des infirmiers et des infirmières ont droit au respect et à la considération. On ne devrait rien négliger pour reconnaître la dignité et la responsabilité qu'ils doivent avoir dans leur profession. On devrait par conséquent les traiter avec égards et non pas les laisser vivre entassés dans des greniers ou dans des recoins sombres, dépourvus de fenêtres et où leur santé est sûrement menacée. Un tel traitement appliqué aux infirmiers des hôpitaux est un restant de préjugés d'autrefois, qui sont indignes d'une ville aussi civilisée que l'est Paris (1). »

En 1898, nous trouvons encore dans le Palmarès des Ecoles cette description des locaux : « les corridors d'accès, les murs, les portes, les fenêtres, tout cela est mal nettoyé, dégoûtant. On se demande à quelle époque il y a eu là un nettoyage sérieux. Quant à la réfection des peintures, c'est comme à Bicêtre, cela remonte peut-être à la fondation de l'hôpital. A Lariboisière non plus il n'y a pas de lavabos, pas de cabinets d'aisance à proximité (2). La literie est généralement le rebut de l'hôpital. L'encombrement de ces dortoirs et de leurs annexes par des malles de dimensions et de formes les plus diverses, par les coffres à charbon, par les objets qui sont censés servir aux nettoyages, diminuent encore le cube d'air dont disposent les infortunés condamnés à coucher dans ces fabriques de malades et de tuberculeux. Les lits sont disposés de toutes les façons, perpendiculairement et longitudinalement afin d'en mettre tant qu'on peut. Parfois ils sont contigus, pour faciliter sans doute… les conversations.

» Tel est en gros la description que nous appellerons anatomique,

(1) Cité par le Dr Bourneville. Palmarès des Écoles d'Infirmiers et d'Infirmières, 1890-91, p. 76.

(2) En visitant l'un de ces dortoirs d'infirmier nous avons vu aussi l'inconvénient d'avoir un W.-C. à proximité, tout le dortoir en étant infecté, grâce à son installation défectueuse.

c'est-à-dire des dortoirs *inhabités*. Quant à la description physiologique, c'est-à-dire des dortoirs *habités*, pour continuer notre comparaison nous renonçons à la tracer : les détails que nous aurions à donner ne sont pas de mise aujourd'hui. Nous nous bornerons à dire que l'un des dortoirs est occupé d'une façon permanente : la *nuit* par les infirmiers de jour, le *jour* par les infirmiers de nuit ou veilleurs.

» Les infirmières sont entassées à trois dans chaque chambre où deux seraient à peine à l'aise et, comme les infirmiers, elles ne peuvent avoir près d'elles-mêmes un meuble dans lequel elles puissent ranger leurs vêtements. Elles sont ainsi contraintes, matin et soir, d'aller chacune dans leur service pour y faire leur toilette, s'y habiller et s'y déshabiller dans les offices ou dans les salles. Tout le monde comprend combien ces promenades forcées sont incompatibles avec la discipline, sans compter qu'elles sont une cause de fatigue et de danger pour la santé du personnel. »

Et c'est à ces infirmiers placés dans de pareilles conditions qu'on fait des conférences sur l'*Asepsie buccale*, et sur la *Tuberculose et les précautions à prendre contre elle* (1) !

Discipline, repos, propreté, santé, ces conditions si indispensables pour avoir de bonnes infirmières, se trouvent compromises par les conditions de logement du personnel.

Il est vraiment surprenant qu'il puisse exister dans ces centres scientifiques que sont les hôpitaux de Paris, ces foyers d'infection auxquels sont dûs sûrement les nombreux cas de tuberculose que l'on relève dans le personnel infirmier (à Bichat 21 tuberculeux sur 31 décès), sans parler des autres maladies.

Morbidité.

On sait que la mortalité dans ce personnel dépasse celle de la plupart des autres professions, et on l'attribue à tort, au fait que ces personnes sont constamment auprès des malades, ce qui ne donne point le même résultat dans les pays où les conditions hygiéniques du personnel secondaire sont bonnes, non seulement dans leur logement, mais aussi dans les

(1) Docteurs Noir et Thoinet.

salles de malades tenues proprement, bien aérées, où les affections contagieuses sont l'objet de soins spéciaux. Aussi M. Rendu déclare-t-il (1) les cas de fièvre typhoïde du personnel avoir pour origine, non pas la *contagion*, mais la *contamination* due à la façon de faire le service de ces malades (2).

En 1898, on constate que 53 des 143 infirmiers et infirmières de la Pitié ont été eux-mêmes alités dans les salles, sans compter ceux qui ayant des parents se sont fait soigner chez eux.

Grâce aux fréquentes réclamations du Dr Bourneville, la « Commission spéciale de la Tuberculose » a fait faire une enquête sur l'état des logements des infirmiers ; dans ce rapport elle demande la suppression des dortoirs dans les futurs hôpitaux, les infirmiers étant logés en chambres particulières.

Nous voyons M. Brouardel déclarer que les logements insalubres de Paris constituent l'un des trois principaux foyers de la tuberculose en France (3). S'il en est ainsi pour des habitations particulières, combien plus funestes doivent être ces logements du personnel infirmier, lesquels sont infectés quotidiennement par la contagion indirecte de tous les malades de l'hôpital, faute de précaution de propreté. Remédier à ces conditions insalubres du personnel serait une mesure plus urgente que de créer des sanatoria, et, d'autre part, les logements convenables auraient pour conséquence de permettre le relèvement du personnel infirmier, lequel deviendrait apte à

(1) *Semaine Médicale,* 20 décembre 1899.

(2) La matron du *Royal Free Hospital,* interwievée par un journaliste, déclare que depuis huit ans il n'y a pas eu de décès de nurse dans cet hôpital ; elle affirme que les nurses *ne doivent pas* contracter la fièvre typhoïde en soignant les typhiques. Les règles concernant les précautions à prendre sont si sévères que tout danger de ce chef se trouve écarté. (*The Hospital Nursing Mirror,* 20 janvier 1900).

(3) Conférence du 11 janvier 1900.

comprendre les précautions à prendre contre la tuberculose et autres maladies contagieuses.

On ne verrait plus ainsi des salles contenant beaucoup de tuberculeux mêlés avec d'autres malades, balayées au petit jour si grossièrement que l'atmosphère de la salle en blanchit, et la poussière des fers de lit et chaises violemment soulevée à grands coups de torchon ! La prophylaxie la plus élémentaire de la tuberculose, pratiquée dans tous les hôpitaux par un personnel intelligent, éviterait bien des lourdes dépenses de sanatoria dans l'avenir. Mais, en attendant, le conseil du docteur Bourneville de faire loger le personnel au dehors, serait un moyen terme excellent, car le rapport de la Commission contre la tuberculose nous déclare que les dortoirs « *menacent de devenir des foyers d'infection dès qu'un infirmier panseur y a quelque peu séjourné* » (!)

On a peine à croire que c'est en 1897 que de telles constatations ont pu se faire, et il est permis de se demander quelle est l'utilité de pareils auxiliaires en chirurgie ! Le docteur Bourneville nous dit encore que, « médecins, chirurgiens et accoucheurs tiennent, et ils ont raison, à ce que leurs infirmiers et infirmières soient très propres durant leur visite, oubliant ou ne sachant pas que, dans leurs dortoirs, leurs auxiliaires peuvent puiser les germes de toutes les maladies possibles, et partant contaminer leurs opérés, leurs accouchées. Ces dortoirs, qu'ils les visitent, qu'ils s'intéressent à cette question d'hygiène hospitalière, et ils verront que, loin d'exagérer, nous sommes demeuré bien au-dessous de la réalité (1). »

« La promiscuité des dortoirs sordides que nous avons si souvent décrits est l'une des causes qui font abandonner les hôpitaux par de bonnes hospitalières, et qui s'opposent à l'en-

(1) Ayant demandé à visiter le logement des infirmières d'un des services de chirurgie les plus admirablement installés, on nous mena dans une chambre avec cinq ou six lits, *sans aucun lavabo !*

trée dans le personnel des hôpitaux de femmes qui seraient heureuses de se consacrer au service des malades et des malheureux (1). »

Une tentative de salle de lecture et de musée à l'usage du personnel infirmier a été faite à l'hôpital de la Pitié, mais ce local mal éclairé, humide, grossièrement meublé sera toujours en infériorité marquée avec le mastroquet du coin. La vraie salle de réunion et de repos du personnel est encore à créer.

Propreté personnelle.

Il est donc évident que, pour obtenir un personnel infirmier plus convenable, la première chose serait de préparer des logements hygiéniques où la première des propretés, la propreté *personnelle*, ne soit pas un problème impossible à résoudre. Les cuvettes fixées au mur sous un robinet, — qui paraissent si pratiques à ceux qui n'ont pas à s'en servir, — représentent un système qui ne permet qu'une toilette des plus imparfaites, et qui est tout à fait insuffisant pour des personnes soignées comme devraient l'être les infirmières.

Les soins de propreté devant être plus rigoureux dans cette carrière que dans toute autre, il faudrait que tout fût fait pour faciliter la toilette des infirmières, placer non seulement des lavabos pratiques dans chacune de leurs chambres, mais installer des bains dans leur logement. Comment s'étonner de la malpropreté des malades, si celles qui devraient les laver, ne se lavent pas elles-mêmes ? Ainsi, nous voyons un accoucheur des hôpitaux indiquer comme une cause fréquente d'infection du mamelon, au début de la lactation, le fait que les doigts et les ongles de la nourrice « *n'ont même pas la propreté élémentaire* (2) .» D'après un autre médecin, les furoncles et escarres des typhiques diminuent grâce à la méthode de la balnéation qui a « *le grand avantage de tenir*

(1) Discours du docteur Bourneville, 1896.
(2) Dr Lepage, *Du pansement antiseptique du mamelon.*

le malade propre (1). » Le lavage des malades alités ne se fait pas, ou fort rarement, la seule cuvette du service étant réservée au chef, comme à l'Hôtel-Dieu il y a trois siècles : « Un pot avec la cuvette pour laver les mains des chirurgiens majors (2). » Les malades femmes, naturellement plus propres, s'entr'aident pour leur toilette, mais dans les salles d'hommes on voit seulement ceux qui peuvent se lever aller au lavabos, lorsqu'ils existent ; nous en avons vu n'avoir qu'un robinet au-dessus du vidoir pour se laver, tandis que d'autres, paraît-il, ont seulement une fontaine dans une cour !

L'Assistance publique fournit des bonnets de nuit aux malades, mais n'accorde pas de serviettes de toilette, de mouchoir de poche et de serviette de table, c'est le coin du drap de lit qui doit se plier à ces divers usages. Si l'on songe que l'Assistance publique n'accorde pas non plus de couteaux aux malades, ce qui les oblige à déchirer la viande avec leurs doigts, on conçoit facilement combien sont nuisibles ces lacunes, et quelle source d'auto-infection elles créent dans les cas de tuberculose et autres maladies microbiennes.

Ainsi, les malades trop affaiblis pour se lever ne reçoivent aucun soin de propreté. Leur peau encrassée par les sueurs et les poussières ne fonctionne plus normalement, les toxines non éliminées empoisonnent l'organisme lentement, et le lit, qui n'est parfois refait que tous les huit jours, jamais aéré, pendant le séjour d'un même malade, entretient autour de lui une atmosphère corrompue. D'autre part, le dessous des coussins, du matelas et du sommier sert de réceptacle pour les hardes, chaussures et petites possessions du malade augmentant ainsi ce foyer d'infection. Les soins de propreté

(1) *Bulletin professionnel des Infirmiers et Infirmières*, 15 nov. 1896.
(2) État des meubles et ustensiles de l'office de la salle Ste-Marthe (Mémoire de Tenon).

ayant pour but d'éviter la production des escarres, ne sont point donnés non plus; on attend pour agir qu'il y ait menace de gangrène — et souvent que le malade souffrant attire lui-même l'attention sur ce point.

L'importance de la propreté est si peu comprise par le personnel, que nous avons vu un premier infirmier *diplômé*, compter le linge sale d'un service où se trouvaient beaucoup de tuberculeux, ensuite vérifier le linge propre, le maniant aussi, et enfin s'occuper des bocaux à pansements, sans avoir eu l'idée de se laver les mains!

Nourriture.

La nourriture du personnel, graduellement améliorée, grâce aux fréquentes réclamations du Dr Bourneville, toujours préoccupé du bien-être du personnel infirmier, est actuellement assez passable, quoique grossièrement donnée. Les salles à manger ressemblent à de vulgaires cantines, et, détail inouï, chaque infirmier est obligé d'avoir dans sa poche son couvert! Cette mesure fut prise, paraît-il, pour parer à la disparition des couverts du réfectoire qui ne sont pourtant qu'en étain. Les surveillantes reçoivent leur nourriture à part, dans leur domicile, système qui doit compliquer prodigieusement la distribution des repas. Chaque surveillante se procure ailleurs le surplus de nourriture pour le restant de sa famille. Dans certains établissements, la portion de viande est livrée crue.

Mariages.

Le fait que l'administration autorise le mariage à ses employés entraîne beaucoup de complications de *logement*, de *discipline* et de *surveillance*.

Il n'est pas difficile, dans un hôpital bien organisé, de donner à chaque membre du personnel secondaire une chambre particulière, mais s'il faut lui fournir de quoi loger une famille entière, le couple, les enfants, souvent une vieille parente — cela complique prodigieusement la question quant à la place et à la dépense. Nous voyons que les surveillantes

ayant seules des logements particuliers, le Dᵣ Bourneville
appelle l'attention de l'administration « sur la situation des
infirmiers mariés à des infirmières, afin qu'au lieu de les
astreindre à coucher dans les dortoirs, on leur trouve des
chambres (1). » Il dit aussi qu'il conviendrait « de réunir dans
les mêmes hôpitaux les infirmiers et les infirmières qui sont
mariés », ou « de faire coïncider au moins leur jour de
sortie » ; « de donner des places d'infirmières aux filles des
sous-employés dans l'établissement même où sont leurs
parents (2). »

Comment établir une discipline réelle, utile, si le personnel
devient une vaste famille? On aura beau faire des règlements,
instituer des feuilles de présence — surveiller les surveillantes — (3) la femme trouvera toujours moyen d'accomplir
avant tout le devoir qui lui tient le plus à cœur.

Ce système de nombreux ménages dans l'établissement doit
entraîner une grande surveillance quant aux « coulages »,
auxquels il expose les provisions de toutes sortes destinées
aux salles de malades.

D'autre part, s'il est malheureusement beaucoup de cas où
la femme, devant travailler pour vivre, se voit dans l'obligation
de sacrifier tantôt sa famille à son emploi, tantôt son emploi
à sa famille, la carrière hospitalière est absolument incompatible avec cette situation, le malade ne devant pas être
exposé à ces alternatives.

Seule, la femme non mariée ou veuve devrait être acceptée
pour ce genre de fonctions où toutes ses préoccupations et ses
forces doivent pouvoir se concentrer. La grossesse, le

(1) Palmarès des Ecoles, 1894-95, p. 47.
(2) Discours du Dᵣ Bourneville, août 1897.
(3) Une feuille déposée chez le concierge doit servir à vérifier que les surveillantes se rendent à *six heures* dans les salles — les signatures y sont —
mais cela ne prouve rien.

nourrissage, le soin des enfants, sont de véritables obstacles à ce genre de service, tandis que les devoirs de ménage empêcheront tout au moins l'infirmière de sortir de l'hôpital pendant ses heures de liberté. La garde-malade qui compromet son hygiène physique et morale en ne sortant pas tous les jours, ne tarde pas à être dans un état qui retentit péniblement sur les malades qui lui sont confiés.

Service nocturne. Par un règlement incompréhensible de l'Administration, les veillées sont abandonnées aux nouveaux employés recrutés dans les conditions indiquées précédemment ; un homme, une femme, sans aucune notion du soin des malades, se trouvent chargés de la partie la plus difficile de ce service. On a peine à croire que ce soit possible. Le Dr Bourneville, toujours sur la brèche, nous dit : « Tant qu'on imposera l'obligation aux débutants d'être veilleuse ou veilleur, on causera des préjudices aux malades et on nuira au bon recrutement du personnel secondaire (1). » En effet, depuis longtemps, il a signalé les graves inconvénients de cette coutume, les ayant constatés dans son propre service, où les veilleurs ignorants et paresseux se déchargent sur certains malades du soin des autres, laissent les petits malades fumer, leur apportant parfois de quoi boire et tolérant chez eux les habitudes les plus funestes. « Ils sont incapables de rendre compte des crises survenues pendant la nuit ou de prendre exactement la température (2). »

Un interne des hôpitaux déclare de même que « c'est un personnel de rebut absolument inexpérimenté, qui a la garde des malades précisément aux heures où ce service demande le plus d'initiative et d'intelligence (3). »

(1) Palmarès des Ecoles, 1897-98, p. 161.
(2) Palmarès des Ecoles, 1892-93.
(3) L. Nattan-Larrier, *Le personnel hospitalier féminin à Londres* (*Presse Médicale*, 25 fév. 1899).

Le service de nuit qui commence à huit heures du soir ne se termine qu'à dix heures du matin.

Pendant ce service trop long l'infirmière est censée veiller — mais hélas ne voit-on pas ce fait mis plaisamment en doute dans le propre manuel des Écoles (1). — L'auteur s'empresse de *conseiller* à la veilleuse de tenir les *deux* yeux ouverts afin d'être toujours prête à donner aux malades ce dont ils ont besoin, comme si ce n'était pas là son devoir *essentiel*.

Par suite de la surveillance insuffisante durant la nuit, le repos des malades est compromis ; inquiets, agités, la nuit devient une période d'angoisse pour ceux qui ne sont pas assez malades pour être inconscients.

C'est ainsi que nous vîmes une pneumonique de soixante-dix ans, en enfance, accablée d'injures par la veilleuse qui ne s'était point aperçue que cette malade s'était levée durant la nuit et avait cru trouver un water-closet près de son lit. Cette pauvre vieille, qui avait 39°4 la veille, ne tarda pas à succomber.

Dans un autre service, un veilleur chargé de soigner cinquante malades avait l'habitude de dormir sur un lit vacant, et au dire des malades « *on s'efforçait de ne pas le réveiller !* » — Et il s'agissait là d'un service médical, d'un de ces services où, d'après les nurses de Londres, *il y a plus de travail la nuit que le jour*. — Mais nous ne trouvons pas ici comme là-bas les soins et la surveillance constante des malades. On n'a pas coutume de les soutenir lorsqu'ils sont affaiblis par de toutes petites portions alimentaires ou des stimulants donnés très régulièrement d'heure en heure, sans parler des mille autres soins qui contribuent au bien-être des malades et à leur guérison. Même les potions sont livrées aux hospitalisés qui les prennent quand ils y pensent, tandis que dès

(1) *Manuel des Infirmiers et des Infirmières*, t. II, p. 83.

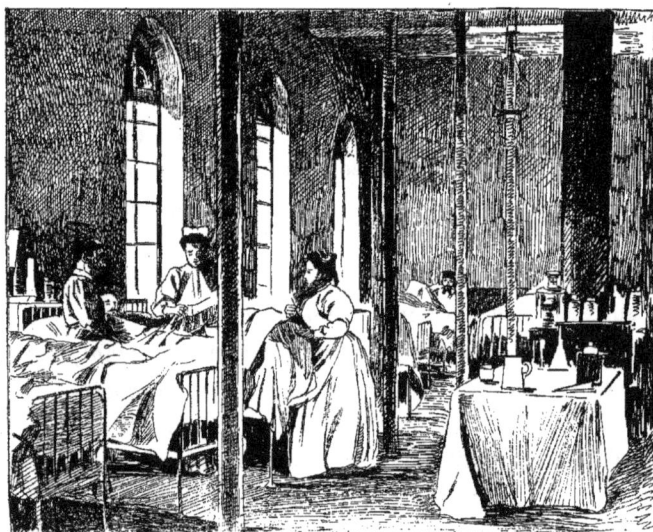
Fig. 16. — Une salle à l'hôpital Saint-Antoine, avec personnel (Paris).

une heure de la nuit, vidées ou non, les bouteilles sont enlevées par le garçon qui doit les laver pour la pharmacie, de sorte que, comme nous le faisait observer un interne de ces hôpitaux, la potion délivrée vers une heure de l'après-midi pour être absorbée en vingt-quatre heures, doit être prise en douze heures ou laissée en partie. La commodité du service pharmaceutique est placée au-dessus de la médication des malades — par incurie du personnel.

Les veilleurs et veilleuses sont libres de sortir de dix heures à midi tous les jours ; ils ne sont point astreints à se coucher le reste du jour et passent quelquefois leur temps sur les bancs des cours, comptant sur le repos qu'ils s'accordent pendant leurs heures de service. Ils ont droit à une après-midi de congé par semaine sans préjudice de la veillée suivante. Sorties.

Les sorties du personnel diurne sont réglées comme il suit: une après-midi par semaine et une soirée de six à dix heures du soir.

Les deux grades supérieurs ont droit à vingt et un jours de congé par an, les suppléants à quinze jours et les infirmières à dix jours, à condition d'être anciennes et que *cela ne gêne pas la marche du service.*

La sortie du soir est destinée à permettre au personnel d'assister aux cours professionnels faits souvent dans un hôpital éloigné. C'est là une circonstance regrettable qui jette les jeunes infirmiers et infirmières ensemble dans les rues de Paris à une heure où cela ne leur est sûrement pas salutaire.

Certaines fautes commises par le personnel sont sujettes à des peines disciplinaires, les moins graves entraînent la *consigne* (privation des sorties), les plus graves le *déplacement* (envoi dans un autre établissement), la *dégradation* (perte du grade possédé pouvant aller jusqu'à la réintégration dans le poste de simple infirmier ou infirmière) ou enfin la *révocation,* peine la plus grave. Peines disciplinaires.

Il est assez singulier, et cela prouve combien peu les exigences de la vie d'infirmier sont comprises par l'administration, que l'on prive de la sortie hygiénique un infirmier ; et et nous avons déjà vu que c'est pendant leurs heures de repos qu'on leur demande de suivre les cours professionnels.

Tous ces divers degrés de punition sont encore une démonstration du genre grossier de ce personnel auquel de simples mauvaises notes suivies du renvoi ne sont pas applicables. D'ailleurs, même ce système de discipline ne paraît pas donner des résultats satisfaisants avec ce personnel turbulent. « Les serviteurs acceptent de moins en moins les observations des sous-employés chargés de leur donner des ordres ; sans souci du lendemain ils discutent entre eux, complotent et préfèrent quitter, souvent à la minute, l'établissement plutôt que de subir une punition méritée, ou changer de service selon que les circonstances le commandent (1). »

Les fautes sont constituées par des refus de service, négligence, paresse, ivresse. Dans les quatre hôpitaux-écoles nous trouvons en 1898 le chiffre considérable de sept cent quatorze changements dans le personnel dûs aux causes suivantes (2) :

	Hommes	Femmes
Renvoi pour ivresse	75	
— désobéissance, négligence, paresse.	167	52
Partis volontairement	131	168
Refusés par l'Administration centrale	17	7

Ces motifs de renvoi montrent encore combien peu ce personnel est en rapport avec les fonctions qu'il est appelé à remplir et combien il doit être difficile d'obtenir un service régulier dans les salles avec des changements aussi fréquents.

Ces hôpitaux qui dépendent tous de la même administra-

(1) Palmarès des Ecoles, 1897-98.
(2) Palmarès des Ecoles, 1898.

tion centrale, l'*Assistance publique de Paris*, ne sont point solidaires vis-à-vis de leurs employés, infirmiers et infirmières insubordonnées ; ils acceptent de reprendre les employés qui ont volontairement quitté ou se sont faits renvoyer d'un autre établissement, ce qui facilite à tous ces gens les démissions subites. A Londres, où les hôpitaux sont pourtant tous absolument indépendants les uns des autres, une nurse renvoyée d'un établissement hospitalier aura beaucoup de peine à se faire admettre dans un autre, le plus souvent cela lui sera impossible, aussi c'est avec une véritable crainte que l'élève nurse envisage la possibilité d'un renvoi qui peut briser sa carrière hospitalière.

Pour entrer au service des hôpitaux de Paris comme infirmiers ou infirmières, les candidats doivent être âgés de dix-huit ans au moins et, en général, n'avoir pas dépassé quarante-six ans, car au delà de cet âge les employés n'ont plus droit à la retraite. *[Conditions d'admission.]*

Les candidats doivent être Français, savoir lire et écrire, ils peuvent être mariés; ils ne doivent pas avoir subi de condamnations judiciaires, ce qui est un progrès sur le passé.

S'ils ne possèdent aucun certificat ou brevet établissant leur degré d'instruction, les candidats qui *désirent avoir de l'avancement* doivent subir un petit examen élémentaire à l'*Administration centrale* (1).

Ce n'est qu'après six mois de service que le titre d'*infirmier* ou d'*infirmière* leur est accordé par la même Administration centrale *qui seule peut les révoquer ensuite.* *[Stage.]*

Ces employés sont soumis aux stages suivants :

Trois ans. — Simple infirmier ou infirmière;

Cinq ans. — 1er infirmier ou 1re infirmière;

Deux ans. — Suppléant ou suppléante ;

(1) Siège: Bureaux de l'*Assistance publique*, avenue Victoria.

Deux ans. — Sous-surveillant ou sous-surveillante ;

Deux ans. — Surveillant ou surveillante.

Soit *quatorze années* pour parcourir la filière hospitalière — *si des vacances se produisent.*

Ainsi l'avancement est réglé par une administration éloignée, qui, ne pouvant juger directement de la capacité de l'individu, base son appréciation plutôt sur l'absence de fautes de consigne que sur son aptitude à soigner les malades. De même son inaptitude à ces fonctions délicates sera méconnue pourvu qu'aucune faute de discipline ne puisse lui être reprochée. Le stage réglementaire, le diplôme professionnel, une instruction élémentaire, permettent à tout candidat l'accès des postes les plus importants de la carrière. L'avancement se fait ici non *par choix*, mais *par ancienneté*, le *droit* étant placé au-dessus du *mérite*, système qui diffère absolument en principe des hôpitaux britanniques et américains, où le *mérite* doit accompagner le *droit*, l'un ne pouvant avancer sans l'autre dès le début et jusqu'à la fin de la carrière hospitalière.

Il est probable que dans l'esprit des autorités administratives le droit et le mérite ne fassent qu'un seul, car ce dernier élément est encore si peu développé dans ce milieu, qu'on serait fort embarrassé d'établir la part qui en revient à chacun.

Lacunes dans l'avancement. Qui est-ce qui note la *ponctualité* en ce qui concerne l'Administration des remèdes, de la nourriture, des stimulants, la reprise et l'abandon du service; la *tranquillité*, l'*ordre personnel*, la *propreté*, l'*esprit de méthode*, l'*activité* des infirmiers et infirmières ?

Qui pourrait dire s'ils sont *dignes de confiance, soigneux* et *véridiques?* Comment saurait-on s'ils savent bien observer l'état des *sécrétions*, des *expectorations*, du *pouls*, de la *peau*, de l'*appétit*, de *conscience* ou d'*inconscience*, de la *respiration*, du *sommeil* des malades ?

Qui est-ce qui s'inquiète de savoir si ces gardes-malades savent apprécier *l'état d'une plaie*, le caractère d'une *éruption*, les signes d'une *inflammation*, les effets d'un *régime* des *stimulants*, l'influence d'un *remède*, les signes précurseurs de la *mort* ?

Qui dit si ces infirmiers savent bien *gouverner* une salle de malades, la *ventiler* convenablement de *jour* et de *nuit*, et employer les désinfectants d'une *manière utile* ?

De même qui est-ce qui apprécie leur manière de panser les *vésicatoires*, les *brûlures*, les *escarres*, les *plaies* diverses dont ils peuvent être chargés et leur habileté en ce qui concerne les *fomentations* et les *cataplasmes*, ou la meilleure manière d'enlever les *emplâtres* et d'appliquer les *sangsues*? Comment sait-on si ces gardes-malades sont capables en ce qui concerne l'administration des *lavements* aux hommes et aux femmes, comment on pratique le *cathétérisme* et les lavages à la *seringue*?

Qui est-ce qui note leurs soins en ce qui concerne la *propreté des ustensiles* pour les aliments et pour les sécrétions ?

Est-ce que l'on se préoccupe de leur capacité quant au service des *opérations* et de tout ce qui concerne la préparation et le nettoyage des objets nécessaires ?

Sait-on si ces infirmières s'entendent au *transport* soigneux des malades; si elles savent les *changer de linge*, *nourrir* fréquemment les affaiblis, leur conserver la *chaleur* ou la *fraîcheur*, et prévenir chez eux les *escarres*, soignant intelligemment celles qui existent déjà et varier la *position* des malades sans les faire souffrir?

Sont-elles capables de préparer les divers *bandages* et *coussinets*, et rembourrer les *gouttières* et *attelles* ?

Sait-on si elles sont habiles dans le *change de draps*, le

malade étant dans le lit, et si elles savent *aérer et faire ce lit* sans y introduire les poussières du sol ?

Qui dira si ces garde-malades sont entendus dans les soins à donner dans les *affections aiguës* et *chroniques* et aux *convalescents* ?

Se préoccupe-t-on de savoir si elles sont capables de préparer les *aliments spéciaux*, pour les malades, ceux que l'on ne peut réclamer d'une cuisine générale?

Comment saura-t-on si elles possèdent la grande qualité si indispensable dans une salle de malades, la *présence d'esprit?*

Enfin, s'inquiète-t-on de savoir si ces employés possèdent ces trois vertus, base de tout service bien accompli : l'*obéissance*, la *patience* et un *bon caractère?*

Non, toutes ces conditions sont étrangères à l'obtention et du diplôme et des grades qui donnent à ces employés la grande responsabilité d'une salle de malades.

Aussi, conscient d'une lacune dans cette organisation, le Dr Bourneville pense que « l'instruction, indispensable à notre époque, est insuffisante pour faire une parfaite infirmière ou un parfait infirmier ; il faut qu'elle soit doublée de qualités morales que l'on n'acquiert qu'incomplètement à l'école et que le diplôme ne peut conférer » ; et, plus loin, avouant son inexpérience en la question quant aux *qualités morales* qu'une infirmière doit posséder, il nous dit avoir donné comme sujet de composition aux élèves cette question : « *Quelles sont les qualités morales de l'infirmière* », et que, parmi les réponses, dont aucune n'était satisfaisante, l'un affirmait « que, pour être un bon infirmier, il fallait tout d'abord avoir son casier judiciaire intact (1). »

Éducation, instruction générale et professionnelle, qualités

(1) Palmarès des Ecoles, 1898, page 47.

morales, aptitudes à cet art, sont les conditions indispensables pour faire de bonnes garde-malades, et, à leur défaut, est dû le résultat peu satisfaisant des Écoles Municipales d'Infirmiers et d'Infirmières de Paris.

Il est certain que dans la masse de ce personnel il existe d'heureuses exceptions, des femmes vraiment capables de soigner les malades et douées d'une instruction et d'une éducation qui rend encore plus admirable le courage avec lequel elles restent dans ce milieu.

Il est des services qui, reflétant la personnalité de celles qui les dirigent, se font remarquer par de véritables efforts pour influencer en bien l'être moral et contribuer ainsi à la guérison plus rapide du malade. Mais ces heureuses exceptions devraient être la règle, et tout dans l'organisation hospitalière devrait tendre vers ce but.

Si de nombreuses médailles de sauvetage et des distinctions honorifiques ont été décernées à bien des membres de ce personnel, cela ne prouve point sa *capacité* dans l'art de soigner les malades, mais plutôt son *courage* et sa *bonne volonté*.

Il n'y a pas de champ plus fertile en occasions de dévouement que le milieu hospitalier où presque journellement le personnel est appelé à exposer sa vie; aussi ces postes d'honneur devraient-ils être *tous* occupés par des personnes d'élite, sans exception.

L'état actuel du personnel est certainement en progrès sur celui d'il y a vingt-cinq ans, mais si le médecin rencontre plus d'attention dans l'exécution de ses ordres, et le directeur plus d'obéissance aux règlements de l'administration, il ne s'ensuit pas que la science toute spéciale des soins pratiques que nécessitent les malades ait marché en rapport avec les vingt et un ans d'enseignement professionnel. Ce savoir si spécial résultant de la présence de la femme d'éducation, instruite, au chevet de l'être souffrant, ne se trouve point dans les *livres* Manuels sur les soins aux malades.

de médecine, et les médecins eux-mêmes qui se déclarent satisfaits des progrès faits jusqu'ici seraient surpris et ravis s'ils se trouvaient transplantés subitement dans un hôpital desservi par des nurses. Pour beaucoup de médecins français l'infirmier pour être capable doit simplement avoir des notions de médecine, et les manuels destinés à l'enseignement des personnes qui veulent s'occuper des malades reflètent tous à un faible degré les ouvrages consacrés à l'instruction des futurs médecins.

Par exemple un manuel français définit les dernières périodes de la phtisie et les symptômes qui les caractérisent, et se contente d'affirmer que « le malade bien soigné peut et doit guérir, mais si les soins lui font défaut, la maladie poursuit sa marche et le tuberculeux s'achemine vers la consomption(1). » Un autre fait l'étude du tubercule, son aspect macroscopique et microscopique, son contenu et ses localisations diverses(2). Un troisième manuel se contente d'avertir ses lecteurs des dangers de contagion de la tuberculose, afin qu'ils puissent « sans péril et sans crainte continuer à donner à leurs chers phtisiques leurs soins dévoués et intelligents(3), » mais de ces *soins* qui doivent soulager le malade — pas un mot! Dans un autre manuel nous trouvons la description des *trois périodes* de la phtisie pulmonaire, sans un détail pratique quant aux soins nécessités dans cette affection (4).

Si nous prenons par contre les manuels des nurses, nous trouvons dans l'un d'eux(5) les généralités sur la tuberculose suivies de *six pages de conseils* sur la manière de soigner les

(1) Manuel de l'Infirmière Hospitalière de l'*Union des Femmes de France,* page 346.
(2) Cours de médecine professé aux *Hospitalières* de l'Antiquaille, page 73.
(3) Guide de la garde-malade. Société francaise de secours aux blessés militaires, page 92.
(4) Cours de médecine professé aux hospitalières de la Croix-Rousse, page 10.
(5) A Handbook for Nurses, page 317.

tuberculeux, d'éviter l'aggravation de leur état, de diminuer leurs souffrances et d'appliquer la médication prescrite. Un autre manuel est *entièrement* consacré aux soins des tuberculeux(1), tandis que le plus important des ouvrages français(2) ne donne *aucun* renseignement sur les soins par lesquels une garde-malade peut soulager un tuberculeux, soins qui ne sont point du ressort de la pharmacie et sans lesquels les hôpitaux ne sont qu'un tombeau pour les tuberculeux et une fabrique de phtisiques.

De même on chercherait en vain dans ces manuels les différents systèmes pour faire des lits selon l'affection des malades, lits se découvrant par le milieu, pour les laparotomisés, afin que le malade ne se refroidisse pas pendant les pansements, lits laissant à découvert un des membres inférieurs enveloppé du pansement, afin qu'il soit sans cesse sous l'œil de la garde-malade, etc., etc., qui sont l'objet de longues explications dans les manuels des nurses, facilitant la surveillance et favorisant le confort des malades.

Mais, en revanche, les manuels français parlent aux gardes-malades des fibres musculaires, de leurs attaches tendineuses et de la tente du cervelet ! de l'égophonie, des points de Valleix, et de l'isthésiomètre !

Il n'y a rien d'étonnant à ces lacunes, car les médecins ayant été seuls appelés à instruire les gardes-malades, leur ont parlé comme ils parlent à leurs élèves, retranchant, éliminant sans cesse et pourtant toujours conscients qu'ils ne sont pas à la portée de leur auditoire. Ils se torturent véritablement pour leur parler une langue intelligible, mais cet enseignement ne met que des notions incomplètes chez

(1) *The care of consumptives.*

(2) *Manuel pratique de la garde-malade et de l'infirmière* à l'usage des Écoles Municipales d'Infirmiers et d'Infirmières de Paris.

l'infirmière ; elle n'en devient point médecin et encore moins bonne garde-malade.

Cours professionnels. Ce ne fut pas sans étonnement que nous assistâmes à quelques cours professionnels du personnel infirmier des hôpitaux de Paris. Environ deux cent cinquante personnes des deux sexes se pressaient dans une salle trop petite. Une odeur infecte de vêtements et de corps malpropres s'exhalait de cette foule. Des plaisanteries grossières lancées aux jeunes infirmières excitaient des réponses à l'avenant, et l'arrivée du professeur réussit tout juste à obtenir du silence. Mais sa parole claire, ses explications soigneuses n'eurent pas le don de captiver l'auditoire, et bientôt on put compter un certain nombre d'endormis s'appuyant sur des voisins complaisants. Un ronflement formidable vint même interrompre le professeur, à la grande joie de l'auditoire qui ne se pressait pas d'intervenir. Enfin on secoua le dormeur qui, oubliant où il se trouvait, protesta qu'on le laissât tranquille. Le professeur, impatienté, s'écria : « Qu'il aille donc cuver son vin ailleurs », et les rires et le tapage furent à leur comble. Le dormeur, couché de son long dans la galerie, finit par être évincé. Dans une autre occasion, l'auditoire fut même insolent vis-à-vis du professeur, lequel prenait, en plaisantant, cette attitude peu respectueuse, s'amusant aux dépens des préceptes qu'il était censé inculquer aux élèves quant à l'exactitude des heures de service et la probité vis-à-vis des malades, dont on ne devait pas exiger des étrennes. Souvent interrompu par l'auditoire tumultueux, qu'un infirmier panseur était censé surveiller, il termina son cours par un panégyrique à l'endroit du personnel hospitalier parisien, ce qui lui obtint de vifs applaudissements.

CINQUIÈME PARTIE

I

FLORENCE NIGHTINGALE

En Angleterre, la grande réforme des hôpitaux, quant aux soins des malades, est due à Mlle Nightingale, qui eut le courage de montrer par son exemple, que la femme d'éducation peut faire la meilleure des garde-malades, et que la vie d'infirmière n'est pas incompatible avec l'instruction et le raffinement des jeunes filles bien élevées.

Florence Nightingale, née en 1820 à Florence, appartient à une famille riche et distinguée du Derbyshire. Elle reçut une instruction des plus complètes : les sciences, les mathématiques en particulier, la littérature, les langues anciennes et modernes, la musique l'occupèrent jusqu'à l'âge où elle fit son entrée dans le monde.

Dès sa jeunesse, on avait remarqué chez elle une grande commisération pour tout être souffrant, elle prodigua constamment ses soins aux malades de sa famille et à ceux des pauvres.

Frappée de l'état déplorable des hôpitaux de province, elle alla visiter ceux de Londres, de Dublin et d'Edimbourg, qu'elle trouva tout aussi malpropres, mal tenus, ayant un personnel négligent et vicieux. Aussi elle ne tarda pas à renoncer à la vie du monde pour s'occuper de cette question : l'amélioration des hôpitaux, dans le but de diminuer les souffrances des malades, ce qui fut désormais le mobile de sa vie.

Elle se mit à voyager, dans l'espoir de trouver à l'étranger des organisations plus satisfaisantes, et de faire ainsi son instruction hospitalière. A cette époque-là (1845), le soin des malades, en Angleterre, était confié à une catégorie d'hommes et de femmes qui n'avaient pas été capables d'apprendre un métier ou de devenir de bons domestiques. C'était ce que la population avait de plus défectueux, au point de vue intellectuel et physique : de plus, ce personnel était fréquemment adonné à la boisson, de sorte que le service des malades était si insuffisant, que les pauvres préféraient souvent mourir dans leur taudis, plutôt que d'être privés des soins incompétents, mais attentifs, de leurs parents ou amis.

Le type de la garde-malade de cette époque a été immortalisé par le romancier Charles Dickens, dans la personne de Sarah Gamp, grosse commère en vêtements noirs malpropres, répandant une odeur d'alcool et de tabac, très préoccupée de ses aises personnelles et fort peu de ceux de son malade, lui ingurgitant violemment sa potion, le menaçant dans son délire, le bousculant malgré sa faiblesse, et s'endormant tranquillement au lieu de le veiller. Au demeurant, convaincue que les malades ont toujours en horreur ceux qui se dévouent pour les soigner, et passant sans scrupule d'une toilette de mort à celle d'une accouchée (1).

Florence Nightingale voulut connaître tous les systèmes de service des malades ; elle séjourna chez les Filles de la Charité de Saint-Vincent de Paul à Paris ; en Allemagne, elle prit part également au service des Diaconesses de Kaiserswerth, en 1849. Elle visita attentivement les hôpitaux de Paris, Lyon, Berlin, Bruxelles, Rome, Alexandrie et Con-

(1). Charles Dickens, *Martin Chuzzlewit.*

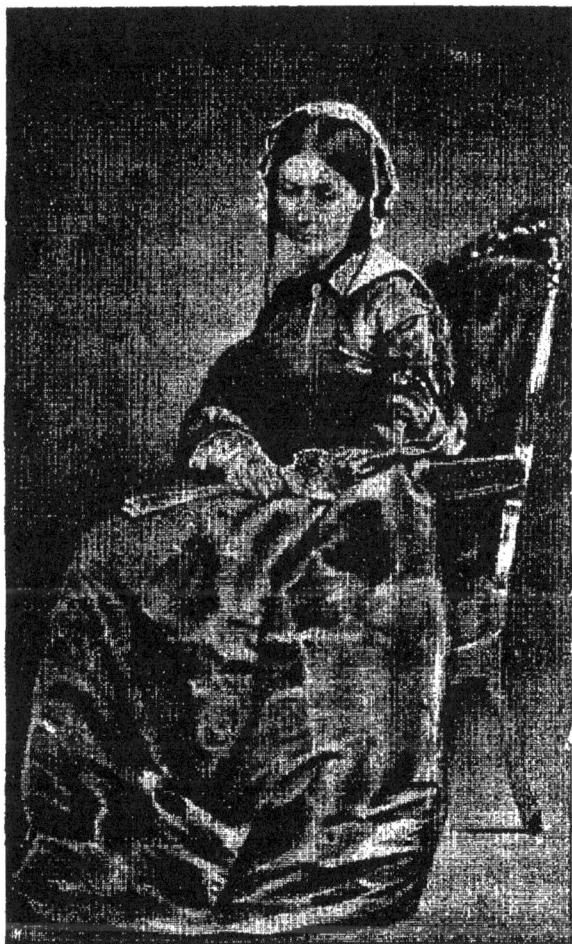

Fig. 17. — Florence Nightingale

stantinople, étudiant chaque organisation et les comparant dans leurs résultats ; pendant treize ans elle se consacra à ces études, prenant part au service des malades dans bien des établissements.

Ce fut un grand scandale pour la société à laquelle elle appartenait, car on n'admettait pas alors, en Angleterre, qu'une jeune fille distinguée allât soigner les malades, remplir des fonctions considérées grossières et serviles, et absolument incompatibles avec les bonnes mœurs. Mais, indifférente à ces critiques, Florence Nightingale poursuivait tranquillement son but.

De retour en Angleterre, elle s'occupa de réorganiser un sanatorium pour institutrices, et, chaque jour, elle se persuadait davantage que l'éducation, la culture d'esprit, certaines connaissances techniques, jointes à la pitié pour l'être souffrant, élèvent et annoblissent les services les plus infimes.

Elle était rentrée dans sa famille, lorsque la guerre de Crimée éclata.

Guerre de Crimée.

Après la bataille de l'Alma, il vint un grand cri de détresse des ambulances anglaises : les très nombreux blessés et mourants manquaient de tous soins, les infirmiers militaires étaient absolument insuffisants et beaucoup d'hommes succombaient faute de soins, souvent seulement par défaut d'une nourriture appropriée à leur état.

La nation s'émut et le gouvernement décida d'envoyer immédiatement des secours. Une souscription publique fut ouverte, et beaucoup de dames offrirent leurs services.

Lettre du Ministre de la Guerre.

Mais le Ministre de la Guerre, Sir Sydney Herbert, écrivit à Miss Nightingale :

« Je ne connais qu'une seule personne en Angleterre, qui soit capable d'organiser et de diriger cette expédition, et j'ai été plusieurs fois sur le point de vous demander si vous voudriez vous en charger, le cas échéant. Le choix des gardes-malades, quant à la classe sociale, et aux capacités, sera fort délicat : nul ne le sait mieux que vous-même. La difficulté sera très grande pour trouver des femmes à la hauteur de cette tâche pénible, nécessitant, outre les capacités et la bonne volonté, beaucoup de savoir et de courage : la tâche de systématiser leur service sera très difficile et vivre en bonne harmonie avec les autorités médicales et militaires ne sera pas la moindre difficulté. Voilà pourquoi il est très important que cet essai soit fait sous la direction d'une personne expérimentée et possédant des connaissances administratives. Vos qualités personnelles, votre savoir et vos capacités administratives, ainsi que votre rang social et la position que vous occupez dans le monde vous donnent des avantages qu'aucune autre personne ne possède. »

Cette demande du Ministre de la Guerre se croisa avec une offre de service que lui faisait Miss Nightingale, consciente qu'elle était d'avoir acquis assez d'expérience, pour pouvoir se rendre utile dans les ambulances de Crimée.

Parmi les personnes qui s'étaient offertes, elle en choisit trente - huit , dont dix sœurs de Charité (catholiques) six sœurs de Saint-Jean (protestantes)(1) et vingt-deux dames ou demoiselles de bonne volonté(2). *Les ambulancières*

Lorsque la petite escouade débarqua à Boulogne, le 20 octobre 1854, elle fut l'objet d'une ovation de la part des femmes de pêcheurs, faisant office de portefaix, lesquelles avaient toutes un fils ou un frère en Crimée. Elles refusèrent toute

(1) Ces religieuses ne furent acceptées que lorsqu'elles eurent consenti à obéir implicitement à Miss Nightingale, ce à quoi elles furent autorisées par leur évêque. Les sœurs de Saint Jean hésitèrent aussi, puis se soumirent à cette condition essentielle à la marche harmonieuse de l'expédition.

(2) Le 2 décembre un renfort partait d'Angleterre pour les mêmes ambulances, constitué par deux sœurs de Saint-Jean, dix dames et vingt gardes-malades choisies. toutes protestantes, et quinze sœurs de Charité catholiques.

rémunération pour leurs services, et ce fut au cri de : « Vivent les Sœurs ! », que le train s'ébranla.

Les maîtres d'hôtel français offrirent tous l'hospitalité à ces dames, et un journal français publia ces lignes :

« Mlle Nightingale possède tout ce qui peut rendre l'existence heureuse et agréable, étant jeune, belle et riche, et elle a choisi une vie d'abnégation et de sacrifices (3) ! »

La petite bande arriva à Scutari le 5 novembre, le jour même de la bataille d'Inkermann, dont furent bientôt amenés six cents blessés.

L'état d'abandon des ambulances anglaises était affreux, tandis que les ambulances françaises, munies de cinquante sœurs de Saint-Vincent de Paul, étaient relativement mieux organisées, quoique aussi très défectueuses.

Le premier soin de la « Dame en Chef » fut d'installer une buanderie, et une cuisine où les ambulancières préparaient elles-mêmes les aliments d'urgence ou de nature spéciale qu'on ne pouvait obtenir de la cuisine générale.

Elle s'occupa ensuite de faire nettoyer et assainir l'hôpital et ses alentours où régnait la plus grande malpropreté, car, outre la vermine qui les infestait, les malheureux malades, trop faibles pour se défendre, étaient attaqués par des rats, qui rongeaient leurs membres blessés, et sous les fenêtres mêmes des salles se trouvaient des mares d'eau corrompue et des animaux en décomposition, empoisonnant l'air de leurs émanations.

Il fallut tout le tact, le savoir et l'expérience de Miss Nightingale pour faire accepter cette innovation de femmes d'éducation soignant les blessés. Pendant plus de deux mois, elles furent tout juste tolérées, mais les préventions des médecins

(3) Elisa Pollar, *Florence Nightingale. the mounded soldier's friend* (S. W. Partridge & C°, London).

finirent par disparaître devant les améliorations sérieuses qu'elles opérèrent et le dévouement sublime de « l'héroïne de Scutari », sans cesse sur la brèche. Il arriva bien des fois à Miss Nightingale de passer plus de vingt heures de suite à aider les chirurgiens: elle faisait aussi placer tout près de sa chambre les malades dont l'état était le plus grave, afin de pouvoir les surveiller constamment. Durant la nuit, on la voyait souvent parcourir, une petite lampe à la main (1), les salles et les corridors encombrés de malades, pour voir si les infirmières étaient à leur poste et les recommandations des médecins bien observées. Ces dernières fabriquèrent plusieurs milliers de coussins pour moignons et escarres, des écharpes et autres articles pour les blessés, tels que gouttières et attelles rembourrées.

L'Héroïne de Scutari.

Quarante et un mille blessés, dont quatre mille six cents succombèrent, passèrent à l'hôpital de Scutari, après l'arrivée de Miss Nightingale.

Pendant les premiers six mois, la mortalité fut de 60 0/0, mais pendant le dernier semestre elle fut inférieure au taux normal de la mortalité en Angleterre.

Ce résultat extraordinaire fut dû aux réformes et précautions hygiéniques de la « Dame en Chef » qui, étant en correspondance avec le Ministre de la Guerre, obtint par son intermédiaire l'adhésion des autorités militaires, lesquelles ne se départirent pas sans peine de leur vieille routine administrative, devant l'esprit énergique et pratique de Miss Nightingale. Elle secoua leur apathie, s'ingénia à trouver des solutions à toutes les difficultés, et indigna les officiers d'administration, en affirmant que de donner au malade ce dont il a un besoin urgent, est plus important que d'observer

(1) Cette habitude a été célébrée par une poésie du poète américain Longfellow, intitulée « Sainte Philomène ».

toute une filière administrative, cruellement lente, pour l'obtenir. Sa correspondance avec lord Raglan, général en chef de l'armée, montre quelle clairvoyance elle possédait et combien elle fut utile à la réorganisation des ambulances anglaises, lesquelles furent ainsi mises à l'abri des épidémies qui ravagèrent les autres ambulances, y causant une telle mortalité, que le Dr Uytterhœven put s'écrier : « les hôpitaux sont les antichambres du cimetière », en apprenant la mort de 67,000 soldats, décédés dans les hôpitaux français de Crimée (1).

Qualités de la Dame en chef. L'historien des guerres de Crimée, Kinglake, admire en Florence Nightingale ses « connaissances techniques », son « esprit d'organisation et de discipline », et le « tact » avec lequel elle sut défendre l'intérêt des malades contre l'inertie de l'administration militaire.

« Mais, s'écrie-t-il, elle fit plus. Par l'influence de sa célébrité, mais surtout, je crois, par la sagesse et la compétence de ses conseils, elle a fondé comme qui dirait une dynastie de bonté qui règne encore toute-puissante dans les salles de malades, leur apportant la consolation, le calme et l'espoir, dans ces demeures douloureuses. »

« Lorsque, dans ce milieu terrible, pénètre la jeune dame de haute éducation, elle porte comme sainte armure l'humble costume de la jeune servante, qui paraissait céleste à nos soldats blessés, et elle trouve la force d'accomplir sa rude tâche, sachant par tradition, comment la « Première de la Dynastie » eut la force de lutter et de vaincre entre les murs du grand hôpital de Scutari (2). »

Après un séjour de deux ans en Crimée, Florence Nightin-

(1) Dr Jules Félix, *La question des hôpitaux*, p. 9.
(2) A. W. Kinglake, *The invasion of the Crimea*, vol. VIII, p. 380. (William Blackwood and sons, London 1896.

gale retourna en Angleterre incognito, son œuvre était terminée : elle n'aspirait qu'à rentrer dans la vie privée d'où elle n'est plus sortie. La polémique engagée dans certains journaux politiques et religieux anglais avait cessé de tourner en ridicule les « Nightingales » et de les accuser de manquer de dignité et de modestie féminine ou de fidélité à leurs églises respectives. La nation entière, pleine de reconnaissance, ne pouvant offrir à miss Nightingale quoi que ce fût pour elle-même, mit à sa disposition une somme d'un million deux cent cinquante mille francs, produit d'une souscription publique, pour former une école d'infirmières d'après ses principes.

Souscription nationale.

L'idée de Florence Nightingale était de pourvoir les hôpitaux de tout le confort nécessaire, tant au point de vue physique que moral, afin d'y soigner convenablement les indigents sans familles : mais elle tenait beaucoup à ce qu'on répandît autant que possible les principes d'hygiène et de soins, afin que chacun sût, comment on évite et comment on soigne les maladies. C'est pourquoi l'Ecole fut destinée par elle à former des « nurses » (1), pour soigner les malades dans les hôpitaux et à domicile, ces dernières devenant un puissant moyen de propagation quant aux soins et à l'hygiène des malades.

Nous verrons plus loin comment fut organisée cette école, et combien rapidement elle fut imitée et dépassée même.

Mais s'il existe à l'heure actuelle des milliers de « nurses » et des écoles attachées à presque chaque hôpital du Royaume-Uni et si ces hôpitaux jouissent d'un personnel nombreux, habile, convenable, *payant son stage* à *l'hôpital au lieu d'être payé par lui*, ce résultat merveilleux est dû à la façon dont a débuté la réforme, à la femme intelligente et capable qui a

(1) Mot intraduisible signifiant *soignante* n'ayant pas le caractère pénible du mot *infirmière* provenant d'*infirme*, mais rappelant plutôt les soins donnés par la mère au petit enfant.

organisé la première école, celle de l'hôpital Saint-Thomas, à Londres.

Le modèle était si bien compris que les obstacles qui ont empêché l'éclosion rapide des institutions de ce genre dans d'autres pays, n'ont pas existé ici.

Personnel médical, administration hospitalière, hygiène et logement du personnel, tout a été disposé pour faciliter aux femmes d'éducation la carrière hospitalière.

Florence Nightingale posa en principe que le soin des malades est chose trop délicate et trop savante pour être abandonnée à des gens sans éducation, à des employés subalternes.

Œuvres de F. Nightingale. Un rapide aperçu de ses œuvres montrera à quel point elle avait approfondi les questions d'hygiène physique et morale concernant les malades.

Dans ses « Remarques sur les Hôpitaux » (1) nous trouvons réunis : a) deux communications faites en 1858, à l'*Association nationale pour l'avancement des sciences sociales ;*

b) Les réponses à 87 questions concernant l'armée, qui lui furent posées par la *Commission Royale*, chargée d'une enquête sur l'état sanitaire de l'armée en 1857 ;

c) Trois articles sur les constructions hospitalières (2).

En 1863, elle publia ses « Remarques sur les soins aux malades » (3), et en 1874, deux communications, ayant pour titre : « Vie ou mort aux Indes », et « Vie ou mort par l'irrigation » (4) ; enfin ses « Remarques sur les soins des malades, à l'usage des classes ouvrières » (5).

(1) *Notes on Hospitals.* Parker and son, London 1859.
(2) Publiés dans le *Builder*, numéros du 28 août et 11 septembre 1858.
(3) *Notes on Nursing, what it is and what it is not.* Harrison and sons, London, 1863.
(4) *Life or death in India, Life or death by irrigation.* Harrison and sons, London 1874.
(5) *Notes on Nursing fort the labouring classes.* Harrison and sons, London.

Qu'on nous permette d'esquisser quelques-unes des consi- De l'Hôpital.
dérations de Florence Nightingale sur le milieu hospitalier
et son personnel, lesquels sont si intimement unis et si souvent
corollaires l'un de l'autre, qu'il est difficile de les séparer dans
une étude de ce genre.

Bien que trente-six ans se soient écoulés depuis lors, ces
conseils sont encore pleins d'actualité dans beaucoup de pays.

Un hôpital étant destiné à la restitution de la santé dans le mini- Emplacement.
mum de temps possible et non pas à être un asile pour les mourants,
il ne faudra pas tenir compte, dans le choix de son emplacement, des
conditions d'ordre secondaire, telles que prix modique du terrain,
commodité d'accès pour les malades et les non malades. Il faut placer
ces établissements hors des villes, et cela, malgré l'existence d'Ecoles
de médecine, car ne vaut-il pas mieux que les étudiants puissent
constater de rapides guérisons, que la marche lente de maladies
aboutissant souvent à la mort, ce qui ne fût pas arrivé dans un milieu
hygiénique, mais un peu moins accessible aux élèves.

En ville, il ne faudrait avoir que quelques lits pour les cas urgents
et posséder tous les moyens pour transporter le plus soigneusement
possible les malades aux hôpitaux suburbains.

Dans la construction d'un hôpital, il faut se préoccuper avant tout Construction.
de son hygiène; autrement, comme le disait un grand médecin français au XVIIIme siècle, « les hôpitaux sont le malheur de la civilisation. »

C'est un abus de confiance ou une preuve d'ignorance que de bâtir
des hôpitaux monumentaux, simplement pour complaire au mauvais
goût de comités ou d'administrateurs incompétents. Mais, hélas ! que de
ces bâtiments sont érigés sur le principe du maximum de dépense et
du minimum d'utilité, de sorte que ces établissements ne sont que des
massacres de vie sous le couvert de la bienfaisance. Pourtant, si souvent, la guérison des malades dépend plus de l'air pur et de l'entourage, que du traitement médical proprement dit.

Il est impossible à un personnel de bien soigner ses malades, si les
arrangements architecturaux, sanitaires et administratifs, ne sont pas
convenables.

L'idée primordiale de toute construction hospitalière devrait être de

Ventilation. permettre le renouvellement constant de l'air corrompu par les émanations morbides, et la ventilation des salles, si elles sont bien construites, n'a besoin d'aucun appareil spécial dans ce but. Tout architecte hospitalier doit se préoccuper de permettre la circulation *naturelle* de l'air dans les angles des salles, dépendances, corridors et escaliers.

Un système de ventilation indique une faute de construction et ne remplacera jamais le bénéfice de fenêtres ouvertes dans des salles bien construites, qui, si elles ne jouissent pas d'un air pur, prouveront tout simplement que le personnel n'est pas à la hauteur de sa tâche.

Aérer une salle, ne signifie pas la refroidir. L'air, pour être pur, n'a pas besoin d'être froid, mais de toutes les manières employées pour tenir les malades au chaud, la plus pernicieuse est de compter sur la chaleur que produit l'air expiré par les malades et les émanations de leurs corps : fermer toutes les ouvertures pour empêcher une salle de se refroidir et obliger ainsi les malades à respirer un air impur, c'est retarder leur convalescence et souvent compromettre leur vie.

Les malades ont besoin de chaleur, et, dans certains cas, une surveillance très attentive est nécessaire de la part du personnel ; la température des pieds donnera d'utiles renseignements à la « nurse », soucieuse de ses malades. Un malade respirera sans inconvénient un air frais et pur, à la condition d'être bien chaudement couvert dans son lit (1).

Tout hôpital mal construit, mal placé, est une grosse perte d'argent : les maladies s'y prolongeront, l'encombrement en résultera, le personnel souffrira, sera instable, et le service, mal assuré, sera cause de grands gaspillages.

Qu'une personne ayant l'habitude des malades pénètre dans un hôpital mal construit, elle y percevra (à moins d'insuffisance du sens olfactif ou d'accoutumance) une odeur nauséabonde, « l'odeur d'hôpital », qui ne devrait jamais exister, laquelle indique un plus grand danger pour les malades, qu'il n'y a de sécurité pour eux dans

---

(1) A l'hôpital cantonal de Genève, les salles de chirurgie sont évacuées de mai à septembre, laissées absolument vides, ouvertes à tous les vents. Les malades, placés dans des tentes avec plancher à un mètre du sol, munis de duvets et de bouillottes, supportent sans inconvénient le vent du nord qui, parfois, agite violemment la toile et vous donne l'illusion d'être en mer sur un bateau à voiles.

Le personnel (Diaconesses) est aussi logé dans des tentes analogues.

les soins des médecins et chirurgiens les plus éminents de la ville. Si on veut que les hospitalisés soient bien soignés, il est essentiel de ne pas permettre aux quelques personnes chargées de la construction de l'hôpital, de son drainage et de son administration, de créer des obstacles à l'accomplissement de ce désir, et il arrive actuellement qu'on fait souvent tout le possible pour empêcher le processus curatif du bon Dieu.

On a souvent le tort de croire qu'en construisant un hôpital, le but à atteindre est uniquement de réunir les malades et les médecins, comme si ces derniers étaient munis d'une force occulte de guérison, quel que soit le milieu et les conditions où se trouvent les hospitalisés.

Le défaut d'espace, d'air pur, de lumière et l'agglomération constituent *l'infection et la contagion*, mots qui bien souvent servent à couvrir d'impunité les fautes de construction et d'arrangements sanitaires et qui chez les Méridionaux surtout servent d'excuse, pour ne pas chercher à remédier à ces causes de maladies. Infection
et contagion.

L'auteur déclarant que son expérience hospitalière lui a prouvé que l'abondance d'air pur est un remède à l'infection, qui, si elle existe, est due à un manque de soin, de propreté, à l'ignorance du personnel entourant les malades, s'écrie : Il est absurde d'entendre certaines personnes parler de «Dispensations mystérieuses» de «Doigt de Dieu» à propos des épidémies, tandis qu'autant qu'on peut en juger, il a soumis ces maladies, à notre prudence ou imprudence, en matière d'hygiène, et que de nous seuls, dépend d'y remédier.

Qui sait si la doctrine de la contagion ne repose pas principalement sur des faits dûs à l'absence d'air pur et de propreté dans des hôpitaux mal construits où, aux émanations des malades, s'ajoutent les miasmes des égouts et des cabinets d'aisance ?

Un préjugé populaire veut que les personnes atteintes de maladies contagieuses soient laissées beaucoup seules, à cause de l'infection qu'elles présentent. Est-ce qu'un personnel consciencieux estime qu'il a droit à plus d'égards que les malades ?

Les maladies sont des résultantes et non des personnalités, et le vrai art de soigner, c'est d'ignorer la contagion, sauf pour la prévenir.

Des soins intelligents et dévoués sont le meilleur préventif de l'infection.

Le modèle idéal d'un hôpital est celui aux pavillons séparés avec un Hôpital idéal.

seul étage placés à une distance des uns des autres, qui égale le double de leur hauteur.

L'hôpital tout entier devrait être bâti sur sous-sol en arches et les pavillons reliés par un corridor-promenoir, où les salles ne s'ouvriraient pas directement pour éviter le transport de l'air d'une salle dans une autre.

Les fenêtres doivent être nombreuses, fendues jusqu'au plafond, qui autrement devient un réservoir pour l'air impur, et jusqu'à la hauteur des lits, pour que les malades puissent jouir de la vue ; il ne doit pas y avoir plus de deux lits entre chaque fenêtre et plus de trente lits par salle.

Une salle de trente malades est commodément surveillée par celle qui en a la responsabilité. Des salles plus petites, exigent un personnel plus nombreux, la surveillance n'en est jamais aussi efficace surtout la nuit : les malades y deviennent plus facilement indisciplinés, se liant davantage les uns aux autres, car, une des raisons pour lesquelles une seule femme peut régner facilement sur un grand nombre de malades est due au fait qu'ils sont étrangers les uns aux autres. Une mort, survenant dans une petite salle de malades, les impressionne aussi, infiniment plus que dans une salle nombreuse. Enfin multiplier les salles, en les réduisant, c'est augmenter la proportion des angles, par rapport à celle des malades, et rendre les difficultés de ventilation plus considérables.

Les expériences de Lariboisière ont démontré que la circulation de l'air dans le milieu de la salle est de deux à trois fois plus considérable que dans les angles.

Les murs devraient être en ciment non absorbable, d'un blanc pur et à surface polie, le personnel devant fréquemment éponger les parties exposées au contact de malades : les murs gris ne sont qu'un moyen pour pouvoir être malpropre sans que cela paraisse. Rien n'égale le pavé vénitien, en tant que propreté, mais étant extrêmement froid les malades devront être munis de chaussons (1).

Convalescents.   Chaque hôpital devrait avoir des salles réservées aux convalescents,

(1) Dans le superbe hôpital Saint-André de Gênes (Donation Galliéra), chaque malade est muni d'une descente de lit en planche, légèrement sur élevée du sol, mobile et récurable. Système excellent pour remplacer les tapis et empêcher les malades de souffrir par le fait des pavés à la vénitienne qui sont extrêmement froids.

ce qui est une condition de calme pour les vrais malades et une grande simplification pour la surveillance, sans parler de l'accélération qui en résulte quant à la guérison des premiers.

Tout malade bruyant ou nécessitant l'éloignement pour d'autres raisons, doit pouvoir être transporté dans une chambre à part, et muni d'un service spécial.

Placer cette sorte de malade dans une pièce communiquant avec la salle commune, c'est le plus souvent le moyen de le négliger ou de monopoliser à son profit le personnel, au détriment du soin des autres. Ces petites chambres, qui existent souvent dans les hôpitaux français, sont un souci perpétuel quand elles sont ainsi employées.

Les cabinets, lavabos, salles de bains, offices, chambres de surveillantes, ne devraient jamais communiquer directement avec la salle des malades, ou l'office et la chambre de la surveillante être voisins des premiers.

Les jardins entre les pavillons devraient être plantés de fleurs et munis de sièges abrités pour les convalescents. Aucun mur élevé ou arbres touffus ne doivent exister autour d'un hôpital ; tout obstacle au libre cours de l'air doit être proscrit.

Vincennes et le noble Lariboisière sont des hôpitaux que les Anglais devraient bien copier (1).

Dans l'édification d'un monument hospitalier, il faut tenir compte de l'*économie du personnel* et de faciliter la *surveillance du malade*. Trop souvent, il arrive que le personnel se trouve obligé de consacrer un temps considérable à l'entretien des corridors, escaliers, etc., etc., et ce temps est pris au détriment du soin des malades ; c'est pourquoi tout corridor, escalier ou dépendance qui n'est pas absolument nécessaire, représente une perte de temps précieux et une difficulté de plus, quant à la discipline des malades non alités et des employés subalternes.

Chaque surveillante en chef d'une salle doit avoir sa chambre à côté et il est bon qu'elle puisse, grâce à une vitre murée, inspecter la salle d'un coup d'œil de jour et de nuit. Mais il est absolument nécessaire qu'une femme capable et digne de confiance soit placée à la tête de

Malades gênants.

Annexes.

(1) Il ne faut pas oublier qu'il y a trente-six ans que Florence Nightingale écrivait ainsi, et que depuis, en France et en Angleterre, de grands progrès ont été faits en construction hospitalière. Exemple : l'hôpital Suburbain de Montpellier, l'hôpital Boucicaut de Paris.

tout le personnel des « nurses », dont elle doit être responsable vis-à-vis de la direction qui lui a confié ce poste.

Aptitudes spéciales de la femme. Les femmes sont naturellement supérieures aux hommes pour tout ce qui concerne la propreté des malades, des lits, des ustensiles et des salles, et devraient en être chargées, quel que soit le sexe des malades, à la condition que seulement des femmes très capables et d'éducation supérieure seront placées dans les salles d'hommes.

Le travail d'une salle de malades est si essentiellement féminin, que s'il est livré à des hommes, il exigera un personnel plus nombreux sans que le service soit aussi bien fait.

Propreté. Il semble superflu de dire à une nurse que son premier soin doit être la propreté exquise de sa personne, puisque son rôle essentiel est l'entretien de la propreté.

Chaque nurse doit se souvenir que pendant la maladie, encore plus qu'en santé, la peau est un précieux émonctoire de l'organisme, surtout chez l'enfant, et que changer fréquemment le linge, et laver entièrement les malades, est de la première importance : laisser un malade dans un linge saturé de sueur ou autre sécrétion équivaut à lui administrer une dose de poison lent par la bouche.

La satisfaction profonde qu'éprouve un malade qui vient d'être lavé est une preuve de son utilité. En faisant ce lavage, il faut avoir le soin de ne laver qu'une petite surface du corps à la fois et de bien la sécher avant de laver plus loin, pour éviter un refroidissement, qui, arrêtant la transpiration, nuirait au malade.

Il est bon d'employer de l'eau très chaude avec un peu d'alcool et de bien savonner, afin de décrasser la peau. Une nurse ne doit jamais négliger la propreté de ses malades, sous prétexte que c'est un luxe agréable qu'on peut renvoyer à plus tard, et empêcher ainsi leurs pores d'éliminer facilement les toxines qui troublent leur organisme.

Une salle de malade ne doit pas seulement être bien ventilée, mais propre aussi, et tout ce qu'elle renferme doit être susceptible du nettoyage le plus parfait.

Les lits doivent être en fer, sans rideaux, avec sommier à jour jusqu'aux matelas, lesquels doivent être en crin, souvent refaits et constamment aérés, ainsi que la literie. Beaucoup de malades sont agités, ont des insomnies et des souffrances superflues, grâce à l'état de leur lit, et il est du devoir des nurses d'éviter cela par leurs soins.

Elles auront aussi à empêcher les malades de cacher sous leurs oreillers et leurs matelas, des objets plus ou moins propres, tels que pipes, livres, linge sale, pantoufles, etc. Chaque malade doit être pourvu d'un casier pour ses petites possessions, afin d'éviter ces scènes d'indignation du chef de service qui fait tout enlever, sachant aussi bien que le personnel que cela ne tardera pas à être réintégré dans le lit du malade faute d'une place spéciale.

Par la façon de faire le lit et de le surveiller, ainsi que la propreté du malade, les nurses doivent empêcher la formation des escarres dont l'apparition est généralement due à un manque de soins appropriés. Les couvertures doivent être blanches, pour qu'on puisse constater leur propreté, légères, car c'est un supplice pour les malades faibles, que d'avoir des couvertures lourdes et épaisses, lesquelles transforment aussi le lit du malade en étuve, empêchant les émanations de son corps de s'échapper. *Mobilier.*

La disposition des oreillers et du matelas, suivant les maladies, est un devoir important de la nurse, car, dans beaucoup de cas, le malade ne se doute pas quelle est la cause de son malaise et les souffrances des dyspnéiques et des mourants sont considérablement accrues par l'ignorance ou la négligence de ces petits soins.

Il ne faut avoir dans un hôpital, que les meubles strictement indispensables et ceux-ci ne doivent jamais présenter des rainures, des sculptures ou des corniches qui ne sont que des réceptacles pour les poussières, compliquant énormément les soins de propreté, qui ne sont jamais suffisants. *Obstacles à la propreté.*

Les corniches des murs intérieurs et extérieurs, celles de toutes les boiseries, sont des obstacles à la propreté des salles et une dépense, non seulement inutile, mais aussi nuisible dans la construction (1), car d'un coup de vent les poussières nichées sur ces ornements sont répandues dans l'air des salles au détriment de sa pureté. En époussetant, les nurses ne doivent pas *agiter* les poussières, les *déplacer*

---

(1) Il suffit d'avoir observé la couche épaisse de poussières et détritus de toutes sortes déposés sur les corniches des vieux hôpitaux tels que l'Hôtel-Dieu de Marseille, pour comprendre l'utilité de ces remarques, et il est bien regrettable de voir des hôpitaux en construction être encore munis de ces réceptacles de poussières autour des fenêtres des malades. De même les boiseries livrées aux fantaisies des menuisiers, soucieux de leurs propres intérêts, présentent maints panneaux et corniches pour loger les poussières, lesquelles exigeraient un personnel spécial pour être tenues propres comme devrait l'être tout ce qui entoure les malades.

simplement, mais elles doivent passer sur les meubles un linge trempé dans l'eau chaude et bien exprimé pour *enlever* véritablement les poussières, et si les meubles remplisssent les conditions voulues, ils seront parfaitement nettoyés, et leur surface plane et polie séchera immédiatement.

Il ne faut pas considérer ces détails comme étant secondaire, ce qui est souvent le cas pour ceux qui se portent bien, mais le malade qui ne peut pas se soustraire à ces influences et qui y est très susceptible doit être préservé de tout ce qui peut retarder sa guérison, ou lui causer un malaise dont il pourrait être dispensé.

Souffrances surajoutées.

Il y a beaucoup de souffrances qui sont surajoutées à celles qui sont dues au fait de la maladie, et ce n'est que lorsque le sujet se trouve mis dans des conditions d'*air*, de *confort*, de *propreté* et de *repos moral*, par le soin du personnel soignant, que les médecins peuvent arriver à reconnaître quels sont les malaises réels et inévitables d'un état pathologique donné.

L'espace sous les lits, sous les matelas ne doit jamais servir de réceptacle pour un ustensile destiné à des sécrétions dont les émanations chaudes pénètrent dans la literie et nuisent considérablement aux malades. Les vaisseaux de toutes sortes à l'usage des malades doivent être tenus dans une propreté rigoureuse ; ils doivent être en verre, ou en terre, et non pas en métal, car dans ce cas on ne pourra jamais les débarrasser d'une odeur désagréable et il vaut mieux s'exposer à un peu de casse, que de se servir d'objets, dont la propreté n'est pas absolue. Les anciennes chaises percées, en bois, imprégnées, saturées d'émanations putrides, doivent être absolument bannies des salles d'hôpitaux, car ce sont des foyers d'infection permanente, qui ne sont pas nécessaires là où le service des malades est bien organisé.

Une nurse qui dédaignerait de s'occuper de ces détails dont dépend le bien-être des malades, sous prétexte qu'ils sont au-dessous d'elle, n'est pas digne de cette carrière et elle fera bien d'y renoncer.

Elle doit sans cesse repousser d'auprès des malades tout ce qui peut leur nuire physiquement ou moralement. Mais ce n'est pas en couvrant une mauvaise odeur par un parfum, qu'on la fera disparaître de façon à ce qu'elle ne nuise plus : c'est le foyer d'infection dont elle provient, auquel il faut remédier.

L'égout est trop souvent un laboratoire où se distillent les épidémies et bien des maladies dont l'architecte négligent est responsable, mais le personnel soignant, présent la nuit comme le jour, s'il est attentif, pourra signaler le danger. Il ne faut pas laisser les malades dormir la tête enfoncée sous les couvertures (habitude fréquente chez les enfants), respirant l'air qui leur a déjà servi et qui est aussi chargé des émanations de leur corps, ce qui nuit à leur état et à leur organisme.

La nurse ne doit jamais prendre pour maxime que ce qui ne peut être empêché doit être supporté ; *elle n'a pas le droit de prêcher la patience et la résignation à ses malades, car, le plus souvent, ce sont des excuses pour la négligence ou l'indifférence dont elle est coupable envers eux.* Responsabilités de la nurse.

La nurse, digne de sa carrière, doit employer tous les moyens pour améliorer les conditions où se trouvent ses malades; et en cas d'urgence, si les employés subalternes font défaut, elle doit être prête à récurer le sol, plutôt que de le laisser malpropre, car l'intérêt du malade doit primer toute autre considération.

La gaieté d'une salle, l'effet bienfaisant du jour, sont des facteurs précieux pour soigner les malades. L'arrangement d'une chambre de malade doit être tout autre que celui d'une simple chambre à coucher et on l'oublie trop souvent.

Les salles sombres, exposées au nord, ou munies d'éclairage indirect, sont une cause de prolongation des maladies, aucune partie d'une salle ne devrait être obscure : autrement, les malades placés là feront un séjour plus long à l'hôpital, et y souffriront physiquement et moralement d'une manière superflue. Une nurse ignorante tiendra volontiers ses malades dans une lumière atténuée, fermant toutes les fenêtres ensoleillées(1). Éclairage.

Après l'air, c'est le jour dont les malades ont le plus besoin, et non seulement du jour, mais du soleil. Il ne faut pas croire que le soleil influe favorablement seulement sur le moral des malades ; c'est surtout aussi un facteur puissant de guérison.

Il est un petit nombre de cas où les malades ont besoin d'ombre, certaines maladies des yeux par exemple, mais alors il faut les om-

(1) N'est-il pas étrange de voir de nos jours chasser encore les rayons solaires des salles, sous prétexte que les fenêtres du nord donnent suffisamment de jour. Ex.: les salles du pavillon d'enfants à l'hôpital Suburbain (Montpellier), et celles de l'hôpital de la Conception (Marseille), dont on ferme constamment les volets pendant les mois d'hiver.

13

brager artificiellement, car leur corps a besoin, lui, d'être exposé à la lumière.

Le soleil est un peintre, un sculpteur, et un grand purificateur: il est essentiel au processus curatif des blessés et des malades.

Nous pouvons produire de la chaleur et de la lumière artificiellement, mais nous ne pouvons remplacer d'aucune façon les effets purifiants et curatifs des rayons du soleil. Il est facile de constater ce besoin instinctif de lumière chez les malades, en remarquant leur position, car ils se tournent du côté de la lumière, comme font les plantes qui se déforment pour arriver à s'exposer au jour.

Le corps sans soleil dégénère: placez la plante et l'être humain anémiés au soleil, et, s'il n'est trop tard, tous deux reprendront de la vigueur.

Un grand observateur de choses humaines a dit: « Là où il y a du soleil, il y a de la pensée » ; ne voyons-nous pas les vallées sombres produire des crétins ?

La nurse intelligente doit penser à changer de place le lit des malade s'il n'est pas ensoleillé !

Vue. Priver *de vue* un malade est aussi une preuve d'ignorance de la part de ceux qui le soignent, car s'il ne peut jouir de son lit d'une certaine vue, il s'ennuiera et l'ennui nuit à la guérison.

C'est pourquoi toute fenêtre devrait être garnie de vitres transparentes(1) et non recouvertes de rideaux. Les malades condamnés à garder le lit tombent souvent dans une profonde dépression morale, due à la monotonie de leur entourage, tout comme l'estomac, en face d'un régime toujours identique.

Voir toujours le même mur nu devant soi est une souffrance intense: l'œil du malade est aussi affamé de variété que l'estomac l'est de nourriture, et ce besoin peut être si intense, que dans les deux cas il excite au vol.

On a écrit force volumes sur l'influence de l'esprit sur le corps, et pourtant ceux qui peuvent aller et venir, allégeant leur soucis par la

(1) Il est inexplicable de voir encore de nos jours garnir de rideaux ou de vitres opaques des fenêtres d'où les malades pourraient jouir d'une jolie vue. Les solariums de l'hôpital Boucicaut, qui pourraient être si agréables, sont attristés par des vitres losangées opaques jusqu'à hauteur du plafond ! Pourquoi cette horreur de la perspective, pourquoi forcer les malades à borner leur regard au triste horizon de la souffrance ?

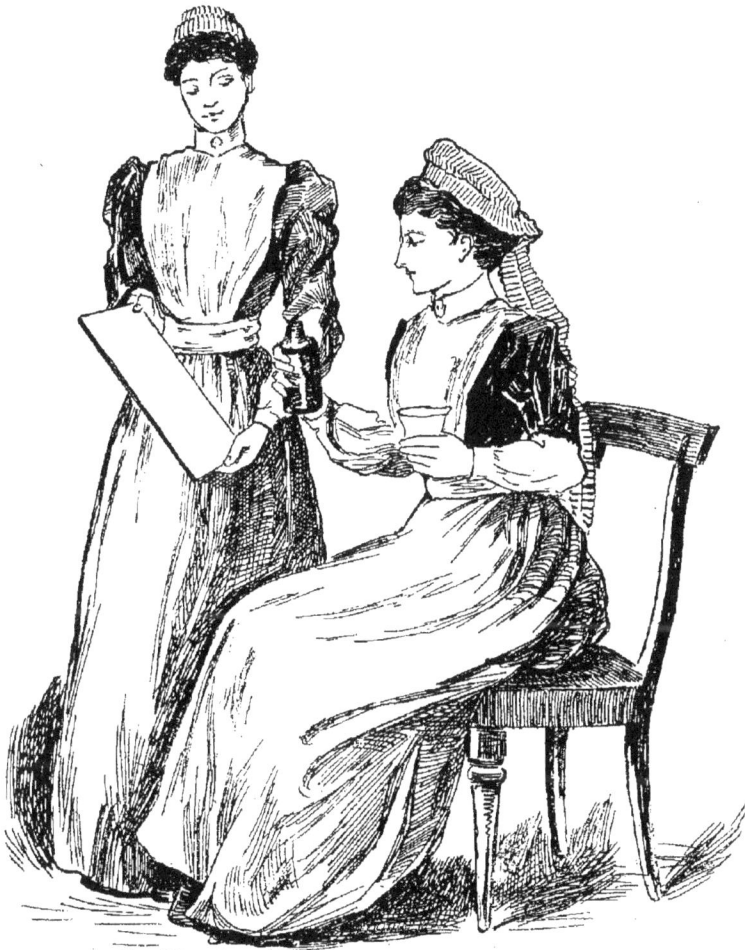

Fig. 18. — Nurses du « London Hospital ».

force de la variété et des occupations, oublient constamment qu'il faut venir en aide au pauvre malade, lequel ne peut pas plus changer le cours de ses préoccupations qu'il ne peut remuer sa jambe fracturée. Les murs qui l'entourent paraissent tapissés de ses soucis, son lit est hanté par l'inquiétude, et il ne peut se défaire de ses pensées obsédantes si la variété ne vient pas à son secours.

L'immobilité de pensée est une épreuve aussi grande que l'immobilité de position.

Une nurse, soucieuse du bien de ses malades, doit se préoccuper de varier leur entourage, de les distraire. Il est difficile de comprendre à quel point la vue de jolis objets, la variété, les couleurs éclatantes, sont utiles aux personnes alitées. Mais tous ceux qui ont véritablement observé les malades, en conviendront. Un bouquet est une joie pour eux, et il est absurde d'objecter à la présence de plantes et de fleurs, autour des malades, sous prétexte qu'elles nuisent à la pureté de leur air, tandis qu'on les laisse, sans scrupule, respirer si souvent un air renfermé plus nuisible que ne le seront jamais des plantes ou des fleurs coupées, dans une vaste salle d'hôpital ; il est si facile d'éliminer les fleurs à parfum un peu fort. Mais la variété autour d'un malade ne doit pas se succéder rapidement ; il a besoin de voir longtemps, et de penser ensuite à ce qu'il a vu, sans être brusquement impressionné par du nouveau.

La musique a une action bienfaisante sur les malades, surtout celle de la voix humaine ; les instruments à vent ou à cordes, dont le son est continu, leur sont plus agréables à entendre ; l'orgue est préférable au piano. Tout bruit amenant une attente chez un malade lui est nuisible ; il acceptera sans peine le tapage d'une construction voisine, tandis que le son d'un chuchottement lui sera insupportable, et, s'il soupçonne que c'est de lui qu'on s'entretient, cela pourra lui faire un mal réel, c'est pourquoi il faut toujours parler distinctement auprès d'un malade, et surtout ne jamais s'arrêter derrière sa porte ou dans une pièce voisine pour converser, sous peine de lui causer une véritable angoisse.

Une des choses les plus pénibles pour les malades, c'est d'entendre du bruit au-dessus d'eux ; certains malades déclarent « sentir chaque pas comme s'il était sur leur cœur. » C'est là une des raisons pour lesquelles les hôpitaux ne devraient pas avoir plus d'un seul étage.

Une nurse ne doit jamais se précipiter, ou bousculer quoi que ce soit

Marginal notes: Fleurs. / Musique.

près des malades, mais il ne faut pas non plus qu'elle marche sur la pointe des pieds, ce qui est fort agaçant pour eux ; elle doit avoir un pas modérément leste ; la lenteur n'est pas synonyme de douceur, et la rapidité, la légèreté et la bonté ne sont pas incompatibles.

La nurse doit éviter d'interroger soudainement les malades, se sou-venant que chez eux, aussi bien que chez les personnes en santé, toute pensée amène une destruction de cellules cérébrales, et que, le travail de décomposition, et de recomposition ne cessant jamais, le malade, bien plus que l'homme sain, a de la peine à faire travailler son cerveau, sans préparation et rapidement. Il faut commencer par attirer son attention : cela influera favorablement sur sa pensée et son action, tout comme on doit passer doucement la cuillère sur les lèvres d'un malade délirant, inconscient, pour obtenir qu'il avale sans s'étouffer.

Un réveil brusque fera un mal plus sérieux et durable à un malade que n'importe quel bruit continu : il faut surtout empêcher qu'il ne soit troublé dans son premier sommeil, un réveil quelques heures plus tard n'aura pas autant d'inconvénient, et l'exposera moins à une nuit d'insomnie (1).

La nurse réfléchie n'adressera jamais la parole à un convalescent en train d'essayer de marcher, car il ne peut ajouter à cet effort celui de l'écouter, et encore moins celui de lui répondre.

C'est ce besoin de concentration pour l'effort qui pousse si souvent les malades à profiter d'un moment de solitude pour accomplir un acte quelconque dont ils ne se sentiraient pas capables autrement. Une nurse ne devrait jamais oublier quel effort de la part du cerveau, du cœur et du poumon, exigent les premiers mouvements d'un convalescent.

De même, l'absorption de la nourriture doit s'opérer dans le plus grand calme ; il est de toute importance que dans une salle d'hôpital, rien ne vienne troubler les heures de repos, que ce soit un nettoyage quelconque ou encore un examen de malade, un pansement, car non seulement le repos de l'intéressé en serait gravement compromis, mais l'appétit des autres en souffrirait (2). L'infirmière ne doit jamais

(1) Nous avons souvent entendu les malades se plaindre d'être ainsi réveillés dans leur premier sommeil par certains internes insouciants venant faire leur contre-visite bien longtemps après que les salles étaient arrangées pour la nuit.

(2) Il arrive, hélas ! trop souvent, que par mauvaise distribution du travail,

laisser près du malade la portion qu'il n'a pu manger, car c'est le plus sûr moyen d'empêcher son appétit de reparaître ; un malade ne doit, autant que possible, sentir ou voir, que sa propre nourriture, et cela rien qu'au moment de la prendre.

Le manque d'appétit chez un malade est bien souvent dû à l'absence de nourriture appropriée à son état, et les nurses doivent toujours avoir à leur disposition un petit office où elles peuvent préparer les aliments plus délicats qu'on ne peut obtenir d'une cuisine d'hôpital, et savoir suppléer rapidement à un plat manqué ou brûlé, accident inévitable, malgré le service le mieux organisé, mais dont les malades ne doivent pas être victimes.

Le régime devrait être considéré comme un facteur de guérison ; malheureusement, par une économie administrative mal entendue, la nourriture des malades leur est trop souvent inappropriée, de sorte qu'il en résulte un gaspillage considérable, et aussi la nécessité de fréquents « extras ».

La variété dans la nourriture est un besoin impérieux de l'organisme, une condition essentielle de santé, et les malades, plus qu'aucun autre, en ont besoin. Leurs soi-disant « fantaisies » sont bien souvent des indications utiles. Il est beaucoup d'états gastriques où les malades peuvent digérer toutes sortes d'aliments non prévus dans les régimes réglementaires. Observer l'effet de la nourriture sur les malades est souvent plus utile que de s'en rapporter à des analyses de laboratoires, et c'est là un des devoirs les plus importants du personnel soignant, qui doit renseigner le chef de service, lequel, ne venant dans les salles qu'une fois par jour, ne peut s'en rendre compte par lui-même. Ce devoir bien rempli serait un grand avantage pour le malade et un aide précieux pour le médecin. Beaucoup de malades dépérissent faute d'une nourriture préparée de façon qu'ils puissent la digérer et présentée aux heures où ils seraient plus susceptibles de la prendre ; une infirmière ne doit pas non plus oublier que ce n'est pas du volume que dépend la valeur nutritive, et qu'il ne faut pas fatiguer inutilement un estomac malade. Si un malade

---

les externes font des pansements dans les salles, aux heures de repas, sans parler des malheureux malades, appelés à la salle d'examen à ce moment-là. L'assiette reste à côté du lit, et ensuite le malade trouve sa portion refroidie, qu'il effleure à peine..... la souffrance ou l'émotion ont été substitués au repas si nécessaire.

ne peut se nourrir lui-même, la nurse devra venir à son aide, évitant de le faire parler, elle lui racontera des choses diverses, étrangères aux aliments. En alimentant un malade, il faut bien éviter de laisser tomber sur lui, sur son linge ou sur son lit, des aliments solides ou liquides, ce qui est toujours pénible à l'alité et lui fait souvent redouter et repousser toute nourriture.

Un préjugé populaire attribue au bouillon la propriété d'être l'aliment le plus nourrissant ; c'est là une erreur, mais il est certain qu'il convient admirablement à certains états, devenant tout à fait insuffisant, dès que la convalescence commence. La viande ne doit pas être alors prise exclusivement, mais de front avec les légumes, essentiels à la bonne santé. Le lait est, de tous les aliments, le plus précieux pour les malades, mais il doit être surveillé minutieusement par la nurse, car il est de conservation délicate. Le beurre est la plus légère des graisses animales et favorise l'absorption du pain, ainsi que le fromage.

Certains malades sont souvent altérés : c'est un besoin physiologique qu'il ne faut pas méconnaître et les pourvoir de boissons appropriées. Il ne faut pas qu'une nurse s'en rapporte uniquement au traitement et au régime, pour relever les malades ; parfois c'est une question de chaleur, et il faut les surveiller attentivement, d'heure en heure, ou plus souvent encore, et les bouillottes, flanelles chauffées, boissons chaudes, aideront à parer au refroidissement qui se produit bien souvent aux dernières heures de la nuit, moment critique dans les maladies graves.

Une des conditions les plus essentielles d'une bonne nurse, c'est qu'elle ait l'*esprit d'observation*. Celles qui déclarent n'avoir vu aucun indice d'une rechute, d'une attaque, d'une issue fatale, *paraissant soudaine*, sont des personnes qui ne sont pas douées de la qualité la plus précieuse d'une infirmière.

Observation.

Dans l'état complexe de la société, la mort n'est pas toujours la résultante d'une lésion organique, mais est souvent amenée par une cause importante : de la faiblesse, de l'epuisement, de l'agitation, à laquelle on n'a pas immédiatement paré, et qui, ne trouvant pas la résistance nécessaire dans un organisme détraqué, a amené la mort.

C'est dans l'omission de ces petits soins, résultant du manque d'observation intelligente, que se trouve le secret de bien des décès, paraissant réduire à néant une médication savante.

La surveillance des malades, la nuit, est extrêmement importante,

Veilles.

et il n'y a pas de plus grande erreur que d'en charger des personnes, venant de faire un service diurne, ou moins capables que celles assurant le service de jour. Ne pas accorder au personnel nocturne un repos absolu, c'est compromettre chez lui un des ces trois facteurs : santé, capacité ou sobriété, tous parfois.

Une veilleuse qui n'aura pas dormi durant la journée qui précède, sera tentée de boire, ou sommeillera, et, en tous cas, sera incapable de surveiller attentivement ses malades, et ce ne seront pas les plus affaiblis qui l'avertiront du danger qu'ils courent.

Ce n'est point une économie que de ne pas avoir un personnel spécial pour la nuit, car le service des veillées fait par le personnel diurne, non seulement est mal assuré, mais compromet encore la bonne exécution du service de jour. Il est indigne de penser que certains hôpitaux font toujours faire le service nocturne par le personnel de jour (1). Comment s'étonner alors qu'ils ne puissent pas avoir un personnel convenable, intelligent, capable de bien remplir sa tâche ?

Non seulement le service de nuit doit être fait par un personnel spécial, mais ce dernier doit être logé à part, dans une partie très tranquille de l'établissement, pour lui permettre de dormir le jour.

Intérêts du malade.

Tout dans un hôpital, doit être organisé de telle sorte que le bien-être des malades, souvent leur vie, ne puissent être compromis par une cause indépendante de leur état.

Le médecin doit pouvoir exercer librement son art sans être entravé par des obstacles administratifs, et le personnel doit toujours pouvoir remédier rapidement à tout ce qui compromet le bien-être des malades.

Dans un hôpital où le service est bien assuré, il doit y avoir toujours une personne intelligente, responsable de la marche de l'établissement et assez puissante pour pouvoir remédier immédiatement à toute cause de malaise pour les hospitalisés.

Le service d'une salle de malade doit être organisé de façon à pouvoir marcher aussi bien la nuit que le jour, ou malgré le remplacement subit de la surveillante, malade ou obligée de partir.

_____

(1) C'est malheureusement une habitude très commune en France, en Italie et en Suisse, où les veillées sont faites à tour de rôle par des infirmiers, infirmières généralement incapables (un pour 60 lits), une religieuse veillant seule pour surveiller (?) tout l'hôpital. C'est le système des religieuses catholiques. A Saint-Loup, les diaconesses veillent à tour de rôle, sans repos réglementaire le lendemain.

La personne qui jouit à la pensée que son absence est ressentie est coupable, car elle fait souffrir les malades par orgueil. Une surveillante doit au contraire mettre son amour-propre à organiser le service de la salle (provisions, linge, registres, comptes), de telle sorte que tout puisse au besoin être dirigé par une autre personne, sans que les malades aient à subir le contre-coup du changement.

Les malades ont besoin d'un repos d'esprit absolu. Ils doivent pou- *Repos d'esprit.* voir se décharger sur le personnel de toutes les préoccupations inhérentes à leur maladie qu'ils ne sont pas capables de supporter, car un malade ne doit pas penser à son état, il ne doit pas s'observer, s'analyser pour répondre aux questions des médecins ; c'est au personnel de leur fournir des renseignements précis et complets, quant à l'état du malade en leur absence.

Si une nurse est incapable d'observer son malade, elle n'a plus sa raison d'être et peut même devenir nuisible en déroutant le médecin et l'influençant par son appréciation, ce qui peut être très grave s'il s'agit de jeunes enfants ne pouvant pas rectifier l'erreur. Mais il est aussi des malades adultes trop craintifs, trop polis ou trop affaiblis, pour pouvoir discuter l'affirmation erronée de la nurse. Une nurse dont la faculté d'observer n'est pas développable, ferait bien mieux de renoncer à cette carrière, où, malgré tout le dévouement qu'elle peut avoir, elle risquera de compromettre le traitement des malades par défaut de cette qualité d'observation, dont l'absence peut se manifester de deux manières : insuffisance de renseignements, ou renseignements inexacts, ces derniers étant coupables. La nurse doit toujours assister à la visite du médecin ou de l'interne pour recevoir leurs instructions et répondre à leurs questions d'une manière claire et concise. Dire la vérité, rien que la vérité, n'est pas toujours chose facile, et pour cela il faut joindre à l'esprit d'observation une bonne mémoire, et savoir aussi distinguer les symptômes importants des futiles, afin de pouvoir fournir au médecin des renseignements exacts, clairs, sans équivoque. Par exemple, à la question : « Ce malade a-t-il *Interrogatoire* bien dormi cette nuit ? » Répondre le nombre d'*heures* de sommeil et *médical.* dans quelle partie de la nuit. « A-t-il bon appétit? » Spécifier la quantité de nourriture absorbée et savoir distinguer le malade qui manque réellement d'appétit de celui qui *craint* de manger, faute d'un régime approprié. « A-t il de la diarrhée? » Indiquer le nombre de selles et leur nature ; répondre simplement : oui ou non, aux questions du médecin, c'est lui donner seulement votre opinion, et ce n'est pas sur elle, mais sur l'état du malade, dont il est seul juge, qu'il doit baser son traitement.

Il n'y a peut-être pas de carrière où le bon sens et le jugement soient plus nécessaires que dans celle de la nurse.

Tout comme dans une maison particulière, c'est de la mère que dépendent l'hygiène et souvent la vie de ses enfants ; la nurse, dans sa salle, est responsable du bien-être, du repos d'esprit et de la réussite du traitement des malades. Elle ne doit pas se borner à soigner le malade ; il faut qu'elle sache gagner sa confiance, le rassurer, lui donner le calme favorisant la guérison, car si elle s'inquiète du corps, en négligeant l'esprit, elle ne fait que la moitié de son devoir.

Particularités des malades.

Il faut aussi qu'elle apprenne à connaître les idiosyncrasies des malades, ceux qui sont heureux qu'on les plaigne, et ceux qui préfèrent supporter silencieusement leurs souffrances ; elle doit savoir suppléer délicatement à leur faiblesse croissante, leur évitant ainsi une syncope de faiblesse ou de réaliser cruellement l'aggravation du mal. Elle doit savoir reconnaître le malade qui cherche à en imposer au médecin sur son état pour prolonger inutilement son séjour à l'hôpital, et le malade présentant des souffrances d'ordre nerveux. Elle doit savoir noter les symptômes se produisant aux heures où le médecin est loin, l'état du pouls notamment, lequel donne la nuit des indications différentes de celles de l'heure de la visite, et dont la connaissance peut fournir au médecin des renseignements utiles, signalant la possibilité d'une issue fatale si l'épuisement n'est pas combattu.

Toute nurse doit être capable de remplir un rôle de *confiance* auprès d'un malade ; il faut que le médecin puisse faire d'elle son bras droit. Elle ne doit être ni *bavarde*, ni *médisante*, et ne doit parler de ses malades qu'aux personnes qui ont le droit d'être tenues au courant de leur état. Il est inutile de dire qu'elle doit être dévouée, parfaitement honnête, pleine de respect pour sa carrière, sachant que bien souvent la *vie* des malades dépend de ses soins.

Qualités de la nurse.

Il faut qu'elle ait l'*esprit observateur*, qu'elle soit *ordonnée* et *soigneuse*, *intelligente*, *active* et de *toute moralité*,

Croire qu'on peut se faire nurse, faute de mieux, c'est une grande erreur, que bien des personnes se garderaient de faire, si elles connaissaient la question telle qu'elle est.

Apprendre les lois qui régissent la vie et la mort des hommes, l'hygiène d'une salle de malades, ne sont pas choses faciles, pouvant venir par inspiration, et ce n'est pas le fait d'avoir prononcé des vœux religieux qui vous les font connaître.

Bien dresser les nurses, c'est faciliter la tâche des médecins, souvent la raccourcir, ce dont ils seront sûrement très heureux. C'est éviter aussi que les nurses ne s'érigent en médecin, croyant tout savoir dans leur ignorance, et traitant les malades en cachette, sans se douter du mal qu'elles leur font.

Mais le seul moyen de bien instruire une nurse, c'est de la faire travailler dans une salle d'hôpital : les livres seuls ne peuvent enseigner ces fonctions, la pratique est essentielle, et c'est là qu'elle apprendra la vraie discipline, la *discipline intelligente*. Pourtant, il ne faut pas que les nurses soient astreintes à faire de gros travaux de récurages ou autres, ne nécessitant pas leur intelligence ou leurs aptitudes. Les obliger à faire ce que des gens grossiers exécuteraient tout aussi bien, c'est sacrifier un temps plus utilement employé auprès des malades, c'est abaisser la profession, c'est en éloigner celles qui l'honoreraient.

Instruction hospitalière.

II

LES NURSES

Les pages qui précèdent montrent à quelle hauteur Florence Nightingale place les fonctions de gardes-malades, combien elle les considère importantes, complexes et délicates. Il est évident que, seules des personnes de bonne éducation peuvent faire face à toutes ces exigences, mais pour les obtenir, la première école fut organisée de manière à leur rendre possible la vie hospitalière, aussi les élèves ne tardèrent pas à affluer et même à surabonder.

L'École de Nurses était destinée à pourvoir de gardes-malades capables les hôpitaux et les malades à domicile. Cette École fut attachée à un hôpital, condition essentielle à une institution de ce genre, et ce fut l'hôpital Saint-Thomas qui eut l'honneur d'être choisi, il possédait 569 lits.

La première école.

Cette École, ouverte en juin 1857, peut recevoir actuellement cinquante élèves par an.

Pour être admise, il faut être âgée de vingt-quatre à trente-trois ans, être célibataire ou veuve sans charge, avoir reçu au moins une bonne instruction primaire (1), posséder une bonne vue, une bonne ouïe et une santé normale.

Conditions d'admission. Les élèves sont placés sous l'autorité suprême d'une *matron* (2), laquelle est nommée à ce poste par le vote du Conseil d'administration. C'est toujours une femme de grande capacité, instruite, intelligente, appartenant à une classe sociale distinguée et *ayant parcouru toute la filière hospi-*

Direction. *talière.* C'est elle qui admet (3) ou renvoie les postulantes et dirige tout le personnel des salles de malades, dont elle est responsable vis-à-vis des docteurs et de l'administration ; elle a aussi la surveillance de la lingerie, buanderie, cuisine, etc.

Dans leur habitation, les élèves sont surveillées par une *home sister* (4) et, dans les salles, elles sont placées sous la direction d'une *ward sister* (5) et, en son absence, sous celle de la *staff-nurse* (6), qui sont toutes d'anciennes élèves ayant obtenu ces grades.

---

(1) La plupart des hôpitaux exigent actuellement l'instruction courante des jeunes filles bien élevées ; dans les établissements d'aliénés, on recherche les musiciennes, et pour les hôpitaux de la marine et de l'armée, celles qui connaissent au moins une langue étrangère.

(2) Appellation équivalente au titre de Mère Supérieure, toujours non mariée ou veuve, comme d'ailleurs toutes les personnes de n'importe quel degré, faisant partie du personnel secondaire des hôpitaux britanniques.

(3) La postulante, après avoir répondu d'une manière satisfaisante à une série de questions écrites, est soumise à une entrevue avec la matron, laquelle juge de son aptitude à la carrière et la fait examiner immédiatement par le médecin qui certifie si elle est dans un état de santé qui lui permette d'être inscrite sur la liste des candidates aux futurs postes vacants.

(4) Sœur du foyer.

(5) Sœur de la salle de malades.

(6) Infirmière diplômée.

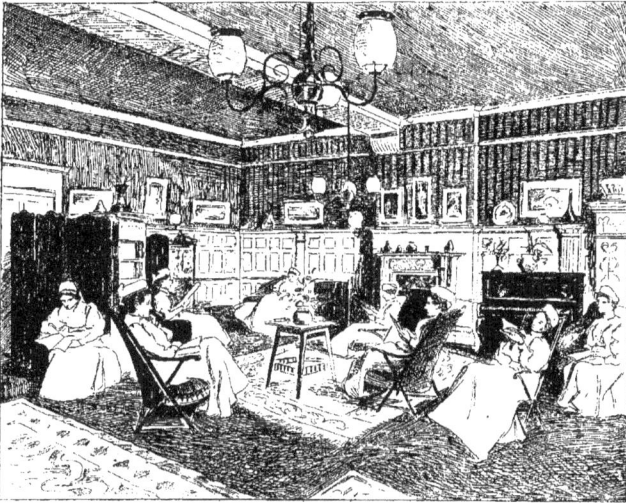

Fig. 19. — Salon des Nurses au « London Hospital. »

Logement. Un des pavillons (1) de l'hôpital Saint-Thomas est consacré au logement des élèves; chacune d'elles a sa chambre particulière (2), et une belle salle de bain, au même étage, leur est réservée. Dans un vaste *hall*, artistement décoré, elles prennent leurs repas, toujours servis en plusieurs séries, afin que les salles de malades ne soient jamais abandonnées par le personnel.

Un joli salon, muni d'une bibliothèque médicale et générale et d'un petit musée médical, leur est réservé.

Costume. Le costume des élèves est uniforme et composé de robes de coton de couleur claire, vastes tabliers blancs à bavettes bien apprêtés, cols et manchettes blanches, bonnet blanc, assez coquet. En principe, ce costume doit dénoncer la moindre saleté; être facile à laver (3) et repasser, simple à revêtir, commode au point de vue du travail et agréable à la vue.

Il est légèrement modifié selon le grade que possède la nurse.

Il y a aussi un uniforme de ville, mais le port n'en est pas obligatoire et les élèves peuvent s'habiller à la mode du jour pendant leurs heures de liberté. Certains établissements préfèrent même que leurs nurses se mettent en « civil » pour

(1) L'hôpital Saint-Thomas fut rebâti en pavillons séparés, d'après les conseils de Florence Nightingale, qui avait admiré ce système à l'hôpital de Lariboisière.

(2) Dans beaucoup d'hôpitaux, les élèves sont logées dans des grands dortoirs; chaque lit, armoire, table et toilette étant entourés de rideaux, forment des chambrettes avec parois à mi-hauteur. Mais on tient de plus en plus à leur donner des chambres à chacune; aussi beaucoup d'hôpitaux qui n'ont pas la place voulue, logent leur personnel dans une maison particulière d'une rue adjacente.

(3) La reine Victoria en remettant, en 1883, la Croix Rouge Royale à une nurse du grand hôpital militaire de Netley, lui dit en touchant sa robe grise: « Cette étoffe me plaît, mais vous ne devriez porter que des tissus lavables »; la nurse la rassura, car c'était en effet une étoffe se lavant très facilement.

sortir, ce qui les oblige à changer de robe, mesure hygiénique autant pour elles que pour les personnes qu'elles rencontrent.

Le stage est d'un an (1), et, à moins de raisons majeures pendant trois ans après, les élèves sont moralement tenues d'accepter les postes qui leur sont désignés par le Comité de l'Ecole.

Les élèves se divisent en payantes et payées ; elles sont toutes logées et nourries. **Conditions.**

Les premières payent une prime de 1,300 francs pour faire l'apprentissage d'un an sans engagement subséquent ou 750 francs en restant en fonction à l'hôpital pendant un an après la terminaison du stage préparatoire.

Les élèves payées touchent, pendant l'année de stage, une somme de 250 francs, et les années suivantes 500 francs au minimum, pouvant graduellement s'élever suivant les années de service.

Enfin, les élèves des deux catégories reçoivent pendant l'année d'apprentissage 100 francs en vêtements (uniforme de l'hôpital), plus 120 francs pour blanchissage.

Les élèves suivent le programme ci-après :

Elles sont de service dans les salles de malades pendant neuf heures et demie chaque jour, elles ont droit à huit heures de sommeil, deux heures de sortie par jour (2) et un jour de congé par mois. Après la première année elles ont en plus trois à quatre semaines de vacances en été et une à deux semaines en hiver. **Horaire.**

(1) Les bonnes écoles exigent, en général, trois ans de stage et un an de service après obtention du diplôme.

(2) Si la nurse s'abstient de sortir, la directrice du home lui en demande la raison, car on tient extrêmement à ce que les gardes-malades sortent tous les jours. A Londres, c'est généralement sur l'impériale des omnibus qu'elles font leur promenade, prenant l'air sans fatigue.

Les élèves travaillent dans les salles sous la direction de *deux anciennes élèves ;* soit une salle de trente lits d'enfants (1), le personnel sera ainsi composé :

SERVICE DIURNE

Une *ward-sister* (sœur ayant parfois deux salles sous sa surveillance);
Une *staff-nurse* (infirmière diplômée);
Trois *probationers* (élèves-infirmières);
Une *ward-maid* (servante de la salle).

SERVICE NOCTURNE

Une *staff-nurse* (infirmière diplômée);
Une *probationer* (élève-infirmière);
Une *night-sister* (sœur de nuit), surveillant *toutes* les salles de l'hôpital.

Notons en passant que le personnel chargé du service nocturne, l'est pendant trois mois de suite afin que les veilleuses puissent bien prendre l'habitude de dormir le jour et ne soient pas fatiguées par ce genre d'occupation (2).

Chaque élève fait trois mois de service de nuit pendant son année de stage.

Voici quels sont les qualités et devoirs requis des élèves (3):

Devoirs des nurses.

« ON EXIGERA QUE VOUS SOYEZ : ponctuelle, tranquille et ordonnée, propre et soignée, méthodique et active, patiente, gaie et bonne, soigneuse et digne de confiance.

(1) Nous trouvons au *Great Ormond Street Hospital* (enfants) ce règlement digne d'être noté: a) *Il n'y a pas d'excuse valable pour une nurse qui a frappé un malade.* b) *Aucune raison ne peut justifier l'acceptation d'argent des parents et amis des malades.*
L'une ou l'autre de ces fautes sera suivie du renvoi immédiat de la nurse.
(2) Par mesure hygiénique, on exige qu'elles dorment avec le *jour* dans leur chambre, l'organisme humain, ne pouvant être privé impunément de la lumière solaire; elles dorment pendant huit heures, prennent l'air pendant trois heures par jour et ont quarante-huit heures de congé chaque deux mois. Les veilleuses sont de service dans les salles de 9 h. 30 du soir à 8 h. 30 du matin. Elles déjeunent à 8 h. 45 du soir, prennent le lunch et le thé dans l'office de la salle et dinent à 9 heures du matin.
(3) D'après le règlement du KING'S COLLEGE HOSPITAL.

ON S'ATTEND A CE QUE VOUS DEVENIEZ EXPERTE :

1° Dans le pansement des vésicatoires, brûlures, escarres, plaies, dans l'application des fomentations, cataplasmes et petits pansements, l'enlèvement des emplâtres, l'application des sangsues, l'administration des injections hypodermiques.

2° Dans l'administration des lavements aux hommes et aux femmes, dans l'emploi du cathetère pour femme, dans l'application des ceintures hypogastriques et herniaires et les pansements utérins.

3° Dans le soin des malades impotents, i. e. changement de vêtements et de lits, propreté du corps, alimentation, entretien de la chaleur ou de la fraîcheur, prévention et pansements des escarres, variétés de positions.

4° Dans les bandages, préparation des bandages, coussinets, rembourrage des attelles et gouttières, etc.

5° Dans la façon de faire les lits de malades et la manière de changer les draps, le malade étant dans le lit.

6° Dans le service de la salle d'opération, des opérations et de tout ce qui les concerne.

7° Dans la préparation des extraits de viande, l'arrowroot, les plats aux œufs, les entremets, les boissons, etc., et tout ce qui peut être utile aux malades.

8° Dans la ventilation des salles, dans l'entretien de la propreté la plus exquise et dans l'emploi des désinfectants dans tous les ustensiles à sécrétions (1).

9° Dans l'observation attentive des divers points suivants concernant les malades: Sécrétions, expectorations, pouls, peau, appétit, délire, respiration, sommeil, état des plaies, éruptions, inflammations, effet du régime, des stimulants et des remèdes, signes précurseurs de la mort.

10° Dans tout ce qui concerne le soin des convalescents. »

A ces enseignements pratiques donnés continuellement dans les salles de jour et de nuit, par la *Ward Sister* et par la *Staff Nurse*, dans toutes les phases d'un service hospitalier,

---

(1) La servante de la salle lave la vaisselle, mais ce sont les nurses elles-mêmes qui doivent s'occuper de l'entretien des bassins de lits, pieds de bœufs, crachoirs, etc., dont la propreté est considérée d'une importance médicale.

14

sont ajoutés des cours auxquels les postulantes assistent pendant quatre heures par semaine. Ces leçons portent sur l'anatomie, la physiologie, la pharmacie, l'hygiène, etc., etc., et sont faits par deux professeurs de clinique, la *Matron* et la *Home sister*. Au bout de neuf mois, l'élève doit subir un examen (1), portant sur l'enseignement pratique et théorique.

La fondation de cette Ecole répondait à un besoin si réel que d'autres hôpitaux ne tardèrent pas à ouvrir des institutions analogues, et actuellement beaucoup diffèrent du modèle primitif, et sont plus sévères quant aux conditions d'admission, au programme d'instruction, à la durée des études et au nombre d'examens.

Statistique des écoles.

	Etablissements ayant :	
	plus de 100 lits	moins de 100 lits
Londres............	41 écoles	64 écoles
Provinces..........	71 —	233 —
Ecosse.............	13 —	33 —
Irlande............	10 —	30 —
Colonies...........	6 —	4 —
	141 — +	364 = 505 écoles(2)

Nous trouvons dans trente-huit établissements à Londres, de la première catégorie, un personnel total de 2,648 membres, affectés au soin de 16,480 lits (3). Dix de ces établissements ont entre eux une moyenne de 229 places vacantes par an pour lesquels 8,356 demandes ont été reçues (4).

(1) La plupart des Ecoles font subir, maintenant, des examens oraux, écrits et pratiques.

(2) Nous établissons cette statistique d'après *The Nursing Profession, how and where to train*, par Sir Henry Burdett, K. C. D. (*The Scientific Press*, London, 1899).

(3) *Exclusivement* affectés aux soins des malades. En France, on compte habituellement avec le *personnel infirmier* toutes les personnes occupées à la lingerie, buanderie, cuisines, cellier, tisanerie, chauffage, bains, désinfection, jardin et loge. Ce n'est donc qu'une petite partie du personnel secondaire qui s'occupe réellement de soigner les malades.

(4) Chilsea Infirmary, Great Northern Central Hospital, Guy's, Hospital, Lewi-

La moyenne des salaires est peu élevée. Quelques hôpitaux Rémunération.
ne rémunèrent pas les élèves pendant la première année (1),
et ne leur donnent que l'entretien et parfois le costume, d'autres établissements leur donnent aussi une somme d'environ
150 fr. par an.

La deuxième année, la rémunération est généralement de
375 fr., et la troisième année de 500 fr., pouvant ensuite s'élever selon les années de service, mais ne dépassant que bien
rarement, 1.250 fr.

Dans quelques hôpitaux on réserve un certain nombre de
places à des élèves payantes (2), exemple :

UNIVERSITY COLLEGE HOSPITAL (lits 210) :

	Elèves payantes	Elèves non payantes
1re année prime (3).....	750 fr.	salaire .... nul
2e — —	500 fr.	— .... nul
3e — —	375 fr.	— .... nul
4e — —	nul	— .... 625 fr.
5e — —	nul	— .... 825 fr.

Cet hôpital reçoit environ 1500 demandes d'admission par
an (4).

sham Infirmary, London Hospital, Mile End Infirmary, St-George's Hospital
Ste-Marylebone Infirmary, St-Pancras Infirmary, West London Hospital (Burdett's Official Nursing Directory, 1899).

(1) St-Pancras Infirmary, Royal Free Hospital, King's College Hospital
Charing Cross Hospital, Westminster Hospital, Whitechapel Infirmary, à
Londres.

(2) De ce nombre nous avons à *Londres* les Ecoles suivantes : Charing Cross,
Guy's Hospital, Kings's College Hospital, London Hospital, London Temperance
Hospital, Middlesex Hospital, St-Thomas Hospital, Royal Free Hospital,
St-Barthelomew's Hospital, St-Mary's Hospital, University College Hospital,
Seamen's Hospital.

(3) Les primes sont payables d'avance par trimestres ou semestres et ne sont
pas remboursées si l'élève n'achève pas son stage.

(4) *The Nursing Profession*, par Sir Henry Burdett, K.C.B, p. 40.

KING'S COLLEGE HOSPITAL (lits 220) :

	Élèves payantes	Élèves non payantes
1re année prime...	1040 fr.	salaire.... nul
2e — —	520 fr.	— .... 375 fr.
3e — —	nul	— .... 500 fr.
4e — . —	nul	— .... 750 fr.
5e — —	nul	— .... 825 fr.
6e — —	nul	— .... 900 fr.

Les directrices de salles touchent 875 fr. à 1,250 fr. (max). Cet hôpital reçoit annuellement 700 demandes pour les postes d'élèves non payantes et 200 demandes pour les postes d'élèves payantes (1).

LONDON TEMPERANCE HOSPITAL (lits 120) :

Élèves payantes	Élèves non payantes
1 an, prime... 1250 fr.	1re année, salaire ... nul
	2e année, salaire ... 375 fr.
3 ans, prime.. 750 fr.	3e année, salaire ... 500 fr,

Sur 21 élèves cet hôpital en reçoit 12 de payantes.

WESTMINSTER HOSPITAL (Lits 205)

Élèves payées

1re année........	salaire	nul
2e —	—	fr. 500
3e —	—	fr. 550
4e —	—	fr. 600

Cet hôpital, comme beaucoup d'autres (2), possède cent

(1) The Nursing Profession, p. 22.
(2) Guy's Hospital, Trained Nurses Institution. 87 nurses
Hampstead Hospital, The Nursing Institution. 20 —
Hospital for Consumption, Private Nursing Staff. 30 —
Hospital for sick children, Private Nursing Staff. 25 —
London Homeopathic Hospital Nursing Institution. 30 —
London Hospital Trained Nurses Institution. 70 —
Middlesex Hospital Trained Nurses Institute. 30 —
St-Barthelomews Hospital Trained Nurses Institution. 27 —

trente élèves ayant obtenu leur diplôme, lesquelles sont entretenues par l'hôpital dans un logement distinct, ont un salaire fixe de fr. 635 à 1,000, selon le nombre d'années de service, et vont soigner seulement les malades payants en ville, pour le compte de l'administration hospitalière.

QUEEN CHARLOTTE LYNG-IN HOSPITAL (Lits 55)
Élèves toutes payantes

Prime	393 fr. 75
Durée............................	Trois mois.
Salaire	Nul.

(36 élèves)

Chaque élève doit être munie de quatre robes en *piqué blanc* et douze tabliers avec grande bavette. (Service obstétrical exclusif).

Il est inutile de multiplier au delà les exemples pour montrer le système des infirmières rémunérées et des infirmières non payées dont l'entretien, grâce aux primes, n'est même pas à la charge de l'hôpital.

Les élèves payantes sont généralement astreintes aux mêmes travaux, elles jouissent d'un peu plus de loisirs, et sont parfois exemptées du service nocturne, mais dans les plus grandes écoles de Londres elles sont absolument traitées comme les autres élèves, quel que soit leur rang social (1).

Le fait de payer leur instruction à l'hôpital, permet aux élèves de ne pas attendre si longtemps leur admission à l'École, une fois inscrites. Dans la plupart des hôpitaux, les

(1) La fille de l'ex-ambassadeur de S. M. Britannique en France, Lord Dufferin, vient d'entrer au *London Hospital* comme élève-nurse; beaucoup de jeunes filles de la plus haute noblesse ne craignent pas d'aller ainsi soigner les pauvres malades.

élèves ordinaires doivent s'inscrire parfois six mois d'avance pour obtenir une place.

Ce système d'élèves nurses *payantes* constitue pour les hôpitaux une source de revenu sérieuse comme le démontrent les exemples suivants.

Voici quels ont été les encaissements en 1897 de ce chef, pour le :

London Hopital Nursing School........	fr.	19.500
Guy's Hospital Nursing School.........	fr.	25.775
St-Bartholomew's Nursing School......	fr.	35.775
St-Mary's Hospital Nursing School.....	fr.	6.950
King's College Hospital Nursing School..	fr.	8.150 (1)

Pendant cette même année 1897, les hôpitaux d'Angleterre, d'Écosse et d'Irlande ont encaissé 339,125 fr. en retour de l'instruction donnée aux élèves nurses payantes.

Ainsi, une partie du personnel soignant rémunérant l'hôpital au lieu d'en recevoir un salaire, il est facile d'avoir un grand nombre de nurses, lesquelles sont généralement dans la proportion d'*une pour trois malades et demie*, mais ce chiffre n'est pas à comparer avec les statistiques françaises qui comptent dans le personnel infirmier *tous les employés des services accessoires.*

Prix de revient des lits. Dans les conditions ci-dessus le prix de revient des mêmes hôpitaux est pour chaque lit constamment occupé toute l'année de :

London Hospital......................	fr.	2.212 50
Guy's Hospital.......................	fr.	1.981 65
St-Bartholomew's Hospital............	fr.	3.200
St-Mary's Hospital................	fr.	2.390
King's College Hospital..	fr.	2.512

(1) Ces statistiques sont relevées dans l'annuaire des Hôpitaux : *Burdett Hospitals and Charities, 1899. The Year Book of Philanthropy and Hospital Annual* (*The Scientific Press,* London).

Après obtention du diplôme, beaucoup de nurses quittent les hôpitaux et s'établissent pour leur propre compte, ou se joignent à des institutions qui leur donnent le logement et l'entretien avec un salaire fixe, et les envoient, selon leur caractère commercial ou philantropique, soigner des clients en ville ou les pauvres à domicile. D'autres restent dans l'établissement pour monter en grade et avoir le droit de poser leur candidature pour les postes de « matron », dans d'autres hôpitaux.

On a peine à comprendre, en considérant la rémunération accordée au personnel secondaire des hôpitaux, la surabondance de postulantes à cette carrière, étant donné que ces femmes n'ont point la ressource du couvent en cas d'invalidation pour finir leurs jours en sécurité (1). Mais la femme seule, la jeune fille de bonne éducation, ont trouvé là une carrière où elles peuvent honorablement gagner leur vie tout en donnant libre cours à leurs aptitudes féminines, sans avoir d'autre part l'obligation de renoncer à la possibilité d'un mariage futur, destinée naturelle de la femme. *Surabondance de postulantes.*

D'une moralité reconnue de tous, elles savent avec dignité et bonté soigner tous les malades, *quel que soit leur sexe* ou leur âge et *quelle que soit la maladie* dont ils sont atteints. *L'infirmier* n'existe pas dans les hôpitaux de Londres, lesquels ont seulement des domestiques ou « porters », simples hommes de peine pour faire les gros ouvrages, monter *Moralité et capacité.*

(1) Il a été créé un certain nombre d'assurances ou de pensions pour la vieillesse et en cas de maladie. La principale est la *Royal National Fund for Nurses*, fondée en 1888, avec un capital de fr. 500,000 et 500 nurses. Cette Société *coopérative* possède actuellement un capital de fr. 10,000,000, a émis plus de 5,000 polices ayant payé, pendant les quatre dernières années, fr. 150,000, pour indemnités de maladie, et consacré fr. 75,000 à des nurses se trouvant dans le besoin. Quelques institutions assurent leurs nurses pour leur vieillesse. Cette société reçoit à titre d'épargne les plus minimes sommes versées par les nurses, jusqu'à concurrence du chiffre nécessaire pour l'achat d'une police d'assurance.

le charbon, laver les murs et les vitres, et qui ne s'approchent des malades que pour porter leur brancard toujours sous la surveillance d'une nurse.

Service
nocturne.

De la capacité et de l'abondance de ce personnel secondaire a résulté le *service nocturne* des malades, lequel n'existe qu'à l'état rudimentaire ailleurs. Ici les hospitalisés peuvent voir sans inquiétude s'approcher la nuit; ils savent qu'ils ne seront pas moins surveillés et entourés aux heures où les ténèbres ajoutent leur contingent d'angoisses inévitables aux souffrances habituelles des malades. Tout comme la maladie, les souffrances ne font point trêve la nuit, le personnel soignant ne disparaît pas (1) et rien ne peut mieux montrer cette continuité harmonieuse de la sollicitude dont les malades sont l'objet, que les rapports reliant les unes aux autres les diverses phases diurnes et nocturnes de ce service hospitalier.

Dans chaque section de malades comprenant une ou deux salles, selon le nombre des lits, la veille est assurée par une nurse diplômée et une ou deux élèves. Chaque soir la sœur placée à la tête du service remet à cette nurse des instructions sur les malades, et chaque matin cette dernière lui fait un rapport sur les faits de la nuit. Nous donnons ci-après les rapports diurnes et nocturnes de deux salles, l'une médicale et l'autre chirurgicale comme exemple (2).

SALLE NORTHUMBERLAND (5 décembre 1899)

Rapport diurne.

RAPPORT DIURNE

(*Hernic.*) N° 1. — Opéré aujourd'hui : Pansement non

(1) De même les repas sont toujours servis en plusieurs séries, afin d'éviter l'abandon momentané des salles par le personnel compétent.
(2) Ces quatre rapports sont pris au hasard dans ceux de l'hôpital Westminster à Londres.

taché, P. U. (1) surveiller en cas d'hémorragie. Eau chaude 1 c.c. chaque heure, S. O. S. (2) Temp. 4 h. (3) M. S U. (4).

(*Appendicite*). N° 2. — Levé. Refait pansement. Haustus albus mane (5) 1 S. (6).

(*Varicocèle*). N° 3. — Levé. Haustus albus mane. 1 S.

(*Fract. com.*). N° 4. Comme d'habitude. Ac. borique en poudre sur la jambe. 1 S.

(*Fracture jambe*). N° 5. — Temp. 4 heures. Surveiller le dos. 1 S.

(*Appendicite*). N° 6. — Fils enlevés, a pris laxatif, répéter le matin, S. O. S. (7) Pourra avoir un œuf le matin.

(*Appendicite*). N° 8 — Diète des fébriles. Linct. Morphine 3 c.c. t. d. s. (8) surveiller attentivement le dos. 1 S.

(*Trachéotomie*). N° 9. — Application fréquente d'éponges chaudes à la gorge. 1 S.

(*Castration*). N° 10. — Potion pour la toux à minuit, si éveillé. 1 S.

(*Même salle*)

RAPPORT NOCTURNE
5 et 6 déc. 1899

(*Hernie*). N° 1. — Alimenté par lait et eau chaude, 5 c. c. A bu eau chaude. Urine 476 grammes. S. U. Temp. 37°8. Douleur moins intense. O. S. (9).

Rapport nocturne.

Nous ajoutons le diagnostic des malades qui n'existe pas sur ce rapport.
(1) N'a pas uriné.
(2) *Une cuillerée à café* chaque heure, *si nécessaire*.
(3) Prendre la température du malade chaque quatre heures.
(4) *Mesurer* la quantité et garder un *spécimen* de *l'urine*.
(5) Une certaine potion devant être prise le *matin*.
(6) Une selle.
(7) Si nécessaire.
(8) Trois fois par jour.
(9) Point de selles.

(*Appendicite*). N° 2. — A pris Haust albus. I. S.

N° 3. A pris Haust albus. O. S.

(*Fract. com.*). N° 4. — Comme d'habitude. I. S.

(*Fract. jambe*) N° 5. — Temp. 37°2. Crie et gémit pendant le sommeil, jambe douloureuse. I. S.

(*Appendicite*). N° 6. — A pris un œuf pour déjeuner. Cascara. O. S.

(*Varicocèle*). N° 7. — Comme d'habitude. I S.

(*Appendicite*). N° 8. — A bien dormi. Temp. 36°6. Dos frictionné avec pommade oxyde de zinc. I. S.

(*Trachéotomie*). N° 9. — Rien de nouveau. I. S.

(*Castration*). N° 10. — Rien de nouveau. I. S.

SALLE HARPER

RAPPORT DIURNE

(5 déc. 1899)

(*Empyème*). N° 135. — Pansé, nouvelle potion t. d. s. Cognac comme devant.

(*Gastrite*). N° 137. — Cognac et alimentation fréquente, comme d'habitude. 3 S.

(*Rhumatisme*). — N° 138. Alimentation fréquente, nouvelle potion t. d. s. A pris calomel IV gr. (1). Haust albus mane.

(*Hémiplégie*). N° 132. — Comme précédemment, a pris laxatif. O. S.

(*Cardiaque*). N° 140. — Cognac et potion comme d'habitude.

(*Entérite*). N° 141. — Cognac 2 c. c. à dix h., deux h. et six h. Alimentation fréquente. I. S.

(*Néphrite*). N° 142. — A pris pilocarpine. Vomissement. A pris poudre. I. S.

---

(1) *Gr.* « grains » dont 15 1/2 équivalent à un gramme.

(*Gastrite*). N° 143. — Beaucoup mieux, part demain.

N° 144. — A pris lavement, résultat insignifiant. Alimentation fréquente.

(*Même salle*)

RAPPORT NOCTURNE

(5-6 déc. 1899)

N° 135. Cognac. Alimentation fréquente. Toux.

N° 136. A dormi passablement.

N° 137. Alimentation fréquente. Cognac. Agité. A.U.(1)3S.

N° 138. Alimentation fréquente. Potion. Agitée à cause des douleurs.

N° 139. A bien dormi. Est comme d'habitude.

N° 140. Cognac et potion toutes les quatre h. Vésicatoire pansé, stationnaire. O. S.

N° 141. Alimentation fréquente. Cognac. Bonne nuit. A. U. O. S.

N° 142. Alimentation fréquente. Pas de vomissements. Nuit passable. O. S.

N° 143. Bonne nuit.

N° 144. Alimentation fréquente. Pas de vomissements. A dormi passablement. O. S.

Les personnels des diverses salles de l'hôpital sont surveillés par la sœur veilleuse en chef, laquelle, chaque soir, reçoit de la *Matron* les instructions pour la nuit, d'après les renseignements qui lui ont été donnés par chaque sœur diurne. A son tour, la veilleuse en chef renseigne le lendemain matin la *Matron* en lui présentant un rapport qui peut

(1) A uriné.

servir aussi de contrôle aux rapports locaux de chaque salle ; en voici un exemple (1) :

Rapport nocturne général.

RAPPORT NOCTURNE GÉNÉRAL

(5-6 déc. 1899)

Aucune mort, pas d'accidents graves.

Nurses nocturnes vaillantes, sauf légers rhumes.

Récureuses et porteurs ont fait travail habituel (2).

Ramoneurs venus à quatre heures quinze. Salles Percy et Hallet, le porteur a balayé les murs à six heures.

Salle P. — L'opéré de l'orteil en marteau a bien dormi, l'enfant au lupus, agité, légère hémorragie, a avalé un peu de sang, mieux plus tard. Entrant aux calculs rénaux a un peu souffert, a dormi ensuite. Rein flottant a souffert, inj. hyp. morph. 1/6 gr. (3) soulagé. Autres malades comme d'habitude.

Salle Q. — L'entrant aux hémorrhoïdes a souffert, inj. hyp. morph. 1/4 gr., a dormi ensuite. Le nécrosé du maxillaire va mieux, respirait stertoreusement. Cas de Sims s'améliore grâce à balnéation, la plaie se cicatrice, sommeil excellent.

Salle A. — L'anévrisme et la cardiaque ont passablement dormi. La gastrite est mieux. L'anémique a eu des nausées, a beaucoup souffert, ne s'améliore pas. La névralgique a moins de douleurs. Le nerveux dort mieux.

Salle H. — L'enfant à l'empyème est mieux, a dormi. L'entérique a la diarrhée. Température s'abaisse (38°3) ; très faible, souffre. Jeune rhumatisante n'a pu se coucher que d'un côté, très faible, malaise. Cardiaque moins bien. Autre entérique faible et pâle, pouls faible. Néphrite a pris pilocarpine hier, pas de vomissements ; faible.

Salle L. — L'enfant cardiaque, très bruyant pendant son sommeil, dérange les autres. Emphysème, qui devait partir amélioré, a mal à la gorge. T. = 38°8. Autant de toux que de coutume dans la salle.

(1) Du Westminster Hospital (Londres).

(2) Personnel chargé de nettoyer de nuit les corridors, escaliers et salles de consultation. Les porteurs sont des hommes de peine chargés de porter les *brancards* et de faire les gros travaux de nettoyage.

(3) Gr. = grains, dont 15 1/2 équivalent à 1 gramme.

Salle A. — Nouvelle malade (fistule vaginale) a souffert par moments, dormait quand R. O. A. (1) a fait sa tournée, n'a pas mal dormi. Prolapsus utérin mélancolique, se croit encore mourante, n'a pas été aussi agitée. L'ovariotomisée va mieux, la malade de l'ovaire à opérer est préparée, elle a bien dormi.

Salle K. — Gastrite a passé une bonne nuit, ni douleurs, ni vomissements. Rhumatisante a bien dormi ; la phtisique a toussé comme d'habitude, la cardiaque voulait rester assise près du feu ; le H. P. (2) l'a défendu, lui ai donné des bouillottes. Les autres malades comme d'habitude.

Salle B. — L'entérite est mieux, a bien dormi. Pas d'alb. dans l'urine. Pleurésie ponctionnée hier, très soulagée à bien dormi. Cardiaque dort bien, ne prend que très peu de liquide. Cas abdominal veut partir malgré avis, parce qu'elle n'aime pas le lait — doit signer acte assumant la responsabilité de son départ. Nerveuse est mieux, dort par périodes plus longues.

Salle Bur. — La sciatique est mieux, n'a pas eu besoin d'inj. hyp. L'entérique a déliré, prend bien la nourriture. L'entérite en convalescence dort bien. La cancéreuse moins bien, encore diarrhée, pas d'hémorragie.

Salle N. — Hernieux progresse bien, tranquille. On pense amputer le cas de fracture, le garçon souffrait au moindre mouvement. L'appendicite mieux et tranquille. Les autres progressent, ont bien dormi.

Salle H. H. — Trois sujets préparés pour opérations. Le rétrécissement uréthral a eu encore hémorragie. Les autres vont bien.

Voici en quoi consistent dans ce même hôpital les fonctions de cette sœur veilleuse en chef :

Neuf heures quarante-cinq à dix heures trente p. m. — Recevoir les instructions de la *matron*. Tournée dans toutes les dépendances (salles de consultations, corridors, sous-sols ; veiller à ce que toutes les lumières soient éteintes et que tout soit en règle. Voir si les récureurs de nuits sont à l'œuvre. Répondre à toute demande des parents

(1) *Resident Obstetrical Assistant :* Interne en Obstétrique.
(2) *House physician* : Interne en médecine.

et amis des malades. S'occuper des malades de la consultation (accidents) et aider au besoin l'interne. Aller voir dans les salles les cas les plus graves.

Dix heures trente p. m. à six heures a. m. — Vérifier si toutes les lumières sont éteintes chez les nurses de jour et les servantes. Faire au moins trois fois la tournée des salles, recevant les rapports des infirmières de chaque salle. Voir les nouveaux malades, aider et conseiller les nurses au besoin, livrer les choses dont elles peuvent avoir besoin. Avertir l'interne du service si un malade souffre particulièrement, porter ses instructions aux nurses, délivrer le nécessaire de la pharmacie. Si un malade est en danger, envoyer un message aux parents, les recevoir à leur arrivée, rester auprès des mourants autant que possible, leur accorder ce qu'ils peuvent désirer, les assister jusqu'au dernier moment, renseigner leurs amis ensuite. Surveiller la mise au linceul et le transport à la salle mortuaire accompagnant les porteurs. Si c'est un bébé ou un jeune enfant le porter soi-même. Accompagner tout chef de service venant voir les cas graves. Préparer la salle en cas d'opération d'urgence, s'occuper de fournir des nurses, amener le malade, assister à l'opération et laisser tout en ordre dans la salle. Voir chaque malade amené à la salle de consultation après que les internes sont couchés, s'occuper des cas sans importance, autrement appeler l'interne. Si le malade est admis, l'accompagner à la salle et l'installer ; s'il est retenu provisoirement à la salle de consultation s'occuper de lui fournir ce dont il peut avoir besoin. S'il y meurt ou est apporté mort, s'occuper de la mise au linceul et d'avertir les parents. Répondre immédiatement à la sonnette d'alarme des salles, juger si l'état du malade nécessite l'interne, aller lui expliquer le cas et recevoir ses ordres. Surveiller la santé et le confort du personnel nocturne lui fournir des aides supplémentaires au besoin. Si une nurse tombe malade voir qu'elle se couche, que son service soit assuré par une autre. Approfondir l'origine de tout bruit ou odeur inaccoutumée. Surveiller *tout.*

Six heures a. m. — Vérifier si les employés subalternes apparaissent à l'heure réglementaire et inscrire ceux qui sont en retard.

Six heures trente a. m. — Assister au culte des nurses diurnes et présider leur déjeuner. Vérifier si les récureurs sont à leur ouvrage.

Sept heures quarante-cinq a. m. — Petit déjeuner avec les sœurs, les renseigner sur les événements de la nuit.

Huit heures quarante-cinq a. m. — Faire son rapport général à la *Matron.*

Il serait trop long de donner par le menu les devoirs de la nurse diplômée et des élèves de chaque salle : durant la nuit elles s'occupent attentivement des malades, des potions, des stimulants, des calmants et aliments qui doivent leur être fréquemment administrés, de relever les températures prises fréquemment et de surveiller tout changement survenant chez eux. Elles mettent de côté les spécimens d'urine et s'occupent de nettoyages silencieux, tels que polissage des cuivres et des instruments de chirurgie. Elles ont à préparer dans l'office de la salle deux de leurs repas. Elles doivent laver les malades faibles(1), les peigner et faire aussi la toilette de leurs ongles chaque matin, *tous les lits doivent être complètement refaits* à l'heure où les personnels nocturnes et diurnes se trouvent réunis dans les salles. Les nurses font aussi le nettoyage de la salle, la servante étant chargée des travaux les plus grossiers.

Un autre résultat utile, dû à l'abondance du personnel, c'est le fait de pouvoir affecter à un malade en particulier, une nurse spéciale laquelle s'occupe exclusivement de ce malade qui est soigné pendant la nuit par une autre nurse spéciale, sans préjudice du service habituel des veilleuses. Dans cette catégorie de malades sont les cas de trachéotomie, délire, tentative de suicide, crises, tétanos, sur lesquels les médecins désirent des renseignements précis ; trépanation ou autres opérations sur la tête, lesquels ont généralement une surveillances péciale pendant les premiers jours. Les fièvres typhoïdes ont aussi

Nurses spéciales.

(1) Une matron expérimentée nous a déclaré que permettre à des malades encore alités de se lever pour faire leur toilette, c'est perdre infiniment plus qu'on ne gagne, car ils prennent froid et prolongent ainsi leur séjour à l'hôpital.

une nurse spéciale pendant la période où on craint que le sujet pourrait essayer de s'asseoir ou de sortir de son lit (1) ; tous les cas nécessitant un traitement constant, administration fréquente d'aliments ou de remèdes ainsi que des lotions chaudes ou froides ou tout autres applications devant être répétées souvent. Les cas d'opération sur la langue sont toujours particulièrement surveillés ainsi que les interventions graves de la bouche et de la gorge et toute opération abdominale ou autre où on a lieu de craindre la production d'une hémorragie (2).

Voici le règlement du plus grand hôpital de Londres se rapportant aux typhiques, lequel montre l'utilité d'avoir un personnel permettant d'entourer de pareilles précautions les maladies infectieuses.

LONDON HOSPITAL

Règlements à observer pour les cas de typhus ou de fièvre typhoïde.

Règlement concernant les typhiques.

1. Les vêtements du malade doivent être envoyés à la désinfection dès qu'il est déshabillé.

(1) Dans les hôpitaux anglais on ne permet *jamais* à un dothiénentérique de sortir de son lit pour aller sur la chaise percée. Ces malades sont tenus dans l'immobilité absolue, on les tourne avec précaution dans le décubitus latéral droit ou gauche, pour éviter la pneumonie hypostatique et dans certains cas on ne leur permet même pas de faire l'effort nécessaire à la mise du bassin de peur d'amener une hémorragie intestinale. Les médecins estiment que la vie du typhique dépend de la nurse, que les soins dans la fièvre typhoïde sont *tout* et que ce n'est que par faute de *soins* qu'un malade peut succomber. Les bains sont rarement prescrits, grâce aux lotions faites très fréquemment, la nuit aussi bien que le jour, mais lorsqu'elles ne sont pas suffisantes on donne le bain en y descendant le malade dans un drap *sans qu'il fasse le moindre mouvement.*

(2) La plupart de ces hôpitaux possédant des maisons de convalescence ou salles de convalescents où on évacue au plus tôt les malades, les lits des salles se trouvent occupés seulement par ceux dont l'état est assez grave, ce qui augmente le travail du personnel et exige qu'il soit nombreux et compétent.

2. Tous les ustensiles (biberons, tasses, pots à lait, bassin de lit, etc.), qui servent au malade doivent porter une marque distinctive et lui être exclusivement réservés.

3. Tout le linge sale (draps, chemises, etc.), doit être enfermé dans un récipient en métal recouvert, destiné à cet usage, contenant de l'acide phénique (1 p. 19) ou tout autre liquide antiseptique prescrit. Si le linge est souillé par des évacuations, il faut le mettre dans un seau contenant une solution désinfectante apporté près du lit pour ne pas transporter à travers les salles le linge exposé à l'air (1).

4. Il ne faut laisser aucune évacuation du malade près du lit. Les bassins de lit doivent être emportés étant recouverts d'un linge, comme d'habitude, et aussi rapidement que possible.

5. Avant de donner au malade le bassin ou l'urinoir, mettez-y une solution d'acide phénique (1 p. 19) ou de sublimé (1 p. 100) ou tout autre désinfectant prescrit et après usage versez-y encore du désinfectant et laissez l'ustensile avec une solution antiseptique.

6. Si une salle de typhique doit être conservée pour inspection médicale, il faut y ajouter (à moins d'ordres contraires) une solution désinfectante et la mettre dans un bassin en verre, recouvert d'une plaque de verre et le déposer dans les W. C. S'il a été prescrit de recouvrir le tout d'un morceau de lint ou de toile saturée d'une solution désinfectante, cette compresse doit être soigneusement brûlée ensuite.

7. Toute selle qui a été conservée pour l'inspection doit recevoir une nouvelle dose de désinfectant avant d'être jetée.

8. Aucune selle typhique ne doit être conservée au delà de vingt-quatre heures, à moins d'ordres exprès.

9. Laver le thermomètre dans une solution antiseptique chaque fois qu'il a servi.

10. Une cuvette remplie d'eau phéniquée, de sublimé ou autre antiseptique prescrit, doit rester près du lit et les nurses doivent toujours y tremper leurs mains lorsqu'elles se sont occupées du malade.

21 avril 1891.

(1) A l'hôpital de *King's College*, chaque service possède dans ses dépendances deux trémies, l'une pour le linge ordinaire, et l'autre aboutissant à un réservoir d'eau phéniquée, destinée au linge infecté, typhoïde, diphtérie, etc.

15

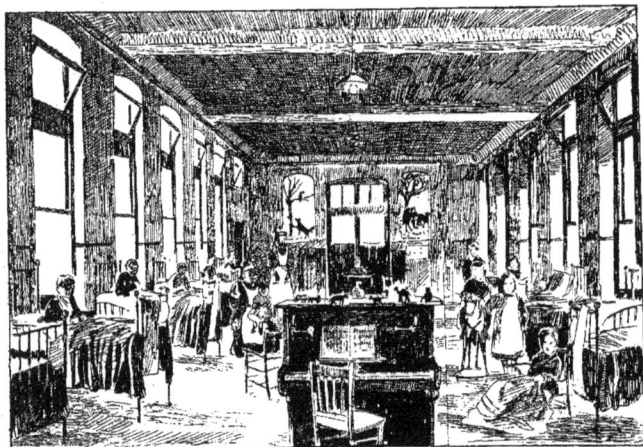

Fig. 20. — Une salle d'hôpital à Londres avec personnel infirmier.

Mais la chirurgie bénéficie aussi largement de cette organisation exceptionnelle. Le service si important, si compliqué
et si minutieux de la salle d'opération n'est point livré à des
hommes ignorants et grossiers, ce qui exige de la part des chefs
de service et des élèves en médecine l'obligation de s'occuper
de détails qui ont leur importance, mais qui constituent pour
les médecins une perte de temps précieux et oblige les Administrations à se pourvoir chez les commerçants des objets de
pansement, dépenses considérables qui sont toutes évitées
par la capacité et la conscience des nurses.

Une nurse ayant acquis le titre de *Theatre Sister* ou sœur de
la salle d'opération a les devoirs suivants (1) : Elle doit surveiller la propreté de tout ce qui pénètre ou se trouve dans la
salle d'opération, y compris les murs, le sol, la tribune des étudiants, etc., etc. Elle est responsable de tous les instruments.
Elle doit envoyer tous les instruments qui nécessitent l'aigui-
sage chez le fabricant, elle doit en garder la liste et en être
responsable jusqu'à leur retour vérifiant alors l'exactitude de
la facture. Elle doit voir que la salle d'opération soit toujours
pourvue de tout le nécessaire, et si quelque chose y manque
ou doit être remplacé, elle doit en informer les plus ancien
des internes, que ce soit des appareils ou des aiguilles, sondes,
catgut, soie. Elle doit surveiller le découpage de la gaze pour
les éponges et les pansements, la stérilisation de la gaze nécessaire pour tous les services chirurgicaux. Elle doit peloton-
ner et faire bouillir la soie nécessaire avant chaque opération,
bouillir l'eau, aseptiser les cuvettes, les serviettes et stériliser
les surtouts des opérateurs. Elle doit choisir les instruments
nécessaires, selon l'opération, les faire bouillir et les ranger
dans chaque plateau. Entre chaque opération, si plusieurs ont
lieu successivement, elle doit brosser et faire bouillir les in-

(1) D'après les règlements du : « *Royal Free Hospital* ».

Service
des opérations.

struments. Elle doit nettoyer, faire bouillir et polir à la peau tous les instruments qui ont servi. Elle doit surveiller le nettoyage de tous les macintoshes, l'aseptisation des cuvettes, etc., etc., après les opérations et le remplissage des flacons de solutions antiseptiques par le pharmacien. Elle doit instruire ses élèves nurses dans ce genre de service. Elle doit se souvenir des *particularités* de chaque chirurgien.

Soutien moral des malades.

Cette « sœur de la salle d'opération » assiste à *toutes* les opérations, ayant sous ses ordres une ou deux élèves nurses, selon les cas, sans préjudice d'une des nurses de l'opéré, laquelle l'amène, l'assiste et le ramène à sa salle.

Une conséquence très précieuse due à ce personnel nombreux, capable et comme il faut, c'est que les malades ne sont jamais privés de la sollicitude de leurs nurses, de celle qu'ils connaissent, qu'ils soient soumis à un examen médical ou qu'ils aient à subir une opération. Jamais dans ce cas le malade n'est quitté par la nurse désignée à s'occuper de lui, et, lorsqu'il s'agit des femmes, c'est là un grand sujet de satisfaction. Les examens gynécologiques si pénibles aux femmes honnêtes sont toujours faits en présence de la nurse et d'un petit nombre d'étudiants (1). De même les examens cliniques faits au cours de la visite sont entourés par les nurses de toute sorte d'égards qui, sans nuire à l'œuvre médicale, sauvegardent les sentiments de pudeur des malades ou les leur inspirent au lieu de les détruire quand ils existent.

La nurse, tout comme le médecin, doit s'habituer à voir *tout* et à *tout* faire pour LE MALADE quel que soit son sexe ou sa maladie, mais elle ne doit jamais oublier que ce dernier n'a pas les mêmes raisons et ne doit pas être astreint à voir ou

(1 Ces foules d'étudiants qui se pressent autour d'une malade sans pouvoir matériellement voir et qui effraient si considérablement la plupart des femmes, sont absolument interdites dans ces hôpitaux.

à montrer sans nécessité ce que la bienséance exige que l'on voile. Décence.

Aussi dès qu'un examen de corps doit se faire, le lit du malade est rapidement entouré de paravents(1) et le malade n'a à subir que les regards d'un petit nombre de personnes, exclusivement médicales.

De même les opérés sont aussi abrités des regards pendant les premières heures qui suivent l'opération ou placés dans une chambre particulière, précautions qui contribuent à diminuer considérablement chez les autres malades l'appréhension des opérations. De même la préparation des malades pour les opérations gynécologiques est toujours faite par une nurse maniant avec délicatesse le rasoir (2) et la région aseptisée est recouverte d'un pansement antiseptique qui n'est plus touché jusqu'après l'anesthésie de la malade.

Le lit des mourants est aussi toujours entouré de paravents cachant aux yeux de tous les autres malades ce spectacle toujours douloureux mais qui impressionne encore plus profondément les personnes qui se sentent elles-mêmes atteintes par la maladie(3).

Dans les services d'obstétrique on est encore plus frappé de cette préoccupation des égards dus aux malades, là aucune

(1) Ces paravents abondent dans les salles, ils sont fort légers, en bambous avec rideaux lavables, et servent constamment à protéger les malades contre la publicité si pénible d'une salle d'hôpital.

(2) Ces préliminaires, dont sont chargées ailleurs les jeunes étudiants, sont souvent plus pénibles pour les femmes que l'opération elle-même.

(3) Une nurse, bien entendu, est constamment auprès du mourant. Dans les hôpitaux où l'on ne tient pas compte de ces considérations d'ordre moral, on voit constamment l'agonisant abandonné à sa pénible lutte après qu'il a satisfait à ses devoirs religieux. Chaque voisin de lit lui tourne le dos, et le personnel, trop insuffisant pour pouvoir lui consacrer une personne, s'occupe du service ordinaire de la salle, tandis que les sueurs froides, les suffocations, le hoquet, tourmentent le malheureux qui, dans ses derniers moments lucides, plein d'angoisse se voit abandonné de ses semblables. Quand le silence et l'immobilité annoncent qu'il a expiré on vient pieusement lui fermer les yeux.

exhibition inutile de nudité! Dès que la femme entre en travail elle est revêtue d'un costume spécial (1) qui permet tous les soins nécesaires sans compromettre sa pudeur inutilement ou l'exposer au refroidissement.

Un nombre restreint d'étudiants est admis dans la salle avec les nurses et l'interne; on estime qu'un petit nombre d'élèves pouvant seuls profiter utilement de l'opération, les autres doivent en être éliminés, diminuant ainsi les chances d'infection, la publicité de l'accouchement et les difficultés du service. Le calme, l'ordre parfait, la propreté exquise dont les parturientes sont constamment entourées, doit sûrement influencer favorablement leur état moral et physiologique.

Propreté des malades.

La propreté des hospitalisés est un des traits frappants de ces hôpitaux à personnel nombreux et supérieur. Les nurses ayant l'habitude d'être extrêmement soigneuses de leur personne, d'observer une propreté minutieuse de leurs cheveux, dents et ongles, exigent tout naturellement la propreté des malades. Ceux-ci à l'entrée reçoivent toujours un bain à de moins contre-ordre médical, et dans ce cas ce sont les nurses elles-mêmes qui lavent les malades dans leurs lits, quel que soit leur sexe ou leur âge, en leur donnant ce qu'on appelle « un bain de couverture » (2).

L'importance de ces précautions de propreté de la peau, du cuir chevelu et des mains n'échappera pas à ceux qui connaissent les dangers d'infection dus aux imprudences des hospitalisés vis-à-vis de leurs pansements et organes malades, sans parler du bénéfice qui résulte pour l'état général d'un sujet

---

(1) Grande chemise très ample, large jupon de finette blanche fendu de haut en bas en arrière, longs bas blancs.

Elles sont toujours accouchées dans la *position anglaise* sur un lit placé au centre de la chambre dont la tête mobile s'enlève pour faciliter l'anesthésie faite très fréquemment.   (*Queen Charlotte Laying in Hospital.*)

(2) « *Blanket bath* ».

lorsque sa peau nettoyée permet aux fonctions excrétoires de se rétablir.

Dans la tuberculose, les fièvres, la variole, — les fosses nasales et la cavité buccale sont l'objet de soins très spéciaux. Les transpirations des tuberculeux sont toujours soigneusement essuyées et ils reçoivent fréquemment « des bains de couverture »; les scarlatineux à la période de desquamation sont soumis à des onctions pour éviter la dissémination contagionnante des pellicules — après lavage semblable.

Un autre avantage, découlant de ce personnel nombreux, c'est la possibilité de faire administrer à certains malades graves (typhiques, tuberculeux, cardiaques, etc.) de petites doses de nourriture (*feeds*) selon la prescription médicale, toutes les heures ou deux heures *nuit et jour* de manière à les soutenir sans que l'estomac ait à se fatiguer par une dose plus copieuse. C'est la nurse elle-même qui donne la cuillerée de nourriture, la provision n'étant jamais laissée auprès du lit pour qu'elle ne s'altère pas dans l'atmosphère des malades. Les trachéotomisés sont toujours placés dans une tente où se répand un jet de vapeur, système exigeant une surveillance continuelle de la part des nurses.

Alimentation fréquente.

Une habitude excellente, due à l'esprit méthodique de ce personnel, c'est l'évacuation régulière des vessies toutes les quatre heures, des rectums tous les matins, les malades *alités* n'ayant *jamais* la permission de se lever pour aller au W. C.

Evacuations.

Ainsi se trouvent supprimées (sauf les cas de diarrhée ou de pollakyurie) ces interruptions inopportunes des malades (1)

---

(1) Il nous est arrivé de voir dans un des meilleurs services hospitaliers parisiens, une malade demander le bassin à une première infirmière occupée à faire des tampons d'ouate dont elle remplissait un local. A la demande réitérée de la malade, elle alla chercher l'ustensile et revint à ses tampons, puis reprenant le bassin et le posant à terre, elle continua ses arrangements, plaçant

et la possibilité de refus du personnel de rendre immédiatement le service demandé.

D'autre part, ces soins méthodiques ont permis de supprimer les meubles et les ustensiles spéciaux, gardés dans les
salles au détriment de l'atmosphère ambiante (1).

Précautions
contre
l'infection.

Lorsqu'un décès survient dans une maladie infectieuse, le
cadavre est l'objet de précautions particulières : tous les ori-
fices naturels sont tamponnés par les nurses, la mise au
linceul est toujours faite à l'abri de paravents et non pas à la
vue de toute la salle.

Tout vêtement ou linge accidentellement souillé par une
expectoration de tuberculeux est trempé pendant vingt-
quatre heures dans une solution antiseptique. Les tuberculeux, outre le crachoir, reçoivent des morceaux de vieux
linge ou de lin en guise de mouchoirs, lesquels sont brûlés
ensuite (2).

Les balayures des salles sont aussi brûlées pour éviter la
dispersion de germes nuisibles.

Mais l'attention des nurses ne se borne pas aux soins hy-

des bouchons d'ouate dans les goulots des flacons à solution antiseptique, et ne
consentit à interrompre ses préparatifs de pansement qu'aux protestations des
malades dont le sens olfactif était indûment offensé. Dans beaucoup d'hôpitaux
il est commun de rencontrer dans les salles, des malades à peine vêtus d'une
courte chemise et de savates, allant au W. C., se refroidissant, amenant ainsi
des complications qui prolongent leur séjour à l'hôpital au détriment du budget,
faute d'un service mieux assuré.

(1) Dans certains hôpitaux français de province, les chaises percées, les
hauts vases cylindriques *en métal* répandant une odeur *sui generis*, sont
encore en honneur, grâce à l'insuffisance du personnel infirmier.

Dans un hôpital de Gênes (Pamattone) desservi par des religieuses, il y a
une petite latrine entre chaque deux lits, cachée par des rideaux semi-circu-
lairement disposés, ne laissant de visible que les jambes du sujet ! L'atmosphère de ces salles laisse beaucoup à désirer.

(2) Dans un grand hôpital du Midi, les malades reçoivent des religieuses des
torchons neufs en guise de crachoirs lesquels après avoir passé plusieurs fois
au lavage, souillés de la sorte, vont au service des offices et des cuisines étant
suffisamment assouplis, — sans avoir subi de désinfection.

giéniques matériels, elles se préoccupent aussi de l'hygiène
de l'âme et s'efforcent d'égayer les malades, de les distraire de leurs souffrances en les occupant si leur état le leur
permet, par des jeux, des lectures, leur inspirant l'espoir de
la guérison dans leurs conversations, cherchant toujours à
détourner leur attention de leur état en la fixant sur d'autres
questions et la culture que possèdent les nurses leur permettent de varier facilement les idées des malades. L'arrangement esthétique des salles est un puissant coadjuvant pour la
distraction des malades, les fleurs, les oiseaux, les tableaux (1),
tempèrent l'uniformité forcée d'une salle d'hôpital, les fenêtres dont la vue n'est point interceptée par des rideaux, le
jour et le soleil, quand il brille, entrant à flot, finissent
d'égayer les salles tout en les purifiant, et, lorsque cela est
possible, les malades sont transportés en plein air, malgré le
surcroît de travail que cela occasionne (2).

Aux époques des fêtes les étudiants se joignent aux nurses
pour amuser les malades par toutes sortes de récitations, de
chants et de représentations, journées de grande fatigue pour
le personnel qui non seulement a orné les salles, mais con-
court à divertir les malades en préparant les arbres de Noël
et les cadeaux pour les malades, leur chantant des chœurs et
tâchant de les égayer, leur faisant ainsi oublier momentanément leurs souffrances physiques et morales.

Dans les hôpitaux de Londres on est frappé du contraste
entre le personnel secondaire si perfectionné et ces antiques
bâtiments si peu en rapport avec les règles de l'hygiène
hospitalière moderne; mais ce personnel, grâce à son intelli-

(1) Les tableaux sont mobiles et suspendus très bas de façon à pouvoir être
facilement époussetés chaque jour.
(2) Bien loin de ne pas utiliser pour le bénéfice des malades alités les terrasses
ménagées par des architectes prévoyants, les nurses improvisent des terrasses
sur des toits, faute de mieux, comme cela se voit au *Royal Fee Hospital* à Londres.

gence et à sa capacité, a su tirer de ces vieilles constructions des résultats qu'on est loin d'approcher dans des
hôpitaux admirablement construits, mais où le service des
malades est livré à des personnes d'éducation inférieure.
Aussi les nurses qui visitent certains hôpitaux français
voient avec admiration et envie ces belles installations et
s'étonnent que le personnel ne sache pas en tirer tous les
avantages possibles pour le bien matériel et moral des hospitalisés (1).

Enseignement théorique. L'esprit essentiellement pratique des Anglais perce même
dans le côté théorique de l'enseignement ; les applications
pratiques abondant dans les cours faits par les médecins
et les nurses de haut grade. On ne fait de théorie aux élèves
qu'autant qu'il en faut pour leur faire bien comprendre l'état
des malades et la raison des soins qu'elles doivent leur prodiguer.

Comme exemple, voilà le sommaire de quelques-unes des
leçons du cours d'anatomie et des soins chirurgicaux du
" London Hospital " (2).

Leçon VII. Articulations: leurs variétes et leur but. Maladie des
articulations. Soins à donner dans ces cas. Opérations sur les articulations.

Leçon X. Les artères. Les veines. Les capillaires. Hémorragies :
leurs variétés, causes, symptômes et traitements. Moyen d'arrêter les
hémorragies.

Leçon XIV. Le thorax. La respiration. Fractures de côtes. Plaies
de poitrines. La mamelle : ses maladies. Des soins à donner dans
les lésions du poumon et de la mamelle.

(1) Where very prospect pleases.
And only woman is vile.
The Hospital Nursing Minor. 8 oct. 1898 p. 29
(2) Cours fait par le Dr Hutchinson, membre du *Collège Royal des Chirurgiens*, chirurgien au « *London Hospital* ».

Le cours de physiologie (1) est réuni aux soins d'ordre médical, comme nous le voyons par les exemples suivants :

Leçon IX. Absorption. Le foie. Le système lymphatique. Désassimilation. Lavements. Constipation.

Leçon X. La peau, sa structure et ses fonctions. Les renseignements qu'elle peut donner. Comment elle doit être soignée.

Leçon XII. La température du corps. Le thermomètre chimique. La fièvre.

Enfin les cours comprenant les soins généraux des malades sont encore moins théoriques. Ces cours, faits par une femme (la matron ou une des sœurs), sont essentiellement pratiques.

C'est encore le programme du *London Hospital* (la meilleure des écoles) que nous citons (2).

Leçon I. Ce qui distingue les fonctions du médecin et celles des nurses, quelles sont les relations qui doivent exister entre ces deux catégories de personnes. En quoi consiste la préparation d'une nurse ; quelles sont les qualités personnelles qu'elle doit s'efforcer d'acquérir.

Leçon III. Les principes des bandages. Le rembourrage des attelles (3). Préparation des pansements et leur application.

Leçon V. De la chaleur et du froid comme agents thérapeutiques et leur mode d'action. Application locale et générale du froid, y compris les applications de glace, les lotions vaporisantes, etc. Application en général de la chaleur sèche et humide.

Leçon X. Des soins à donner dans les maladies contagieuses, par quels moyens la nurse doit empêcher la propagation de la maladie.

(1) Cours faits par le docteur Wilfred Hadley, médecin suppléant au *London Hospital*.

(2) Ces cours y sont faits par l'éminente matron de cet hôpital, miss Eva Lückes, auteur de « *Hospital Sisters* », « *General Nursing* », etc.

(3) Les attelles, présentant toutes les variétés possibles, sont rembourrées et soigneusement enveloppée de mackintosh par les nurses de manière à ce que les liquides septiques ne puissen les infecter.

Et voici quelques-unes des épreuves à l'examen sur les soins en général (1).

1. — Une opération (ovariotomie) doit avoir lieu dans une maison particulière : a) comment la malade doit-elle être préparée ? b) quel genre de lit et de literie faut-il choisir ? c) quelle doit être la position du lit dans la chambre ? d) que faut-il préparer pour l'opération en particulier ? e) quels sont les articles de pansement nécessaires ? (f quels sont les points principaux à noter pendant les premières vingt-quatre heures ?

4. — Quels sont les phénomènes qui se produisent dans l'acte de la respiration : a) du côté de la poitrine ; b) du côté de l'air respiré ; c) du côté du sang dans les poumons ? Indiquez quelques-unes des conséquences d'une ventilation défectueuse, et expliquez quelques moyens simples pour obtenir une ventilation efficace et sans danger dans une petite chambre de malade ?

5. — Quelles sont les solutions antiseptiques que vous avez vu employer ? Quelle devrait être leur force dans le cas suivant : a) pour laver une plaie ; b) pour nettoyer des instruments ; c) pour désinfecter les excrétions et les selles ?

Spécialités.

Naturellement les spécialités n'ont pas tardé à paraître comme dans tout domaine dont l'étendue augmente, et il s'est ouvert des écoles dans les hôpitaux spéciaux, lesquels abondent en Angleterre, délivrant des diplômes à des nurses spécialisées pour l'obstétrique, la pédiatrie, l'oculistique, les fièvres éruptives, l'aliénation mentale, etc., etc.

Ainsi, l'un des membres du *Collège Royal des Chirurgiens* déclare que : « Si une nurse n'a pas reçu une partie de son instruction dans un hôpital consacré aux maladies de la gorge, du nez et de l'oreille, ses connaissances quant à la manière de soigner ces malades (sauf peut-être pour les trachéotomisés) sont tout à fait insuffisantes ; tout comme la laryngologie, l'otologie et la rhinologie sont négligées dans le cours habi-

(1) H. Morten, *How to become a nurse*, page 193.

tuel des études des élèves en médecine, ces branches se trouvent aussi négligées dans l'instruction de la nurse (1). »

Voici quelques-unes des questions posées à l'examen des nurses obstétricales (2) :

— Comment soigneriez-vous les crevasses du mamelon ?

— Quels soins donneriez-vous pendant la troisième période du travail ?

— Quels sont les symptômes survenant pendant le travail qui vous indiqueront que le forceps devrait être appliqué ?

— Comment feriez-vous une injection intra-utérine ?

Dans les écoles attachées aux établissements d'aliénés, les élèves doivent passer *trois* ans ; deux ans seulement si elles possèdent déjà un diplôme de nurse délivré par une école officielle. L'instruction consiste dans l'étude de certains manuels spéciaux, des leçons données par les surveillantes, des enseignements cliniques, des conférences et des démonstrations faites par les médecins ; les élèves subissent des examens périodiques, et un définitif, lequel a lieu devant un jury de *l'Association médico-psychologique de la Grande-Bretagne et de l'Irlande.*

Plus de *quatre-vingt-un asiles d'aliénés* se sont annexés des écoles de ce genre, reconnaissant la nécessité et l'utilité de créer des nurses spéciales pour cette catégorie de malades. Car avoir dans chaque salle « des nurses qui peuvent analyser intelligemment les symptômes mentaux et découvrir certaines *particularités* importantes qui constituent un état pathologique donné, n'est pas seulement un moyen pouvant guider l'application précise du traitement médical et surtout moral, à un degré qui était impossible auparavant, mais il permet

(1) Macleod Yearsley, F. R. C. S. *Nursing in diseases of the Throat, Nose and Ear.*

(2) H. Morten, *How to become a Nurse,* p. 193.

d'étendre considérablement les connaissances du médecin snr les maladies d'ordre mental. L'asile devient ainsi véritablement un hôpital, et l'esprit humanitaire aussi bien que la science peuvent y vivre ensemble et s'y épanouir (1). »

Voici quelques-unes des douze questions posées aux candidates d'un examen définitif devant le jury de l'*Association médico-psychologique* (2) :

— Quand le pouls, la température et la respiration sont déclarés normaux, que veut-on dire exactement !

— Quelle est la catégorie de malades susceptibles d'avoir des escarres ? Quels sont les moyens préventifs que vous emploieriez, et quel traitement au cas où elles existeraient ?

— Il est souvent question de folie religieuse dans les journaux, à quel genre de trouble cérébral pensez-vous qu'il soit fait allusion ?

— Qu'est-ce que *insane car* ? Décrivez un cas que vous avez vu, de puis le début jusqu'à sa terminaison.

— Définissez les termes suivants : illusion, hallucination. manie.

— Des lavements purgatifs et nutritifs ayant été prescrits à des malades, décrivez-en trois de chaque genre, indiquant les proportions et les modes d'administration.

Pour terminer cet aperçu des programmes d'instruction des nurses, nous donnons un exemple des leçons de cuisine faites aux élèves du « London Hospital » sur les aliments qui conviennent aux malades et aux convalescents et la manière de les préparer:

Leçon V. — Bouillon de bœuf, sole à la maître d'hôtel, gelée au lait, œufs pochés, eau pannée.

Le cours est suivi de deux examens; le premier, théorique, consiste en une série de dix questions auxquelles l'élève doit répondre par écrit avec trois heures de réflexion.

(1) Docteur Cowles, cité dans *Mental Nursing* par William Harding. M. D. (*Scientific Press*, Londres, 1894).
(2) H. Morten, *How to become a nurse.*

Exemple: *Question IV.* — Comment faut-il choisir le poisson? Quels sont les meilleurs poissons pour les malades? Quelles précautions faut-il avoir en faisant bouillir, frire ou revenir le poisson?

L'examen pratique consiste en la préparation complète de trois plats que la nurse doit présenter au jury, lequel la questionne aussi sur les effets et la valeur nutritive de ces aliments.

Les élèves sont soumises à une discipline militaire; l'exactitude, quant aux heures de service et à l'exécution de leur tâche, est des plus rigoureuses.

Discipline.

La sœur du service est chargée de remettre à la matron un bulletin mensuel concernant chacune de ses élèves avec notes spéciales se rapportant à ses qualités morales (ou défauts) et à la façon dont elle accomplit les différentes parties de son travail. La nurse passant successivement sous la surveillance de plusieurs sœurs, leurs opinions se trouvent confirmées ou contredites selon la justesse d'appréciation, et l'élève, passée au crible, finira par être estimée à sa juste valeur ou sera renvoyée, si elle n'est réellement pas à la hauteur de cette carrière.

On apprend aux nurses à observer consciencieusement les ordres du médecin, à avoir pour eux une déférence respectueuse et à se montrer empressées en même temps que réservées, évitant toute conversation n'ayant pas trait au service.

Le chef de service est *maître absolu* dans sa salle, et la nurse chargée de la direction de cette section lui obéit et exige de la part de ses subalternes une attention minutieuse aux ordres du médecin. Au cas des plus improbables où un différend s'élèverait entre la sœur et le chef de service, la matron interviendrait, et, si cela ne suffisait pas, l'administration en serait saisie.

Toute sœur fautive serait tenue de présenter ses excuses

au chef de service ou serait renvoyée, tandis qu'une sœur dans son droit vis-à-vis d'un médecin mal disposé, serait changée de service immédiatement, la plus grande harmonie devant toujours régner entre les personnes chargées de soigner les mêmes malades.

Chaque sœur directrice de salle habite généralement une chambre près de son service, afin d'être à portée de nuit et de jour en cas d'urgence. Ces chambres à coucher et salon combinés sont admirables de bon goût et de confort et reflètent bien le milieu élevé et cultivé d'où provient la nurse.

Infirmiers.

Un seul hôpital à Londres reçoit des élèves masculins, le *National Hospital for the paralysed and epileptic* (180 lits), lequel a une matron, une sœur de nuit, dix sœurs de jour, trente nurses diplômées ou élèves femmes, *un* infirmier diplômé et *sept* élèves masculins. Ces infirmiers se recrutent dans la classe ouvrière et vont ensuite dans les établissements d'aliénés, dans les services où la force physique d'un homme est absolument indispensable, mais qui sont dirigés ou surveillés par des nurses du sexe féminin.

En Amérique, où l'instruction régulière des nurses se fait depuis vingt-six ans, dans plus de 130 écoles, avec plus de 4,000 élèves, il n'existe actuellement qu'une seule institution pour former des infirmiers: le *Mills School* à New-York, où les élèves sont pris à l'essai pendant un mois, s'engagent à rester deux ans et reçoivent dix dollars par mois outre l'entretien complet. Malgré ces conditions avantageuses, sur les 75 élèves que cette école reçoit, seulement 10 0/0 arrivent au diplôme. L'école est dirigée par une dame (*matron*)(1).

Conseil
des *Matrons*.

Les *matrons* ou *surintendantes* de la plupart des hôpitaux de Londres ayant des écoles de nurses, ont formé un comité (Matron's Council); elles discutent dans leurs réunions

(1) *The Nursing Record,* 16 décembre 1899, p. 491.

toutes les questions pouvant intéresser les personnels placés sous leur direction, dans le but d'en améliorer le niveau d'instruction et de se communiquer les meilleurs systèmes pour la bonne organisation de ces écoles et hôpitaux.

Actuellement, une campagne se fait pour obtenir du gouvernement britannique la légalisation du diplôme des nurses, décerné par les écoles, afin d'empêcher beaucoup de femmes qui n'ont pas fait de véritables études, de prendre le titre de nurse, faisant non seulement une concurrence déloyale aux vraies nurses, mais compromettant aussi leur bonne renommée, étant incapables, ignorantes et parfois malhonnêtes. Le diplôme de nurse serait ainsi protégé comme l'est celui de docteur en médecine.

Mais cette vaste organisation de nurses ne se borne pas à assurer d'une façon admirable le service des hôpitaux, fournissant de même des nurses à domicile aux riches et aux pauvres, grâce aux *Nursing Institutions* (1), mais elle forme aussi des nurses pour les hôpitaux indiens (2), les colonies (3), l'armée et la marine.

Sphère d'action.

Pour être inscrite sur le rôle des nurses au ministère de la guerre, les candidates doivent avoir au moins vingt-cinq ans, être de *bonne famille*, suivant le conseil de Florence Nightingale, avoir une instruction soignée et posséder le diplôme de nurse, délivré par une école reconnue. Elles restent en service dans les hôpitaux et sont appelées lorsque des vacances se produisent dans ceux de l'armée ou de la marine, ou en cas de guerre (4).

(1) Il existe 224 institutions de nurses, dont les unes se rattachent à des hôpitaux et les autres à des comités. La plus importante, la *Queen Victoria Jubilee Institute*, possède plus de 800 nurses de paroisses disséminées dans plus de 400 postes, et allant soigner les malades pauvres à domicile.

(2) *Indian Nursing Service* (Plusieurs de ces nurses ont succombé à la peste qui sévit depuis quelque temps aux Indes.

(3) *Colonial Nursing Association*.

(4) Au moment de la guerre hispano-américaine, deux mille nurses diplô-

Economie.

Enfin, comme résultats secondaires de cette réforme du service des hôpitaux, nous trouvons l'*économie* qui, dans ce pays, est encore plus importante à réaliser qu'ailleurs, puisque ces établissements sont soutenus uniquement par les souscriptions des particuliers (1), et, grâce à cette sage gérance, nous voyons que les hôpitaux peuvent faire ici des dépenses pour les malades qui sont déclarées impossibles dans beaucoup d'établissements civils français où le « bien du pauvre » paraît appartenir à tous ceux qui ont des facilités pour se l'approprier.

Aussi on a reconnu l'utilité de charger des femmes — et des femmes compétentes, passées au crible de la filière entière du « nursing », de la direction de tout ce qui est féminin dans le service des hôpitaux ; malades des deux sexes, salles d'opérations, surveillance de la cuisine, lingerie et buanderie, des nettoyages et de l'ordre général.

Dans leurs sphères respectives, elles sont comme de bonnes mères de familles, constamment préoccupés d'éviter le gaspillage.

Tout en faisant leur service, elles veillent à l'entretien du mobilier et de l'immeuble, ne laissant pas aux malades la possibilité de les déteriorer ; en chirurgie, elle suveillent avec *intelligence* l'emploi des fournitures de pansement

mées, provenant de vingt-quatre écoles régulières américaines, ont été mises à la disposition du gouvernement pour le service des blessés. Actuellement un grand nombre de nurses ont quitté Londres pour le Transvaal, plus de cinq cents postulantes sont encore prêtes à partir.

(1) Les infirmeries, annexes des abris de mendicité (work-houses), sont seules soutenues par les contributions de la commune, et varient comme installation selon sa plus ou moins grande richesse. Le service de ces infirmeries était encore très défectueux il y a une vingtaine d'années, mais grâce à la campagne de Miss Louisa Twining ces établissements s'assimilent graduellement aux meilleurs hôpitaux quant à leur personnel secondaire et sont devenus ainsi un grand moyen de relèvement moral de ces véritables miséreux sous tous les rapports. L'infirmerie de *Chelsea* (Londres) est le modèle de ce genre.

et, grâce aux précautions qu'elles prennent, connaissant les exigences de l'antisepie, elles évitent le gaspillage énorme qui est inévitable là où le défaut de prévoyance et de préparation expose des quantités considérables de matériel à être inutilement endommagé ou employé dans des cas où des quantités moindres ou de qualité moins coûteuse eussent été aussi utiles.

Pour la nourriture, elles réalisent de même une économie réelle, grâce à ce qu'elles servent les malades par rapport à leur individualité ; on ne voit pas ainsi des portions à peine touchées, s'en aller gâchées et souvent, par les mets qu'elles préparent elles-mêmes pour certains malades, elles sont cause que la convalescence accélérée soulage l'hôpital plus tôt de ce malade.

Quant au linge, chaque service ayant la responsabilité du sien, les nurses apprennent à ne pas le salir sans égard, tout en maintenant autour des malades la propreté qu'elles savent supérieure à toute autre considération. Elles entretiennent le linge elles-mêmes, jusqu'à un certain point, la lingerie principale étant chargée seulement des grandes réparations qui sont faites par de *vraies lingères*, toujours sous la surveillance de la matron qui inspecte aussi la buanderie lorsqu'elle est dans l'hôpital.

Un trait frappant, résultant de ce genre de personnel, c'est que chaque nurse attire à l'hôpital l'intérêt très vif de sa famille et du cercle de ses amis ; loin de la séparer d'eux, on l'encourage au contraire à entretenir des relations suivies avec son ancien milieu, et il en résulte pour l'hôpital des dons en espèce et en nature qui sont très considérables (1). Les nurses qui possèdent une certaine fortune jouis-

Dons.

(1) Dans un hôpital nous avons vu les panneaux de portes des salles de malades ornés de fleurs peintes à l'huile par des dames artistes. Beaucoup de personnes se font un plaisir de venir faire de la musique pour les malades,

sent de donner à leurs salles des vêtements utiles aux malades, des jouets, des ornements, et souvent des meubles coûteux (1).

Dans un hôpital elles ont entièrement meublé et fort bien arrangé un petit logement spécialement destiné à être leur infirmerie, composée d'une belle chambre avec un cabinet de toilette et un W. C. contigus (2).

Inventions. Dans un autre, la sœur de la salle d'opérations a inventé et fait fabriquer une sorte de petite armoire à pansement, portative, munie de casiers à fermeture hermétique, qui, préparée avant les opérations, tient à portée dans la salle même les divers genres de pansements sans qu'ils risquent de devenir septiques, s'ils ne sont pas employés (3). Une matron s'est associée à un chirurgien pour l'invention d'une table mécanique pour opérations laquelle est en usage dans divers hôpitaux (4).

Ailleurs, nous trouvons le vidoir muni de trois bouches d'eau de volume et de direction diverses, répondant aux nécessités de nettoyage des trois sortes de vases de nuit en usage dans les salles des malades, combinaison due à l'esprit pratique et intelligent d'une nurse.

C'est aussi une matron qui a dessiné les modèles de meubles d'une série de petites chambres de nurses combinant la commodité et l'esthétique avec l'espace restreint (5).

Dans les divers services qu'elles assurent l'intellect de chaque

leur font la lecture, et les distraient par toutes sortes de moyens. D'autres envolent des fleurs, des fruits de leurs serres, et presque toutes font aussi des dons en argent.

(1) Pianos, harmoniums, chaises-longues, tables en verre, etc., etc.

(2) « *Dorcas Ward* (*Paddington Green Hospital for Children*, Londres).

(3) Les objets de pansement sont préparés par les nurses et non par des fabricants spéciaux. C'est là une économie et aussi une garantie, car la responsabilité pèse sur la personne présente.

(4) La table *Monk et Ross*.

(5) Tout récemment une nurse a inventé un système de bicyclette pour nurse,

nurse est considéré comme une valeur qui doit produire un résultat utile dans l'œuvre commune, et l'initiative est encouragée, quoique la discipline ne perde jamais ses droits.

On conseille aux nurses de délasser leur esprit aussi bien que leur corps pendant leurs heures de liberté et de *s'efforcer de détourner leurs pensées du milieu hospitalier* et de cultiver quelque passe-temps qui les distraie, afin de revenir auprès des malades reposées au moral comme au physique.

Le dévouement est envisagé au point de vue de l'*intelligence* du travail et de sa *durée ;* se sacrifier sans nécessité est taxé de bêtise et la nurse qui compromet sa santé en sacrifiant (à moins de cas très exceptionnels) ses heures de sommeil, de repas ou de sortie, est considérée comme bornée, incapable et destinée à être bientôt éliminée du service des malades. On estime que la nurse qui s'astreint à observer les préceptes de l'hygiène *fait preuve de plus de renoncement* que celle qui les néglige par faiblesse de caractère et qui se rend ainsi rapidement inapte à cette carrière où la santé du corps et de l'âme sont des facteurs essentiels.

Ceci n'empêche point l'héroïsme, et la peste des Indes et la guerre du Transvaal (1) n'ont fait qu'augmenter le nombre des postulantes à ces postes dangereux et pénibles.

D'après la matron du plus grand hôpital de Londres les femmes qui sont le plus aptes à devenir de bonnes nurses sont justement celles qui possèdent d'une façon toute spéciale

Dévouement.

Qualités féminines.

le « *Compactum* » dont le guidon a ses branches transversales rapidement démontables, ce qui permet de loger la bicyclette dans un espace très restreint. L'exercice de la bicyclette est si général pour les nurses que l'architecte du *Richmond Infirmary*, en soumettant au Conseil les plans de cet établissement, reçut, entre autres reproches, celui de n'avoir pas songé au garage des bicyclettes des nurses.

(1) « Si le *War Office* avait accepté toutes les nurses qui ont demandé à être enrôlées (ayant les titres nécessaires), il n'y aurait pas eu seulement une nurse par Anglais blessé, mais aussi une pour chaque Boer. » (*The Hospital Nursing Mirror*, 30 décembre 1899).

les traits qu'on a coutume de taxer de *féminins*. « Les femmes dont la douceur et la tendresse sont unies à une grande force de caractère, qui ont une intuition rapide des besoins de ceux qui les entourent, qui sont fidèles en toutes choses et gaiement persévérantes dans tout ce qu'elles entreprennent (1). »

Culture d'esprit. Et plus loin le même auteur nous dit : « C'est une erreur que de croire qu'il n'y a pas d'avantages à avoir reçu une instruction soignée avant d'être entrée dans la carrière hospitalière, ou de penser, comme certains l'ont déclaré, que les connaissances générales acquises auparavant sont perdues dans une vie de ce genre — ». « La culture d'esprit, l'un des bons résultats d'une éducation soignée, n'est certainement pas moins précieuse à une sœur d'hôpital qu'à des femmes placées dans d'autres sphères. Cela lui permet d'accomplir mieux sa tâche et d'en recueillir des résultats qui, autrement, eussent été impossibles (2). »

Bibliothèque des nurses. Il existe maintenant une littérature considérable ayant trait à cette carrière, due aux médecins et aux nurses elles-mêmes, manuels scientifiques, traités divers, formant une bibliothèque des mieux fournies à l'usage des élèves nurses. Il existe aussi des publications hebdomadaires et mensuelles, discutant les intérêts professionnels, servant à l'offre et à la demande des établissements et des particuliers et donnant des nouvelles des hôpitaux du monde entier. On trouvera plus loin, dans la bibliographie, quelle richesse de publications de langue anglaise existe dans cet ordre d'idées.

Religion. La question religieuse n'est point un obstacle dans la carrière hospitalière. La majorité de la population étant protestante, la plupart des hôpitaux se trouvent avoir un personnel entièrement anglican, mais quelques écoles reçoivent indiffé-

(1) Eva Lückes, *Hospital Sisters and their duties* (*Scientific Press*. London 1893.

(2) *Loc. cit.*

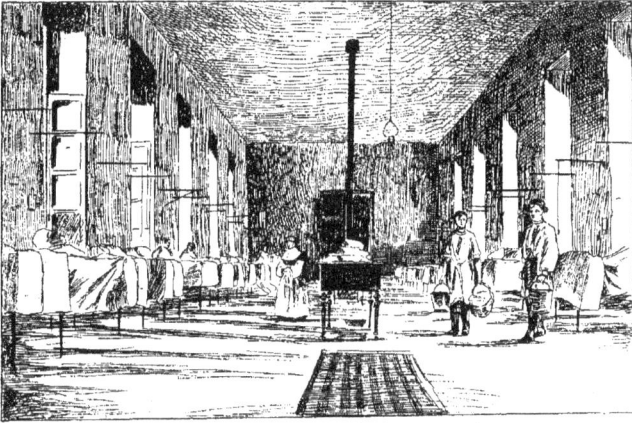

Fig. 21. — Salle de l'Hôtel-Dieu de Marseille avec personnel.

remment des nurses de dénominations religieuses diverses et celle du « London Hospital», la plus estimée, laisse une entière liberté à ses élèves quant à cette question essentiellement personnelle.

Personnel médical et nurses. Un dernier point nous arrêtera un instant encore — celui des relations entre les nurses et le personnel médical. Cette question, qui paraît ailleurs présenter des difficultés insurmontables et devoir interdire à toute jeune fille comme il faut l'accès de la carrière hospitalière, est ici tout à fait insignifiante.

Grâce à la bonne éducation des nurses, à la vie très active qu'elles mènent, à la surveillance et à la discipline auxquelles elles sont soumises par leurs supérieures, ces jeunes filles ont, à l'hôpital, infiniment moins d'occasions d'être légères qu'elles n'en auraient dans la société du meilleur monde. Elles savent que la moindre inconséquence de ce genre serait rapidement suivie de leur renvoi et qu'ensuite il leur serait impossible d'être admise dans aucun hôpital; on nous a affirmé de divers côtés que jamais il ne leur était arrivé des aventures regrettables. D'autre part, les étudiants respectent les nurses *parce qu'elles sont respectables*, et si un de ces jeunes gens se permettait d'obséder ou d'insulter une nurse, il ne tarderait pas à être admonesté par la sœur de la salle, la matron, le chef de service et, dans des cas tout à fait exceptionnels, le doyen lui-même intervenant, il risquerait la suspension de son stage, l'interdiction d'entrer dans l'hôpital. L'entente des supérieurs étant absolue pour assurer la respectabilité du personnel, étudiants et nurses ne peuvent faire autrement que d'avoir des relations correctes (1).

(1) Lorsqu'il arrive qu'un étudiant se fiance à une nurse, cette dernière est tenue d'en avertir la matron, elle est changée de service et ne peut voir son fiancé qu'aux heures de liberté, non pas comme mesure de réprimande, mais pour sauvegarder la marche régulière du service et pour éviter les commentaires des malades et du personnel.

Aussi la carrière de nurse est-elle absolument respectée, recherchée par les jeunes filles du monde le plus comme il faut et même aristocratique.

Il est tout naturel de voir, dans la même famille, un fils médecin tandis que sa sœur est nurse, et les jeunes filles qui, ailleurs, sont attirées par les études médicales, deviennent ici tout naturellement nurse, faisant ainsi de la médecine essentiellement féminine.

Qu'on nous permette de transcrire ici les impressions de *Benedict* dans une visite au *Chelsea Workhouse Infirmary* : « On pénètre dans le grand bâtiment sombre au dehors et, par un large escalier, on arrive à l'appartement de la *matron*, trois pièces *coquettement* meublées ; un petit salon *costly* et gai, plein de bibelots de tout genre, un piano, des journaux, des livres ; une chambre à coucher, vivante aussi. ... sur une large toilette s'étalent tous les objets d'un nécessaire à couvercle d'argent. A côté, la plus confortable salle de bain qui se puisse imaginer.

»..... Dans les vastes dortoirs où pas une odeur ne règne, aucune apparence de tristesse ; toutes les malades ont sur leurs épaules un petit châle rouge, et sur leur lit un couvre-pieds de même nuance ; dans la longue travée qui s'ouvre entre les lits, des arrangements ingénieux ont placé des fleurs en quantité. Des serins chantent dans une cage accrochée devant une des hautes fenêtres, cela ne paraît rien, mais ceux qui savent ce qu'est la tristesse mortelle d'une salle d'hôpital, comprendront le charme singulier de ce détail familial ; l'effort est visiblement d'embellir le plus possible, et les *nurses* apportent à cette tâche une extrême émulation. Au milieu de tout ce monde souffrant, les jeunes *nurses*, avenantes et actives, vont et viennent. En bas, elles ont leur large salle de communauté, où se trouvent un *piano à queue*, quantité de magazines et des journaux DE MODE ! et il s'y fait de très *bonne musique* ; telle fille qui, il y a trente ans, aurait donné des leçons, préfère aujourd'hui soigner les malades ; on paie cher pour l'année de *probation* : trente, quarante guinées, et tout le monde n'est pas accepté (1). Dans ce genre de vie, si indépendante qu'elle soit, il y a une discipline et un asile, et la femme malgré tout demeure dans son rôle traditionnel et séculaire (2).»

. . . .

Une soirée.   Nous eûmes l'occasion, l'année dernière, d'assister à la soirée d'adieu de *Sir Thomas Smith*, arrivé à l'âge de la retraite après une longue carrière à l'hôpital *Saint-Barthelemy*, de Londres. Ce chirurgien retraça avec beaucoup d'humour l'évolution dont il avait été témoin en chirurgie et dans le personnel secondaire des hôpitaux. L'auditoire, composé de docteurs, d'étudiants et des nurses diurnes de l'hôpital, fut très amusé par le tableau rétrospectif qu'il fit du personnel d'autrefois, de l'ignorance et de la vulgarité des anciennes infirmières et du sans-façon grossier avec lequel les médecins et les étudiants pouvaient les traiter.

Cet estimable chirurgien se réjouit du progrès immense réalisé dans ce domaine, adressant maints compliments sur leur capacité, à l'essaim de nurses dans leur joli uniforme clair, les étudiants soulignant ces éloges de vigoureux applaudissements. Après la conférence, les auditeurs se mêlèrent autour d'un buffet et la gaieté de bon aloi, l'harmonie qui régnait dans cette réunion, étaient une démonstration frappante de la supériorité de ce personnel secondaire des hôpitaux.

. . . .

(1) C'est-à-dire, 780 fr. à 1,040 fr., payés par les élèves à l'hôpital en retour de l'instruction.
(2) *La Vie Parisienne*, 2 septembre 1893.

Lorsque l'on songe que le pionnier de cette réforme hospitalière, Florence Nightingale, voit de son vivant le résultat extraordinaire de ses premiers efforts en faveur des pauvres malades, de la réussite de l'œuvre médicale et de la sage utilisation des fonds charitables, il est permis d'affirmer que les luttes semblables aboutiront de même ailleurs, non seulement pour le bien des hôpitaux, mais aussi pour ouvrir une excellente carrière aux femmes de cœur.

SIXIÈME PARTIE

SOCIÉTÉS DE LA CROIX-ROUGE

Sous cette dénomination, nous trouvons les associations les plus diverses dont les unes présentent toutes les garanties possibles quant à la capacité et au savoir de leurs membres, tandis que les autres en sont presque totalement dépourvues.

On peut les diviser ainsi en associations *hospitalières* et en sociétés *d'amateurs*.

Russie.

La Russie présente le type le plus parfait de ces associations hospitalières car beaucoup d'hôpitaux civils aussi bien que militaires sont desservis en temps de paix par les gardes-malades de la Croix-Rouge.

Cette vaste association est placée sous la protection de l'impératrice douairière qui s'en occupe beaucoup.

Dans chaque ville se trouve un comité de dames présidé par une femme de haute éducation tout particulièrement dévouée à l'œuvre. Dans les hôpitaux ou autres établissements, les *sœurs* sont placées sous l'autorité d'une *supérieure* (sans caractère religieux).

Pour être admis dans ces établissements les femmes (non mariées ou veuves) doivent être âgées de vingt à quarante ans ; il faut qu'elles aient suivi deux classes du gymnase ; si leur instruction a été faite autrement, elles ont à subir un examen (langue russe et arithmétique). Il faut qu'elles produi-

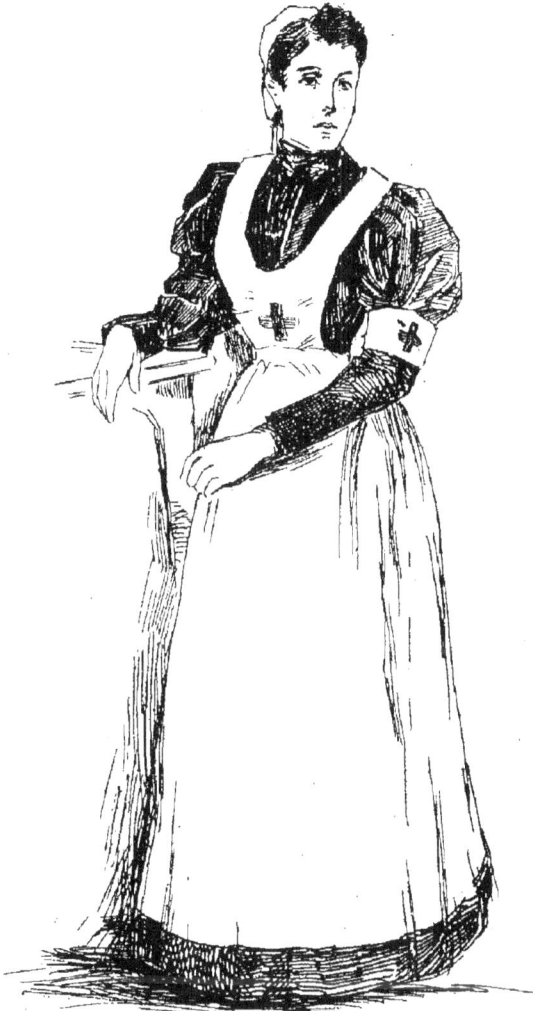

Fig. 22. — Une sœur de la Croix-Rouge russe.

sent aussi un extrait de baptême, un permis de séjour, un certificat de fidélité politique et leur photographie.

Les élèves commencent par être externes habitant en ville où elles veulent, mais elles sont astreintes à porter l'uniforme réglementaire de la Croix-Rouge russe : robe de laine brune, tablier blanc, coiffure formée par un mouchoir plié en triangle dont les deux chefs sont noués sur la nuque et le sommet pendant en arrière (Fig. 22).

Exceptionnellement les élèves sont reçues internes dans la *communauté*, elles paient alors une pension de 15 roubles (1) par mois. S'il y a des places vacantes la présidente peut admettre les élèves les moins fortunées gratuitement, mais dans ce cas elles sont tenues de rester au service de la Croix-Rouge pendant deux ans après la terminaison des études préparatoires.

Les cours ont lieu pendant deux ans, douze heures de cours par semaine, les élèves payant 5 roubles par semestre.

La première série de cours porte sur la religion, l'hygiène, l'anatomie, la physiologie, la pharmacie élémentaire et les pansements. Les élèves font des stages pour la pratique à l'hôpital, à la pharmacie et aux consultations gratuites de huit heures du matin à une heure de l'après-midi.

La seconde série de cours porte encore sur la religion, la chirurgie, les pansements, la pathologie interne, les maladies des femmes, des enfants, des vieillards, des dents, de la peau ; l'aliénation, la vaccination, le massage, et tous les soins pratiques que réclame le malade. Le stage hospitalier se continue les élèves *faisant du service* à tour de rôle, dans les hôpitaux, cliniques, maternités, asiles d'aliénés, etc., etc.

Un examen termine ces études préparatoires et un certificat est accordé à celles qui le passent avec succès.

Les élèves qui possèdent le certificat et qui désirent se dé-

(1) Le rouble vaut 2 fr. 66.

vouer aux malades, peuvent être reçues à *l'épreuve* dans les communautés de sœurs (1), elles doivent être soumises à tous les règlements et à la supérieure. Après terminaison du noviciat, les élèves ont le droit de porter le nom de Sœurs de Charité, et le brassard de la Croix-Rouge, demeurant attachées à la communauté et sous l'autorité de la supérieure de chaque établissement, mais elles sont toujours libres de quitter l'association quand elles le désirent. Aussi longtemps qu'elles font partie de la Croix-Rouge elles sont logées, nourries, habillées et reçoivent de trois à cinq roubles d'argent de poche par mois et une pension après quinze ans de service.

La nourriture est excellente ; les sœurs sortent lorsqu'elles le demandent et ont droit à un mois de congé par an.

Dans les hôpitaux les sœurs travaillent huit heures par jour et veillent du quatrième au cinquième jour de huit heures du soir à cinq heures du matin, ce qui ne les dispense pas du service diurne du lendemain. Les élèves veillent seulement une fois par mois et ne sont pas dispensés non plus du travail du lendemain.

Dans les hôpitaux on compte une sœur par cinquante malades.

Les hôpitaux paient à la Croix-Rouge 25 roubles par mois et par sœur.

La Croix-Rouge ne reçoit que des élèves femmes lesquelles soignent les malades des deux sexes sans exception de maladie.

En Angleterre, le service des hôpitaux de l'armée, de la marine et des ambulances sur terre et sur mer est assuré par des nurses aux grades suivants : « *Lady superintendent* (2) « *Senior nursing sister* (3) *nursing sisters* (4). Les trois gra-

Angleterre

(1) Sans aucun caractère religieux.
(2) Dame surintendante.
(3) Sœurs nurses anciennes.
(4) Sœurs nurses.

des s'acquèrent successivement et par choix, les postulantes
ayant à prouver qu'elles sont dignes de remplir ces postes et
qu'elles possèdent aussi l'expérience voulue et la capacité administrative nécessaire.

Seule les demoiselles ou veuves de *bonne famille* âgées de
25 à 35 ans, ayant passé *trois ans dans un hôpital-école* (civil)
sont admises à entrer dans le ARMY NURSING SERVICE.

Les postulantes sont toutes soumises à un essai de six mois
dans le « Royal Victoria Hospital » (Netley), le seul hôpital-
école pour l'armée où la *dame surintendante* (poste analogue
à celui de matron des hôpitaux civils) juge de leur aptitude à
la carrière du nursing *militaire*. Cette surintendante est
placée sous l'autorité du Directeur Général du Département
Médical de l'Armée.

L'uniforme est fourni, chaque nurse recevant *annuellement* :
trois robes en serge gris clair (lavable), six tabliers blancs,
six coiffes en mousseline (1), six cols et six paires de manchettes blanches, une capote et un voile gris ; tous les trois ans
un manteau d'hiver et un manteau d'été (bleu et rouge) et un
tout petit collet rouge écarlate porté dans les salles. Par
roulement, elles sont obligées de faire du service dans les
colonies, lequel ne peut se prolonger au delà de cinq ans.

Chaque nurse a droit à trente jours de congé par an, avec
paie entière.

Une nurse ancienne, nommée surintendante d'un établissement, gagne 1,250 fr. Une nurse ordinaire reçoit 750 fr. la
première année, augmentant de 50 fr. chaque année, de
service satisfaisant, jusqu'à concurrence de 1,250 fr.

Les nurses de toutes catégories ne peuvent pas servir après
avoir atteint soixante ans, mais à partir de cinquante ans

(1) Lorsqu'elles sont « en campagne » la coiffe est remplacée par un mouchoir disposé comme celui des gardes-malades de la Croix-Rouge russe.

elles peuvent être mises à la retraite. Elles ont droit à une pension calculée en raison des années de service et des salaires reçus, mais qui ne peut dépasser 1,250 fr. par an.

Une seconde section, le ARMY NURSING SERVICE RESERVE, enrôle des nurses employées dans les hôpitaux civils ou exerçant pour leur propre compte, lesquelles doivent présenter les mêmes conditions que les nurses de l'armée en service actif. De plus, n'ayant pas été soumises au stage d'essai à l'Hôpital Militaire de Netley, elles doivent produire les certificats nécessaires pour prouver qu'elles possèdent la capacité, le tact et le bon caractère indispensables à ces fonctions. Celles qui connaissent, en outre, une langue étrangère sont choisies de préférence. Une fois enrôlées elles doivent porter constamment l'insigne de la Croix-Rouge de l'Armée, quel que soit l'uniforme dont elles sont revêtues.

En temps de guerre, les nurses qui font déjà partie de l'armée sont appelées à partir les premières et sont alors remplacées dans les hôpitaux militaires par celles de la réserve, selon le choix et les nécessités du « War Office ».

Voici, comme exemple, les états de service d'une des nombreuses nurses parties pour les ambulances du Sud-Africain (1) :

« Mademoiselle Anne Gariock, préparée pendant *trois ans* à l'Ecole des Nurses du « London Hospital ».

» Deux ans de service au « London Hospital ». Entrée au service de l'armée : Netley Hospital, six mois. Quatre ans de service à l'Hôpital Militaire, île de Malte. Cinq ans de service « Station Hospital » de Devonport (Angleterre). Trois ans de service au « Station Hospital » Woolwich. *Soit, dix-sept ans et demi de service hospitalier.* »

Dans les hôpitaux militaires, les nurses ne remplissent pas

(1) *The Nurses at the Front* (« The Hospital » Nursing Mirror, 14 octobre 1899).

seulement le rôle de surveillantes, mais s'occupent elles-mêmes du service des hospitalisés : ce sont elles qui alimentent, lavent et prodiguent les soins de toutes sortes aux soldats les plus malades. Elles sont aidées pour le service général par des soldats spécialement choisis.

Ces nurses sont tout à fait incorporées à l'armée, et à leur mort elles reçoivent les honneurs militaires, un canon servant de corbillard et la bière étant recouverte du drapeau national.

Hongrie.

A Budapesth, l'hôpital Elisabeth est desservi par des gardes-malades de la Croix-Rouge ; tous les six mois douze élèves sont admises pour être dressées au service des malades. Après *deux ans*, elles subissent un examen, qui, s'il est satisfaisant, leur permet de recevoir l'emblème de la Croix-Rouge sous forme de broche.

Danemark.

En Danemark, la Croix-Rouge, depuis 1875, dresse des gardes-malades dans les hôpitaux en vue du service de l'armée en campagne. Plus d'une centaine de femmes ont appris ces fonctions et une soixantaine d'entre elles sont encore dans des hôpitaux qu'elles desservent complètement. Le stage préparatoire est d'un an, il est non seulement pratique, mais théorique aussi. La société de la Croix-Rouge envoie ses gardes-malades gratuitement chez les pauvres et, moyennant une rétribution, chez les riches aussi.

Allemagne.

En Allemagne, grâce à un appel de l'impératrice Augusta, une association de plus de soixante mille femmes s'est organisée en vue de soigner les blessés militaires, lesquels ne font pas de véritable service hospitalier.

Autriche.

A Vienne, le professeur Billroth sachant combien avait été défectueux le service des blessés pendant la guerre de 1866 et de 1870 conçut l'idée de fonder une école hospitalière afin de former des infirmières modèles pour l'Autriche, lesquelles pourraient aider le corps de santé militaire si souvent insuffisant dans ces circonstances (1).

Intéressant également l'aristocratie et l'industrie, le commerce et le monde scientifique à ce but patriotique, l'éminent professeur obtint une somme de 100,000 francs pour commencer cette œuvre en 1878.

L'école, placée sous le patronage direct du Prince Royal, prit le nom de Rodolphinienne. Son but était double : a) améliorer le sort des blessés en dressant de bonnes infirmières de la Croix-Rouge ; b) offrir une profession nouvelle aux femmes d'éducation, les employant dans les hôpitaux en temps de paix et dans les ambulances en temps de guerre.

L'œuvre est placée sous la surveillance d'un comité et dirigée par le professeur Billroth. Elle se compose d'un hôpital modèle avec une quarantaine de lits (2) et d'un asile pour douze infirmières malades ou sans occupation. A la tête de l'hôpital est placée une dame surveillante en chef qui s'occupe maternellement des infirmières, surveillant aussi bien l'économat que le service des malades. Elle suit la visite des médecins, mange avec ses subordonnées, leur donne l'exemple du bon ton, fait leur éducation morale et professionnelle, leur enseigne la préparation des boissons et aliments spéciaux aux malades, l'entretien du linge, la conservation des objets mobiliers et répartit les veilles et les sorties hygiéniques en dehors de l'*après-midi* et de la *journée de repos* réglementaire par semaine.

Pour être admise à l'école des infirmières de la Société

---

(1) Nous avons puisé ces renseignements dans une série d'articles intéressants du docteur Kéraval (*Progrès Médical*, numéros 29, 23, 33, 36, 38, 40, année 1886).

(2) Plusieurs de ces lits sont *fondés*. A la consultation interne se sont présentés 1,459, 2,094, 3,164 malades en 1883-84-85, progression qui montre le succès de cette œuvre.

Rodolphinienne, les postulantes doivent être âgées de vingt à quarante ans ; il faut qu'elles soient de moralité irréprochable, *instruites* et douées d'une bonne santé. Elles sont prises à l'essai pendant un mois. A la fin de ce stage préparatoire elles doivent prendre un engagement moral (une année d'études et une année de service). Dès l'engagement pris, elles reçoivent outre l'entretien complet six florins par mois (15 francs) et l'uniforme.

A la fin de la première année elles doivent subir un examen qui, passé avec succès, leur accorde le titre d'infirmières, une rémunération de douze florins par mois et le droit de porter la broche, emblème de la Société Rodolphinienne.

A la fin de la troisième année (facultative) elles reçoivent le diplôme de *Sœur de la Croix-Rouge, section des Rodolphiniennes* et le droit de porter le *brassard blanc* avec l'emblème de la Société.

Le diplôme de la Croix-Rouge n'est délivré que contre l'engagement écrit de l'aspirante de se tenir toujours prête à obéir aux ordres de la Société en temps de guerre.

Les infirmières qui le désirent sont placées dans les hôpitaux ou envoyées à domicile pour soigner les malades, munies d'un carnet sur lequel les clients et médecins traitants inscrivent leurs observations.

L'instruction professionnelle est donnée par l'exemple au lit du malade et par des cours magistraux faits par le directeur aidé par les deux médecins en chef, leurs deux assistants, la surveillante en chef et les infirmières diplômées de l'établissement.

Le professeur Billroth a rédigé un manuel spécial pour ses élèves (1).

(1) Soins des malades à la maison et à l'hôpital, livre destiné aux familles et aux gardes-malades infirmières, surtout à celles de la Société Rodolphiniennes. Vienne 1881.

En Norwège, la Croix-Rouge ne forme des gardes-malades que depuis 1896. C'est à l'initiative de Mlle Bornemann qu'est due cette innovation. Désirant avoir des gardes-malades possédant à la fois l'éducation et la pratique hospitalière pour soigner les blessés militaires, cette dame a fondé une institution qui est officiellement rattachée à la Croix-Rouge norwégienne.

Pour être admises, les jeunes filles doivent être âgées de vingt à trente ans environ, elles doivent avoir reçu une bonne instruction, être protestantes, de bonne conduite et de bonne santé. Elles doivent avoir des manières douces et agréables, être gentilles avec les malades et douées des qualités indispensables à cette carrière.

Il faut qu'elles s'engagent moralement à rester deux ans au service de l'institution après la terminaison de l'année d'études à moins de raisons reconnues valables par le comité. En temps de guerre elles doivent être prêtes à servir dans la Croix-Rouge si elles en reçoivent l'ordre des autorités militaires. Celles qui ne sont pas restées au service direct de l'institution doivent envoyer chaque année, en janvier, leur adresse et le compte rendu de leur activité pendant l'année écoulée.

L'école reçoit douze élèves, elles sont prises à l'essai pendant un mois.

Les études pratiques et théoriques durent un an; chaque élève doit payer pour son année de stage, 360 couronnes (soit 524 francs) payables d'avance mensuellement; elle reçoit en retour l'entretien (logement, nourriture, chauffage, éclairage.)

Il existe des bourses et demi-bourses; chaque élève, dès son entrée, doit s'associer à la caisse de retraite des gardes-malades de Christiania.

Le port de l'uniforme est obligatoire: robe bleu pâle (en

coton), col blanc rabattu, tablier blanc, cornette blanche pour le service et robe bleu foncé, petite capote noire pour les sorties.

Après l'année d'instruction, l'institution peut garder les gardes-malades à son service ou les envoyer soigner des malades à domicile.

A la terminaison de l'engagement (trois ans), les gardes-malades peuvent rester au service direct de l'institution, soit en continuant à y demeurer et n'encaissant que la moitié de leur gain, soit habitant au dehors et recevant alors 90 0/0 de ce qu'elles ont gagné. Il leur est défendu de recevoir des cadeaux des clients.

L'institution fournit quelques vêtements à celles qui restent sous ses ordres et les soigne en cas de maladie. Le port de l'uniforme de la Croix-Rouge est interdit à celles qui renoncent à travailler, et l'institution peut obtenir de la direction de la Croix-Rouge de Norwège, l'exclusion d'une garde-malade indigne.

Cette institution, à laquelle Mlle Bornemann consacre son temps et sa fortune, est annexée à la clinique du Dr Jerwelt, où les élèves sont reçues pour les études pratiques. Sous la direction de gardes-malades déjà diplômées, elles desservent complètement cette clinique et font aussi du service à l'*Hôpital National*, dont une division a été confiée à des gardes-malades diplômées de la même institution, le reste de l'hôpital étant desservi par des diaconesses.

Chaque élève fait complètement sa propre chambre avant de la quitter; le gros nettoyage de la clinique (lavage de parquets, escaliers, vitres) est fait par des domestiques à l'exception de la salle d'opération, *entièrement* nettoyée par les gardes-malades. Le cours théorique (44 leçons) est fait par un docteur en médecine et dure six mois, il porte sur l'anatomie, la physiologie et le soin des malades.

Quatre ans après sa fondation, l'institution avait déjà formé et diplômé trente gardes-malades et les avait placées à la tête de services dans divers hôpitaux et cliniques de Norwège.

Dès 1864, la Suède avait résolu de créer de bonnes gardes-malades pour soigner les blessés militaires, et, dans ce but, la *Société centrale suédoise pour les soins volontaires à donner aux blessés et aux malades en temps de guerre,* envoyait une dame à Londres, à l'École de l'hôpital Saint-Thomas , fondée par Florence Nightingale, pour y être instruite. Cette dame, placée ensuite à l'hôpital d'Upsal, y forma une école de nurses pour cette Société. Suède.

La Suisse possède plusieurs associations de la Croix-Rouge: la *Société Genevoise des Dames de la Croix-Rouge,* fondée en novembre 1889, présente deux sections, dont l'une est composée de dames qui se réunissent pour préparer des objets de pansements et des vêtements pour blessés, et l'autre d'un certain nombre d'infirmières (quatre, d'après les rapports de 1894) qui vont soigner les malades à domicile. La Société place ses élèves à l'hôpital de Berne moyennant une pension; elles y sont en service pendant un an, et ensuite, les réunissant dans son local, la Société leur assure l'entretien pendant quatre ans, durée de l'engagement, et les envoie soigner des malades à domicile pour son propre compte. Suisse.

Berne possède une École d'Infirmières de la Croix-Rouge depuis le 1er novembre 1899, attachée à l'hôpital Lindenhof, qui possède 50 lits pour malades. L'instruction pratique est donnée au cours du service des malades, et l'instruction théorique par sept médecins qui ont offert leur concours gracieusement. Les élèves portent, pendant leur service, un tablier orné d'une croix rouge. La durée des études est bien courte, mais les élèves étant ensuite placées par les soins de la Société dans d'autres hôpitaux, peuvent ainsi ajouter une année de pratique aux cinq mois d'apprentissage, et ont alors seulement le droit de se présenter pour obtenir le diplôme d'Infirmière de la Croix-Rouge (1).

Une école d'infirmières sera prochainement créée à Zurich, par les soins de la *Société d'utilité publique de dames.*

France En France, aucun personnel féminin n'appartient spécialement à l'armée pour en soigner les malades et les blessés, les infirmières *régimentaires* n'existent pas.

Une partie des hôpitaux militaires sont desservis par des filles de la charité de Saint-Vincent de Paul, car, d'après le règlement : « *Des sœurs hospitalières peuvent être placées dans les hôpitaux militaires. La désignation de ces hôpitaux est faite par le ministre de la guerre, qui fixe également le nombre des sœurs* (2) ».

Dans ces hôpitaux, les sœurs doivent « donner aux malades et blessés les soins de toute nature, compatibles avec leurs forces et la bienséance (3). Pratiquement, elles y remplissent simplement le rôle de surveillantes de salle, les soins (?) étant donnés par les infirmiers militaires et les étudiants en médecine faisant également leur service militaire.

Ces religieuses, comme nous l'avons vu, sont dépourvues de tout enseignement technique, souvent d'instruction générale et paralysées dans leur action par les règlements de l'ordre. Les hôpitaux de Crimée, desservis par cinquante-deux sœurs dont *trente* succombèrent, sont restés des foyers d'infection et de mortalité, tandis que les ambulances anglaises se transformaient entre les mains de Florence Nightingale et de ses quatre-vingt-cinq aides, possédant à la fois la *pratique* des malades et le *savoir*; aussi *une seule* d'entre elles succomba.

(1) *Bulletin International des Sociétés de la Croix-Rouge,* janv. 1900, Genève.

(2) Règlement 37 de l'*École de l'infirmier militaire,* Paris, 1894, page 29.

(3) *Ibid.*

En Algérie, sur cinquante-neuf hôpitaux militaires, on en trouve quatre seulement desservis par les Filles de la Charité de Saint-Vincent de Paul.

En Tunisie, sur sept hôpitaux, un seul possède un personnel féminin, l'hôpital du Belvédère, confié aux religieuses de Saint-Joseph de l'Apparition.

Dans les hôpitaux mixtes, les militaires sont soignés par divers ordres : Filles de la Sagesse, Saint-Sacrement, etc., etc.

Il existe en France trois sociétés se rattachant officiellement à la *Croix-Rouge*, ce sont les suivantes : *Société Française de Secours aux Blessés Militaires*, fondée en 1866, et reconnue par décret du 3 juillet 1884.

Association des Dames Françaises, fondée en 1879, et reconnue par décret du 23 avril 1883.

Union des Femmes de France, fondée en 1881, et reconnue par décret du 6 août 1882.

Toutes les autres associations ayant le même but, mais qui ne sont pas reconnues d'utilité publique, doivent se rattacher à l'une de ces trois sociétés constituant ensemble la Croix-Rouge française qui secours les militaires et les marins blessés et les civils dans les calamités publiques (1). Ces sociétés peuvent se classer dans la catégorie des associations d'*amateurs*, quant à la capacité de leurs membres pour le service hospitalier.

L'Association des Dames Françaises qui eut pour origine *l'École de Gardes-malades et Ambulancières*, fondée en 1877, par la Société de Médecine pratique de Paris, est la seule de ces sociétés qui possède un hôpital. Ce petit établissement (2) pourrait devenir une excellente École hospitalière, car les malades y sont choisis expressément au point de vue de l'en-

(1) « Règlement de l'Armée en Campagne ».
(2) Cet hôpital, situé 93, rue Michel-Ange, à Auteuil, possède 24 lits (Service chirurgical pour hommes seulement).

seignement. Mais seules les dames de la région ont la faculté de profiter des avantages qu'il présente, lesquels ne sont pas obligatoires pour les membres. Un personnel mercenaire est chargé d'une partie du service des malades ou du tout, si les infirmières *volontaires* (membres de la Société) font défaut.

En 1899, seulement 54 dames y avaient fait un stage, 6,000 opérations y avaient été pratiquées et on y avait donné 12,273 consultations depuis la fondation.

La Société s'est assuré la disposition de deux mille lits fournis par des hôtels et autres établissements en cas de guerre, ainsi que le concours de 120 médecins (1).

Sur le diplôme dont l'obtention par examen est facultative sont inscrites les règles suivantes :

1° Soyez les auxiliaires intelligentes et dévouées du médecin ;

2° Tenez dans la propreté la plus parfaite, le malade, son lit, sa chambre ;

3° Soyez probes, discrètes, décentes, sobres, actives, patientes et douces, bonnes, sans familiarité ;

4° Ne sortez jamais de votre rôle ;

5° En temps de guerre ou d'épidémie, que votre patriotisme et la charité vous inspirent le dévouement (2).

Ces préceptes excellents offriraient de véritables garanties, s'ils reposaient sur un peu plus de pratique hospitalière et moins d'inspiration.

L'École d'Ambulanciers et Ambulancières présente trois sections, la Policlinique de Paris, l'Hôpital International et l'École Dentaire. Elle consiste en cours théoriques ouverts au public. Cette école fonctionne depuis 1891.

L'Union des Femmes de France a organisé des cours dans

(1) *Progrès Médical*, 9 décembre 1899.
(2) *Progrès Médical*, n° 15, 1877.

neuf arrondissements de Paris. Ils ont lieu aussi de loin en loin en province. A Paris, les membres de l'Union font un stage (facultatif) dans les hôpitaux *à l'heure de la visite* et jamais en dehors de ce moment. Après *trois mois* de stage, ainsi fait, celles qui le désirent subissent un examen et obtiennent le certificat *d'infirmière hospitalière*. (!)

Si intéressants que soient les stages de ce genre, ils ne peuvent donner à ces dames une capacité comparable à celle de personnes qui ayant vécu ou vivant à l'hôpital sont rompues à toutes les nécessités de ce service, de jour et de nuit, en médecine et en chirurgie. Mais les membres de ces diverses sociétés ont une tendance à fréquenter de préférence les services de chirurgie dont les spectacles émouvants et variés ont toujours attiré les amateurs.

Pourtant en temps de guerre on ne reçoit pas seulement des blessés dans les hôpitaux improvisés. D'ailleurs les moyens d'attaque devenant de plus en plus meurtriers, le nombre des blessés tend à diminuer, tandis que les fatigues corporelles, l'anxiété, les mauvaises conditions hygiéniques du soldat en campagne ont pour conséquence un grand nombre de malades *non blessés* (1), sans parler des épidémies en temps de paix, qui doivent aussi être assistées par ces sociétés. Etant donné la pléthore de docteurs, d'étudiants en médecine et de pharmaciens, leurs soins ne feront point défaut aux malades en temps de guerre et les dames infirmières auraient un rôle autrement utile dans les hôpitaux, en s'habituant au vrai *service pratique* des malades, qu'en cherchant à apprendre les fonctions du praticien, assistant seulement aux opérations, aux consultations et pansements, apprenant à rédiger les

Stages hospitaliers.

Malades non blessés.

---

(1) Après deux mois de campagne d'Italie, on comptait 8,674 décès, dont 3,664 seulement par blessures, et sur les 95,615 hommes perdus pendant les guerres de Crimée, 20,240 seulement avaient été tués ou avaient succombé à la suite de blessures (*Revue d'Hygiène*, t. XXXVII, p. 215).

feuilles d'observation, etc., etc., toutes choses utiles, sans doute, mais qui sont le superflu d'un bon apprentissage de garde-malade.

C'est ainsi que l'on a pu voir récemment, des dames qui, ayant fait des stages de ce genre, avaient été admises à se rendre utiles dans les ambulances de la guerre anglo-boer, renvoyées de ces hôpitaux à cause de leur incapacité et de leur défaut de discipline. Sir William Mac Cormac décida de leur interdire l'accès des salles de malades, ce chirurgien préfé-rant un personnel insuffisant mais *capable* de nurses de l'ar-mée, en attendant les nouveaux renforts (1).

C'est peut-être en raison de ce défaut de véritable capacité hospitalière, qu'en France les sociétés de la Croix-Rouge sont considérées par les autorités militaires comme devant simple-ment fournir à l'armée du *matériel* et des *fonds*.

Rôle officiel des sociétés françaises. Elles sont autorisés « à *faire parvenir aux malades et bles-sés les dons qu'elles reçoivent de la générosité publique. Leur rôle consiste en temps de guerre à créer, dans les localités désignées par le ministre, des* HOPITAUX AUXILIAI-RES *destinés à recevoir les malades et blessés appartenant aux armées, et à seconder le service de l'arrière en ce qui concerne les* INFIRMERIES DE GARES *et les* HOPITAUX AUXILIAI-RES DE CAMPAGNE » (article 124 du règlement) (2).

Les *hôpitaux auxiliaires* sont situés dans les villes ouver-tes (3) ou dans les places fortes, ils peuvent contenir de 20 à 200 lits. Ces hôpitaux, en cas de nécessité, peuvent être placés dans la zone de l'arrière constituant les hôpitaux auxi-

(1) «The Hospital » Nursing Mirror, 24 février 1900.
(2) Ministère de la Guerre, 7e direction. Service de santé. Ecole de l'Infir-merie militaire. Alinéas 123.
(3) Par exemple à Montpellier, l'hôpital militaire devenant insuffisant, il serait ouvert des hôpitaux auxiliaires dans l'immeuble du Lycée de Jeunes Filles et dans celui des Garçons

liaires de campagne, mais toujours dans des villes à cause du local nécessaire (1).

Même dans ces hôpitaux, dont elles fournissent le matériel, les dames des diverses associations ne sont pas chargées du service des malades, un personnel complet étant nommé par les autorités militaires selon l'article IVe du règlement concernant ce service de santé, personnel composé de « *délégués, médecins, agents infirmiers et brancardiers prévus par le décret relatif au fonctionnement des dites sociétés (19 octobre 1892 »* (2).

Le service des infirmeries de gare pourvu d'un personnel analogue est placé sous le patronage exclusif de la plus ancienne de ces associations, la *Société Française de Secours aux Blessés Militaires*.

Le service immédiat des blessés et malades est fait : 1° par les *infirmiers régimentaires* qui sont exclusivement employés au service sanitaire mais en cas de nécessité peuvent être placés dans les hôpitaux de campagne ; 2° par les *brancardiers régimentaires* dont le rôle consiste à relever ces blessés et à les porter au poste de secours ; ils n'existent que dans l'infanterie ; 3° par les *infirmiers militaires* appartenant à toute catégorie et attachés à chaque formation sanitaire (3).

Ainsi les *ambulances* et les *hôpitaux d'évacuation* sont dépourvus de personnel féminin ; certains *hôpitaux militaires* possèdent des religieuses tandis que les *hôpitaux auxiliaires*, qui viennent en quatrième lieu et en vue desquels les dames font des stages d'amateurs dans les hôpitaux, n'ont officiellement qu'un personnel masculin en temps de guerre.

(1) D'après le *Service de Santé de l'Armée en Campagne,* décret du 31 octobre 1892.

(2) Ministère de la guerre, 7me direction. Service de santé. Ecole de l'infirmier militaire, p. 80.

(3) D'après le *Service de Santé de l'Armée en Campagne.* Décret du 31 octobre 1892.

SEPTIÈME PARTIE

I

DIVERGENCE ET ÉVOLUTION
DES PERSONNELS HOSPITALIERS

Revue. Nous venons de parcourir les divers systèmes de personnels chargés de soigner les malades dans les hôpitaux, nous avons vu plus spécialement dans quel esprit fut fondé la compagnie des Filles de la Charité de Saint-Vincent de Paul qui en France constitue le type de la religieuse hospitalière, nous avons étudié l'organisation des Hospitalières Lyonnaises, religieuses catholiques sans engagement perpétuel et sans vœu de célibat. De même nous avons signalé les maisons de Diaconesses protestantes qui ne sont soumises à aucun vœu mais dont le rôle est aussi essentiellement religieux auprès des malades, enfin nous avons noté quelques petites écoles d'infirmières qui, repoussant toute apparence congréganiste, costume, règle, engagements, n'en exigent pas moins avant tout l'esprit religieux dans leur enseignement, et d'autres dont l'existence se réduit à des programmes de cours trop souvent.

Nous avons ensuite étudié l'organisation des Écoles Municipales d'Infirmiers et d'Infirmières de Paris et leur résultat dans les hôpitaux de l'Assistance publique et celle des nurses de Londres qui ayant essaimé dans le monde entier se comptent actuellement par milliers.

Ensuite, parcourant les diverses organisations de la Croix-Rouge, nous avons constaté l'immense différence qui existe entre les sœurs hospitalières de la Croix-Rouge en Russie, en Autriche, en Norwège, en Angleterre, et les associations dans le même but en France, en Allemagne et autres pays dont les membres ne possèdent que superficiellement les connaissances et la pratique des fonctions de gardes-malades.

Nous avons vu les ordres hospitaliers masculins abandonner graduellement aux congrégations religieuses ces fonctions essentiellement féminines et disparaître presque complètement. Puis, par le fait des restrictions auxquelles sont soumises les religieuses et de l'évolution subie par le service des hôpitaux, reparaître l'homme au chevet du malade sous forme de servant ou d'infirmier, dépourvu de toutes les conditions qui font une véritable garde-malade.

Ailleurs, nous avons vu cet élément masculin disparaître du service des malades en raison directe du progrès qu'il subit au point de voir même la femme enrôlée dans *l'armée* à titre d'infirmière en temps de paix comme en temps de guerre et jugée digne de recevoir les honneurs militaires à sa mort.

Nous pouvons maintenant, parmi ces nombreuses variétés d'ASSISTANTS DES MALADES, prendre la *congréganiste, la laïque professionnelle* et la *nurse* comme types extrêmes pour en relever les traits caractéristiques. Parallèle.

La congréganiste nous apparaît douée de précieuses qualités, dévouée, honnête, régulière dans son service et de toute moralité. Mais asservie à la règle de son ordre datant d'une époque où le service des malades consistait principalement à les couvrir dans leurs lits et à leur donner des aliments appropriés, la religieuse se trouve obligée de par les nécessités nouvelles de ce service à se faire aider par des subalternes hommes et femmes, ignorants, grossiers, indignes de se trouver auprès du malade dont ils font à peu près tout le service. Aussi les médecins, placés entre les religieuses qui s'abstiennent de certaines fonctions et leurs subalternes qui les accomplissent grossièrement ou dangereusement pour les malades, sont-ils obligés de s'occuper de beaucoup de détails importants dans leurs conséquences, mais qui leur font perdre un temps précieux et dont ils seraient déchargés par un personnel capable. Aussi nous voyons ces ordres victimes de l'immuabilité de leur règle, résister à la marche inévitable du progrès, et laisser un écart immense se produire entre la *science médicale*, les *constructions hospitalières* modernes et les *soins* dont les malades sont entourés, ce qui oblige trop souvent les administrations hospitalières résolues à progresser à prendre des mesures radicales, sacrifiant ainsi les qualités indéniables des religieuses si essentielles dans les service hospitaliers en les remplaçant brusquement par des personnes encore plus incapables.

En étudiant *l'infirmière* purement professionnelle, nous avons vu quelles étaient les conséquences de ne pas exiger chez elle l'éducation, l'instruction générale, *le comme il faut* sans lequel un service de ce genre dégénère en grossièreté, nuisant et aux malades et au recrutement du personnel, devenant par la suite indiscipliné et de moralité douteuse et que sur un terrain de ce genre l'enseignement professionnel reste à l'état de théorie, vite oubliée dès le diplôme obtenu.

Prenant ensuite *la nurse*, comme type d'assistant du malade réunissant et l'éducation et l'instruction professionnelle, nous la trouvons douée des qualités de discipline, d'ordre, de moralité et de soumission aux médecins, de sollicitude pour les hospitalisés indispensables à cette carrière, et, créant à côté de l'art de guérir, *l'art de soigner les malades*.

Pourquoi cette grande divergence parmi les *assistants* du malade? Pourquoi sont-ils dans certains pays devenus des auxiliaires précieux pour le médecin et s'éloignent-ils graduellement de lui dans les autres?

Moins que tout autre homme de science, le médecin ne veut de barrières aux frontières, ses recherches scientifiques se font indépendamment de toute subtilité de religion, de nationalité, d'intérêt propre, et le travail individuel devenant propriété universelle, forme comme autant d'échelons que chacun s'efforce de gravir pour atteindre le but commun, l'allègement de la souffrance.

Aussi, l'assistant destiné à continuer auprès du malade la pensée du médecin, devrait-il comme lui se placer au-dessus de toute question qui puisse l'empêcher d'évoluer harmonieusement avec lui pour être sans cesse son aide et son complément; ne sont-ils pas tous deux appelés, sous l'étendard de la Croix-Rouge, à prodiguer leurs soins avec autant de dévouement à l'ennemi qu'à l'ami, ayant un droit égal à la reconnaissance et à la protection des combattants de part et d'autre ?

Pourquoi cette union dans le progrès et dans l'exercice de l'art, que les médecins du monde entier s'efforcent de maintenir entre eux, n'existe-t-elle point chez cette catégorie si considérable de personnes dont dépend constamment le succès de l'œuvre médicale ?

L'inégalité que l'on constate en comparant d'une manière générale les organisations hospitalières du Midi à celles du Nord, provient premièrement du fait que le progrès n'est point reconnu nécessaire par les congrégations religieuses qui, dans les pays latins, ont monopolisé le service des établissements hospitaliers depuis un demi-siècle. Jouissant de la confiance générale, elles sont demeurées libres de conserver leurs coutumes vieillies et, à côté de la science progressante, de sacrifier plutôt le malade que leurs traditions.

Secondement, cette absence d'évolution est due à une conception trop basse des fonctions de l'assistant, dont on a

Esprit du médecin.

Défaut d'évolution.

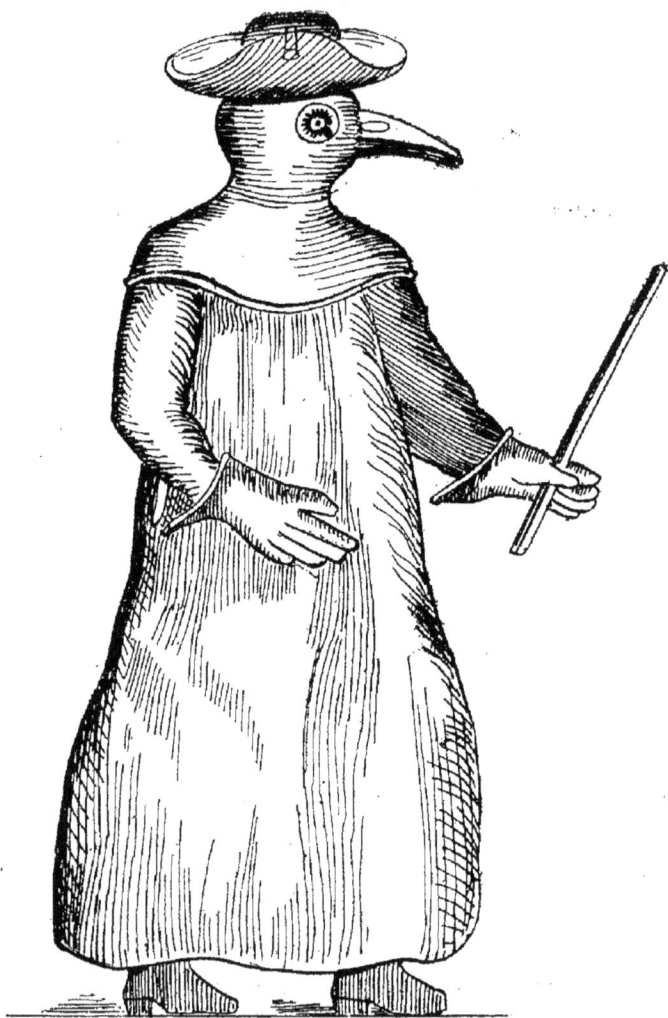

Fig. 23. — Costume pour les personnes approchant les pestiférés.

Habit en maroquin du Levant que revêtaient les médecins et autres personnes approchant les pestiférés. Le nez est rempli de parfum et le masque a les yeux en cristal.

fait un domestique, souvent même encore moins et, comme le dit le Dr Napias dans son admirable rapport (1), « le recrutement se fait parmi les filles de la campagne, parmi les enfants assistés, parmi les vieilles femmes qui n'ont pas encore atteint l'âge de l'entrée à l'hospice, mais qui en sont proches et à qui on fait attendre ce moment moyennant qu'elles donnent leur temps sans rétribution; ce sont les sœurs qui se chargent de ce soin à l'ordinaire et assez peu conscientes des nécessités d'une instruction technique pour elles-mêmes, elles ne songent pas à se préoccuper de la valeur des personnes qu'elles engagent. La commission administrative trouve une économie à ce mode de procéder, et, satisfaite d'avoir pris les intérêts financiers de l'établissement, elle oublie, seulement dans une inconscience qui est son excuse, l'intérêt des malades qu'on y reçoit. »

Dans les établissements laïques, le recrutement se fait de la même manière, parmi les hommes et les femmes qui n'ont pas pu devenir des ouvriers capables, de bons employés ou dont la conduite parfois les a éliminés d'autres carrières, enfin mais bien rarement, parmi des personnes véritablement dignes des fonctions qu'elles remplissent avec d'autant plus de mérite, que le milieu n'est point en rapport avec leur personnalité.

Après une longue période d'indifférence, l'attention paraît attirée sur cette question si importante du personnel secondaire des hôpitaux. Dès 1889, M. Henri Monod, faisait à M. Floquet, ministre de l'intérieur, un rapport sur l'état d'ignorance routinière du personnel secondaire des établissements hospitaliers de province. En 1897, le directeur de l'Assistance publique adressait un nouveau rapport sur la

(1) Dr Henri Napias, inspecteur général de l'Assistance publique, *Rapport sur le Recrutement du Personnel Secondaire des Établissements Hospitaliers*. Imprimerie Nationale, Paris, 1898

question à M. Barthou, dans lequel il déclarait que : « Indépendamment de toute autre considération, il y aurait un sérieux intérêt, au point de vue du bon fonctionnement des hospices et hôpitaux, à ce que le mode de nomination des diverses catégories de personnel, leurs attributions respectives, les garanties qu'il convient de leur accorder, les obligations qu'il convient de leur imposer, fussent nettement définies.

» Cette mesure ne serait pas seulement justifiée. La loi du 15 juillet 1893 l'a rendue nécessaire. Le principe du droit à l'assistance perdrait sa véritable signification si l'État ne se préoccupait pas de le faire respecter, après l'avoir proclamé. C'est à lui qu'incombe la responsabilité du nouveau service. Il doit tenir la main à son exécution et le meilleur moyen d'assurer celle-ci, c'est encore de mettre les rouages administratifs en harmonie avec la tâche qui leur échoit.

» Outre cette mission d'ordre supérieur, l'Etat a celle de veiller à ce que les malades sans domicile de secours dont il a la charge, reçoivent des soins aussi diligents et éclairés que possible. »

Ainsi les autorités administratives les plus hautes sont saisies de cette question, mais si d'elle dépend la bonne gérance des intérêts administratifs, et l'accomplissement efficace de la charité, elle n'en fait pas moins partie aussi du domaine médical.

Intérêt de la médecine. Depuis l'instauration de l'antisepsie, les devoirs de responsabilité du personnel infirmier sont devenus délicats et importants.

Il ne suffit pas que le chirurgien dirige habilement le bistouri, il faut que le bistouri soit *pur*, que les tampons, éponges, solutions pour laver, fils à suture, pansements, soient exempts de tout principe infectant et que le malade lui-même soit présenté propre, car «la netteté primitive vaut mieux que tout nettoyage *secondaire* (1). » Les délicatesses de la propreté antiseptique sont telles que beaucoup de chirurgiens se voient obligés de faire de *l'antisepsie* à outrance, ne pouvant songer, étant donné le genre de leur assistants, à faire de l' « *asepsie* qui, réalisée aussi complètement que possible est le fondement de la chirurgie actuelle » (2) aussi peu-ton juger de la compétence du personnel infirmier par le degré et par le nombre des solutions antiseptiques employées, les étuves à désinfection, et le genre des opérations tentées.

Le concours du personnel assistant est constamment signalé dans les pays où il est arrivé à seconder véritablement le médecin, et le Dr Byrne déclare, par exemple, le succès dans le traitement de nombreux cas de diphtérie à Londonderry être dû à des opérations que les chirurgiens n'auraient pas osé tenter sans la garantie des soins habiles donnés par les *nurses de paroisse* (3).

Le témoignage du personnel infirmier est rarement réclamé en France, tandis que les médecins d'outre-mer invoquent et tiennent compte de celui de leurs assistantes véritablement capables de les renseigner (4).

En France, lorsque de nouveaux traitements, des opérations plus graves sont tentés, les médecins doivent faire appel à la bonne volonté de leurs élèves, internes, externes, stagiaires pour suivre de près les malades, l'observation intelligente et la conscience dans l'exécution faisant trop souvent défaut à ceux qui devraient remplir ces fontions.

(1) Prof. E. Forgue, *De l'antisepsie chirurgicale*, page 5. Vve Rozier, éditeur. Paris, 1894.

(2) *Leçons de Clinique chirurgicale* faites à l'hôpital de Montpellier, par E. Tédenat professeur de clinique chirurgicale à la Faculté de médecine, page 146, vol. I.

(3) « *The Hospital* » *Nursing Mirror*, 3 février 1900.

(4) *La Semaine Médicale* — Clinique médicale par Alexandre Bruce — 20 juillet 1898.

Les nurses, au contraire, ne sont pas seulement capables de renseigner parfaitement les médecins sur l'état des malades en leur absence, mais elles peuvent aussi être chargées de mission et nous en voyons deux envoyées en Danemark pour étudier l'organisation pratique d'une nouvelle méthode de traitement (1). Mais aussi ce n'est point là-bas que l'on peut voir une infirmière *brouettant des balayures* comme à la *Salpêtrière*, ou portant une *corbeille de bois sur son dos* comme à l'*Hôpital Général* de Vienne !

Incompétence des assistants

L'infirmière en France est surtout une domestique, aussi dans l'état actuel des services hospitaliers, l'opéré ne peut pas recevoir de surveillance spéciale et il n'est pas rare d'en voir avec des brûlures résultant des bouteilles d'eau chaude, ou souffrant d'une façon superflue par défaut de coussins ou couvertures appropriées à leur état, ou se retournant malgré la présence de pince hémostatiques à demeure, tiraillant ainsi des tissus délicats, ou encore l'extrémité des drains sortie du pansement et infectant la plaie ; des opérés dont les mictions ne sont pas surveillées, obligeant le médecin à recourir au sondage pour être renseigné, des fistules dont l'écoulement n'a été remarqué par personne, une sonde uréthrale à demeure, trempant dans un réservoir où l'urine est devenue putride. . . ainsi le défaut de surveillance intelligente et consciencieuse peut compromettre la vie des hospitalisés ou retarder tout au moins leur guérison.

De même le système d'employer des tentures, couvertures et vêtements de couleur sombre, parcequ'ils sont *moins salissants* est une propreté administrative absolument opposée à la propreté médicale et qui peut avoir des conséquences fâcheuses, des infections superflues, voire des *homicides par imprudence*(2).

(1) Traitement du Lupus par la méthode du D\u02b3 Finsen. « *The Hospital* » *Nursing Mirror*, 18 nov. 1899.

(2) D\u02b3 Henri Napias, *L'Assistance publique dans le département de Sambre-et-Loire*, p. 8. Lecrosnier et Babé. Paris, 1890.

Il est loin le temps où les navires et les cygnes pouvaient voguer paisiblement dans les lingeries immobilisant le linge des malades, car le médecin place aujourd'hui la *propreté* comme condition essentielle de la guérison et la réclame sous toutes ses formes. Ce sont les progrès de la science médicale qui ont révolutionné le service des malades et, en face d'administrations et de personnels partisans du *statu quo*, le chef de service réclame pour son malade une surveillance *nocturne* aussi bien que *diurne*, il veut savoir les symptômes qui se sont produits en son absence, être averti à temps en cas de danger, pouvoir appliquer des traitements nécessitant le concours du personnel assistant non interrompu par les repas, le repos, le sommeil, mais aussi continus que la maladie elle même. Si, pour le médecin, il est indispensable d'être soigneussment renseigné sur l'état d'un malade afin de diriger utilement la médication, si pour le chirurgien une faute d'antisepsie, une main *paraissant propre* peut compromettre un succès opératoire, la constitution du personnel secondaire des hôpitaux n'est pas une question simplement administrative mais qui interesse directement le médecin. C'est sûrement dans ce défaut de soins intelligents que se trouve le secret de cette affirmation qui indigne si profondément les gens du monde: « *l'opération a bien réussi . . . mais le malade a succombé.* »

Les fonctions d'administrateurs des hôpitaux se réduisent trop souvent à un titre honorifique, porté par des personnes estimables mais qui par leur occupations, leurs goûts, leurs connaissances ne sont pas aptes à juger de la nécessité de réformer le personnel secondaire, *au point de vue du soin des malades.* Dans nombre d'hôpitaux on retrouverait sans peine des administrateurs qui pourraient dire comme M. de Bonnement : « Depuis trente ans je fais partie de la Commission administrative des hospices de St-Harmony et depuis vingt ans je ne m'en occupe en aucune manière; pourtant les préfets qui se succèdent me renomment réguliè- rement tous les quatre ans(1).» Ainsi la responsabilité de l'or- ganisation hospitalière partagée entre des personnes qui ne font point une spécialité de cette question est-elle cause que la routine sert de règle de conduite aux employés sur les- quels repose en réalité la direction, mais qui n'ont pas le droit de faire des innovations.

Action des médecins.

Ce sont donc les médecins qui doivent signaler l'urgence de cette réforme et l'orienter de manière à faire disparaître les inégalités étranges qui existent dans ce personnel destiné à être leur complément.

A l'instar du grand Nélaton dont Béclard a pu dire : « Il était de ceux qui pensent qu'il n'y a pas de petits détails dans l'art de guérir et que tout y a une importance égale puisque la vie du malade peut dépendre d'une lotion mal faite ou de la malpropreté d'une pièce de pansement » , ils doivent au- jourd'hui se préoccuper de la formation de personnels compé- tents et pour le succès de leur œuvre et pour le bien des ma- lheureux qui leur sont confiés par la charité publique.

Le médecin d'hôpital est puissant : donnant sans compter son temps et son savoir, il jouit de la considération des admi- nistrations hospitalières heureuses de lui complaire, maître de son service il peut en faire un champ d'expérience, vénéré de ses élèves il a le pouvoir d'obtenir d'eux la déférence en- vers les innovations qu'il lui plaira de faire ce qui lui donne la faculté d'opérer les réformes qu'il juge utile et que lui seul est à même d'obtenir dans les services hospitaliers.

Pendant longtemps le médecin a été prêtre (2), il est main-

(1) Dr H. Napias, *L'Assistance Publique dans le département de Sambre-et- Loire.*

(2) Ce ne fut qu'en 1452 que les médecin *sécularisés* obtinrent le droit de se marier. « Les Etudiants en Médecine sous le Grand Roi » par le Dr René Fau- velle. Thèse de Paris 1899.

tenant homme de science ; de même son assistant religieux
est appelé à se transformer en aide professionnel suivant l'évolution irrésistible du progrès.

La préparation de la garde-malade ressort donc mainte-
tenant de la faculté et non du couvent — mais tout comme la
vraie médecine exercée par les laïques n'en a pas cessé pour
cela d'être un *sacerdoce*, les fonctions de garde-malade pour
devenir une carrière n'en demeurent pas moins une *vocation*.

II

ÉCOLE HOSPITALIÈRE
ET PERSONNEL HOSPITALIER

De l'étude des différents systèmes de personnels secondaires des hôpitaux et des résultats donnés par les essais destinés à les améliorer, il ressort que la femme présente des aptitudes spéciales pour les fonctions de garde malade tandis que
l'homme ne s'y plie que si rarement d'une façon satisfaisante qu'on peut l'éliminer en principe de cette carrière.

Mais de quelle catégorie de femmes le médecin doit-il demander le concours ? Evidemment à celles dont l'intelligence
sera la plus à même de comprendre les fonctions multiples
auxquelles elle est appelée.

Le rôle d'assistante hospitalière est complexe car elle à des
devoirs importants à remplir envers trois personnalités dont
les intérêts paraissent souvent contradictoires, le *médecin*, le
malade, l'*administration*, mais fait remarquable, cet anta-
gonisme apparent disparaît dès que ces devoirs sont accom-
plis comme ils doivent l'être.

*Aptitudes
de la femme.*

*Rôle
de l'assistante.*

Le sujet qui, affaibli par le fait de la maladie, par une nourriture et des conditions hygièniques défectueuses, entre à l'hôpital sans présenter une lésion grave par elle-même, s'il est intelligemment soigné : propreté physique rétablissant les fonctions de la peau et évitant des infections surajoutés, nourriture présentée de manière à exciter l'appétit et sous une forme en rapport avec ses aptitudes digestives, repos d'esprit consistant en grande partie dans la confiance que lui inspire celles qui le soignent, la certitude qu'il acquiert qu'elles lui portent un véritable intérêt et que mieux que lui-même les gardes-malades savent l'entourer de toutes les conditions favorisant son rétablissement et que *nuit* et *jour* il se sent surveillé avec une même sollicitude intelligente, ce malade disons nous, se rétablira rapidement, l'opération subie entourée de tous les soins les plus minutieux et complets, réussira sûrement non seulement localement, mais dans le rétablissement de la santé générale, et les rechutes évitées grâce aux bons soins raccourciront le séjour hospitalier, tandis que l'état général affermi évitera le retour du malade dans l'établissement. Ainsi l'avantage du malade, le succès du médecin, l'intérêt de l'administration se trouvent combinés par le fait d'un personnel assistant capable, et les quatre facteurs nécessaires à la guérison, d'après Hippocrate, sont réalisés : l'action médicale convenable, l'état moral du malade, la compétence de *ceux qui l'assistent* et les conditions matérielles qui l'entourent(1).

Qualités de l'assistante. — Mais, pour savoir remplir fidèlement ses devoirs envers ces trois maîtres, le *médecin*, le *malade* et l'*administration*, il faut une compétence professionnelle, du dévouement, de la fidélité.

(1) Voir *Aphorismes*. Première Section. Traduction du Dr Ch. V. Daremberg. Charpentier éditeur. Octobre 1843.

L'instruction professionnelle ne donnant de bons résultats que si elle est reçue après une instruction générale sérieuse ; le dévouement n'étant utilement déployé qu'après avoir éloigné du malade toutes les causes superflues de danger, la fidélité dans l'action administrative ne pouvant réellement s'accomplir qu'en considérant aussi les conséquences éloignées d'une dépense ou d'une économie, seule une femme intelligente et *d'éducation supérieure* sera apte à remplir efficacement ce rôle multiple d'assistante du malade. Ceci établi, voyons en quoi doit consister la préparation à cette carrière.

Intelligence et éducation.

Local. — L'école doit être *hospitalière*, condition *essentielle* d'une école de ce genre, mais il ne s'ensuit pas que les élèves aient à habiter l'hôpital ; le système de les loger dans une villa ou maison quelconque, sous une surveillance maternelle, permet de leur donner des *chambres particulières*, une variété d'entourage utile à l'esprit et un changement d'air quotidien, avantages précieux. Les élèves se rendront matin et soir, selon leur service diurne ou nocturne, à l'hôpital où elles pourront prendre certains des repas.

École hospitalière.

Ce genre d'organisation permet l'établissement d'écoles hospitalières dans n'importe quel hôpital ou clinique privée, sans entraîner des transformations parfois très dispendieuses. Le logement devra naturellement remplir les conditions d'hygiène indispensables, aération, jour et soleil, bains, confort en général.

Conditions d'admission. — Le service *hospitalier* d'une garde-malade peut être assimilé à l'internat des étudiants en médecine, et, pour les mêmes raisons, la femme mariée, la mère de famille, ne doivent pas y être admises. Ces fonctions, lorsqu'elles sont bien remplies, exigent tout le temps de l'élève, en dehors des heures de repos, distraction et sommeil

Conditions d'admission.

nécessaire au maintien de la santé, aussi les devoirs de mère de famille sont-ils incompatibles avec ce genre de vie, le service des malades ne devant pas être compromis par l'existence de devoirs encore plus légitimes ; donc, tout comme l'étudiant célibataire peut seul se présenter à l'internat des hôpitaux, ne doivent viser au service hospitalier que les femmes célibataires ou veuves, avec pleine liberté de se retirer pour se marier.

L'*âge* le plus favorable pour débuter dans cette carrière est 25 ans. Avant, la jeune fille ne connaît pas assez la vie pour comprendre l'importance des fonctions qu'elle est appelée à remplir, son éloignement sera un sujet d'inquiétude pour les siens, son caractère peu formé, l'exposera à regretter une décision prise trop légèrement et tout naturellement disposée à prendre la vie comme un jeu, elle n'acceptera que difficilement la ferme discipline indispensable au stage hospitalier.

La limite d'âge doit être 35 ans au maximum, car les études devant durer trois à quatre ans, la garde-malade ne serait diplomée qu'à 38 ou 39 ans pour une carrière où elle ne pourrait guère exercer utilement qu'une dizaine d'années. La postulante devra remplir les conditions physiques la rendant apte à ces fonctions, elle devra posséder une *bonne santé,* sa *taille* ne devra pas être trop au-dessous de la moyenne, ce qui nuirait à son service, son poids devra être en rapport avec sa stature, comme on l'exige au conseil de révision des soldats ; sa *vue,* son *ouïe,* de même devront être normaux, ces facultés étant d'une importance capitale chez la garde-malade ; enfin elle devra fournir un certificat quant au bon état de sa dentition pour éviter les maux de dents et les difficultés d'alimentation, elle sera de plus soumise à la vaccination. Les maladies antérieures seront à considérer, les unes lui conférant l'immunité étant à son avantage, et les autres pouvant être une contre-indication à son admission.

Enfin, laissant à la candidate une indépendance absolue, quant à ses croyances religieuses, on sera très exigeant quant aux renseignements satisfaisants qu'elle aura à fournir sur son milieu, ses occupations antérieures et surtout son caractère, en s'adressant directement à son entourage immédiat et éloigné.

Entourer de toutes ces précautions l'admission à l'École Hospitalière, c'est garantir sa valeur et son succès.

Les conditions d'engagement et de rémunération doivent répondre aux nécessités de *compensation réciproque* L'élève reçoit une instruction qui consacrée par le diplôme, lui ouvrira une bonne carrière, il est juste qu'elle paie pour cette instruction. Mais tout en s'instruisant, et plus elle avance dans ses études, elle rend des services à l'établissement hospitalier, il est donc naturel qu'il le reconnaisse. Ainsi doit s'établir un système d'engagement et de rémunération garantissant les frais de l'hôpital et le travail qui y est accompli par l'élève selon sa compétence.

Engagement et compensation.

Le système qui a donné le meilleur résultat dans les écoles de nurses, est celui qui divise les élèves en deux catégories, les *payantes* et les *régulières*. Les payantes sont celles de position aisée, qui, désirant se former à cette carrière pour avoir une vie utile, demandent à être admises, moyennant une juste pension qu'elles versent à l'établissement, se soumettant aux mêmes engagements *moraux* que les autres élèves, les *régulières*, lesquelles sont des jeunes filles ayant une éducation semblable, mais qui ont besoin de gagner leur vie : ces dernières reçoivent, soit l'*entretien seul* au début, soit une faible rémunération, augmentant légèrement. Ces deux catégories d'élèves seront placées absolument dans les mêmes conditions de logement, d'horaire, d'instruction, et, une fois le stage terminé, pourront viser aux mêmes postes.

Dans la plupart des écoles de nurses, les études se terminant à la fin de la deuxième année, on ne délivre le diplôme à l'élève qui l'a mérité, qu'après un ou deux ans de services subséquents et *rémunérés*, afin d'assurer au personnel hospitalier un certain nombre de nurses compétentes.

Ainsi toute élève est astreinte à s'engager moralement à rester au service de l'hôpital pendant trois ou quatre ans au maximum.

Pour compenser la perte matérielle subie par l'établissement du fait d'élèves qui ayant fait leur *mois d'essai* avant de s'engager, renonceront à poursuivre leurs études, on exigera de leur part une prime d'entrée de 250 fr. environ, soit un versement équivalent si elles quittent l'établissement avant d'avoir terminé leur engagement, versement pour la garantie duquel elles auront à présenter des répondants honorables. Mais elles seront toujours sujettes à être renvoyées, si à un moment quelconque de leur stage, cela est jugé nécessaire par suite de leur conduite.

Uniforme. La question de l'*uniforme* ne doit point être considérée autrement qu'au point de vue de l'*hygiène médicale* et de la *commodité*. La robe sera donc d'un tissu pouvant être fréquemment lavé, de couleur claire — comme garantie de propreté, le tablier blanc à vaste bavette, enveloppant la personne de manière à protéger la robe, sera souvent changé ; une coiffe blanche, un col et des manchettes blanc compléteront cet uniforme qu'on cherchera à rendre gai et avenant par le mélange des couleurs claires et le soin avec lequel il sera toujours porté.

Horaire. L'horaire des 24 heures se répartira, que ce soit pour le service diurne ou nocturne, en 8 heures consacrées au sommeil, 2 heures de sortie, 1 heure 1/2 pour les repas, 1 heure pour le lever et le coucher, le reste du temps, soit 7 heures 1/2 passées dans les salles, chaque élève ayant en outre une demi-journée de congé par semaine, vingt-quatre heures par mois et un mois par an.

Instruction professionnelle. — La théorie et la pratique doivent concourir simultanément à l'instruction de la garde-malade, l'une sans l'autre ne servant à donner à l'élève que des notions boiteuses qui la rendront impropre à devenir une bonne assistante pour le malade et pour le médecin. Instruction

L'instruction sera donnée par des cours *théoriques* faits au point de vue du service que les gardes-malades ont à accomplir ; éléments d'anatomie et de physiologie, de chirurgie et de médecine, d'hygiène et de pharmacie, leçons qui pourront être du ressort des médecins, tandis que *l'enseignement pratique*, le plus important, sera donné *sans cesse*, dans les salles au cours du service des malades, de jour et de nuit, par les anciennes élèves diplômées. Un cours de cuisine théorique et pratique, complètera l'éducation de la bonne garde-malade, lui faisant connaître les aliments spécialement utiles dans certaines maladies et la manière de les préparer.

La discipline devra être rigoureuse pour garantir le bon fonctionnement du personnel hospitalier. L'exactitude dans la reprise du service, aux repas, aux sorties, au lever et au coucher est une condition indispensable à l'ordre général et à la santé de chaque élève. Discipline

L'attitude des élèves envers les hospitalisés devra être aimable, mais non familière, et tout en les soignant avec sollicitude, comme une mère soigne ses enfants, la garde-malade ne devra jamais se départir de sa dignité ; son éducation supérieure lui permettra de leur rendre tous les services que leur état exigera aussi simplement que le fait le médecin qui, certainement, est appelé à leur donner des soins médicaux plus répugnants et plus intimes, que ce ne sera jamais le rôle de la garde-malade.

L'attitude des élèves vis-à-vis du médecin et des étudiants en médecine sera certainement plus remplie de difficultés, car, quoique d'éducation égale et femmes, les gardes-malades, comme *élèves* et comme *aide* des médecins, auront un rôle très délicat à remplir, exigeant beaucoup de tact, une distinction innée et l'esprit de discipline. Aussi, pendant les premiers mois les débutantes ne suivront point la *visite du chef de service*, qui constitue pour elles la partie la moins importante et la plus difficile de leur préparation technique.

Une des conditions essentielles de la bonne garde-malade, c'est qu'elle sache *rester dans son rôle* et non pas envahir celui du médecin. Il est extrêmement ridicule, pour une garde-malade qui ne possède ni le savoir, ni les droits, ni le sexe du mécecin, de chercher à l'imiter dans sa façon d'être avec les malades et dans son langage. Aussi les stages hospitaliers faits uniquement aux heures de visite constituent-ils un genre de préparation qui tend à compromettre la question de l'instruction professionnelle des gardes-malades auprès des médecins et du public en général.

Le médecin, quel que soit son degré de compétence, a horreur de la demi-médecine et préfèrera toujours une femme ignorante, mais soumise, à la garde-malade qui croit tout savoir, parce qu'elle sait fort peu, et qui pense qu'il suffit d'imiter ce qu'elle a vu faire par les médecins pour atteindre le même but, quoiqu'elle ignore les motifs qui ont dicté l'action dont elle a été témoin De plus, la présence des étudiants en médecine sera aussi une source de difficultés qui ne pourra être surmontée que par l'âge plus avancé des élèves gardes-malades, leur sérieux, l'observation exacte des règlements disciplinaires et la surveillance incessante dont elles seront l'objet de la part des gardes-malades déjà diplômées.

Notes.

Le bénéfice retiré des cours théoriques, l'habileté dans les exercices pratiques, l'exactitude dans l'accomplissement du service, la bonne conduite des élèves seront l'objet de notes spéciales de la part de leurs surveillantes, et serviront à guider la directrice de l'école dans la conservation ou l'élimina-

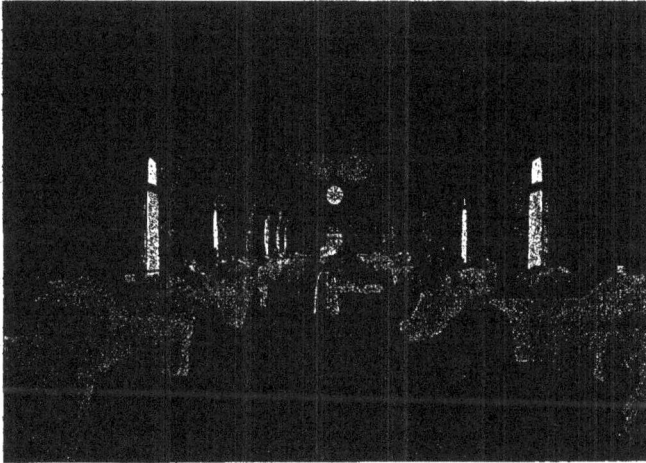

Fig. 24. — Une salle de l'Hôpital Suburbain de Montpellier avec personnel infirmier.

tion des élèves, le succès des examens qui auront lieu de loin
en loin, ne devant pas être seul considéré dans une carrière
où les *aptitudes personnelles* sont d'une importance capitale.
Un roulement bien organisé des élèves dans les divers services, médecine, chirurgie, hommes, femmes, enfants, les plaçant sous des surveillances différentes, permettra de les apprécier à leur juste valeur, selon que les jugements portés
sur elles concorderont ou non et leur donnera l'occasion de
mettre en pratique tous les genres d'enseignements reçus.

Le personnel enseignant de l'*École Hospitalière* étant forcément mêlé d'une façon intime avec le personnel secondaire
des hôpitaux, il est intéressant de comparer un personnel de
ce genre au personnel des hôpitaux non pourvus d'une école
et constitués comme ils le sont dans la plupart des hôpitaux
de province actuellement.

Comparaison
des deux genres
de personnels.

Le tableau suivant (pages 283 et 284) donne comme exemple le personnel affecté à une *section d'hôpital*, selon l'un et
l'autre système.

Cet exemple montre combien plus nombreux est le personnel chargé de soigner les malades avec le nouveau système. Mais pour diriger efficacement une *école hospitalière*
et assurer la marche régulière du service des malades, l'autorité ne doit point être divisée comme elle l'est généralement
entre une supérieure et un fonctionnaire civil, régissant l'une
le personnel religieux et l'autre le personnel laïque subalterne
des salles. Diviser l'autorité, c'est annuler la responsabilité,
tandis que ce sentiment doit être, au contraire, très développé. De plus, ce personnel étant féminin, ne peut être efficacement et convenablement dirigé que par une *femme*. Cette
personne sera donc choisie avec soin par l'Administration,
et s'étant assurée de ses qualités morales et intellectuelles, de
sa compétence médicale et administrative, elle lui confiera les

DÉSIGNATION	PERSONNEL HOSPITALIER ORDINAIRE									PERSONNEL HOSPITALIER ET ÉCOLE HOSPITALIÈRE								
	SERVICE DIURNE				SERVICE NOCTURNE					SERVICE DIURNE				SERVICE NOCTURNE				
2 Salles voisines. Médecine. Femmes. Total des lits... 66	Religieuses...	2	»	«	Religieuse veillant sur toutes les salles(*)	1	»	»		Surveillante.	1	»	»	Surveillante veillant sur toutes les salles(*)	1	»	»	
	Infres-majors.	»	2	»	Infirmière, ...	»	1	»		Sous-surveill es	»	2	»	Sous-surveillantes..	»	2	»	
	Infirmières ...	»	2	»						Élèves......	»	»	4	Élève....	1	»	1	
2 Salles voisines. Médecine. Hommes. Total des lits... 64	Religieuses...	2	»	»		»	»	»		Surveillante..	1	»	»					
	Infrs-majors...	»	»	2	»	»	»	»		Sous-surveill es.	»	2	»	Sous-surveillantes..	»	2	»	
	Infirmiers.....	»	»	3	Infirmier..........	»	»	1		Élèves........	»	»	4	Élève...........	»	»	1	
2 Salles voisines. Chirurgie. Femmes. Total des lits.. 69	Religieuses...	2	»	«		»	»	»		Surveillante..	1	»	»					
	Infirmières...	»	4	»	Infirmières.......	»	2	«		Sous-surveill es	»	»	»	Sous-surveillantes..	»	2	»	
	»	»	»	»						Élèves........	»	»	4	Élève...........	»	»	1	
2 Salles voisines. Chirurgie. Hommes. Total des lits... 67	Religieuses...	2	»	»		»	»	»		Surveillante..	1	»	»					
	Infirmières...	»	»	4		»	»	»		Sous-surveill es.	»	2	»	Sous-surveillantes..	»	2	»	
	»	»	»	»	Infirmier	»	»	1		Élèves........	»	»	4	Élève...........	»	»	1	
TOTAL... ... 266	Totaux....	8	8	13	Totaux........	1	3	2		Totaux....	6	8	20	Totaux... ...	1	8	4	
2 Salles d'opération et pansements.	2 Infirmiers-major. 2 Infirmiers									2 Surveillantes. 4 Élèves.								

(*) Le service de veille est fait chaque nuit par une nouvelle religieuse, toutes les sœurs d'un même établissement veillant chacune à tour de rôle sans repos subséquent, aussi bien celles occupant les postes de surveillantes de salles que celles desservant les services auxiliaires, bureaux, vestiaire, lingerie, buanderie, cellier, cave. cuisine, etc., représentant parfois une série de trente personnes se succédant pour la surveillance nocturne.

(*) Cette surveillante assure le service de veille pendant six mois ou un an *de suite* ; elle connaît chaque malade, le traitement institué, les complications survenues, les précautions à prendre, et peut ainsi *surveiller efficacement* les soins nocturnes.

TABLEAU COMPARATIF *(Suite)*

RÉMUNÉRATION

Pour un service de........... { Médecine.................... 130 lits } TOTAL.............. 266 lits
{ Chirurgie.................. 136 lits }

PERSONNEL HOSPITALIER ORDINAIRE	PERSONNEL HOSPITALIER ET ÉCOLE HOSPITALIÈRE
9 Religieuses à Fr. 12,80(retraite assurrée) Fr. 1.384 65	1 Surveillante de nuit à Fr. 83 33...... Fr. 1.000 »
6 Infirmiers et infirmières-majors à Fr. 40. Fr. 2.880 »	6 Surveillantes de jour à Fr. 60 » ...... Fr. 4.320 »
9 Infirmières à Fr. 20, 23, 33........... Fr. 2.736 »	16 Sous-surveillantes à Fr. 40 » .... Fr. 7.680 »
10 Infirmières à Fr. 20, 25, 35......... Fr. 3.120 »	12 Élèves de 2me année à Fr. 30 » ...... Fr. 4.440 »
34 TOTAL.............. Fr. 10.120 65	6 Élèves de 1re année *(non rémunérées)*. 17 440 »
	6 Élèves de 1re année payantes .... Fr. 6.000 »
	47 TOTAL.............. Fr. 11.440 »
(Une personne pour 7,8 malades revenant à Fr. 297,60 par an)	(Une personne pour 5,6 malades revenant à Fr. 243,40 par an)

détails du service en se réservant le droit de la révoquer, si elle n'est pas à la hauteur de sa tâche. Ainsi, l'Administration placera sous l'autorité exclusive de cette personne le service des salles de malades, salles d'opérations et salles de bains, ainsi que la surveillance des divers services auxiliaires de l'établissement (vestiaire, lingerie, buanderie, cuisine, cave, tisannerie, etc.), qui, n'exigeant point les connaissances techniques des gardes-malades pour être bien assurés, seront desservis par des employés ordinaires.

Le personnel *soignant* se trouve ainsi placé entre le personnel *médical* et le personnel *administratif*, les reliant l'un à l'autre.

Il est intéressant de comparer entre elles les deux organisations hospitalières au point de vue de la dépense budgétaire. En prenant comme type un hôpital de 600 lits, disposé en pavillons, voilà quel serait le personnel complet chargé de soigner les malades dans l'un et l'autre cas (1) :

(1) Nous devons à Mlle de Pledge, *matron* du Chelsea Infirmary, le devis suivant composé d'après le genre d'hospitalisation *française*, qui est intermédiaire à celui des hôpitaux et des infirmeries de Londres, dont les premiers évacuant immédiatement les malades convalescents dans des établissements spéciaux, ont toujours les lits occupés par des sujets gravement atteints, tandis que les infirmeries des *work-houses* (abris de mendicité) reçoivent dans leurs salles tous les incurables et les affections les plus légères qui se produisent chez leurs assistés. Ainsi, les hôpitaux comptent un personnel infirmier de 1 pour 2 3/4 ou 3 1/2 malades, tandis que les infirmeries n'ont qu'une nurse pour 8 ou 9 malades.

Nous rappelons que ces chiffres ne sont pas comparables aux statistiques françaises, lesquelles englobent dans le *personnel infirmier* tous les employés occupés *hors* des salles de malades.

HOPITAL POUR 600 MALADES

Chirurgie {	5	Salles	adultes	lits........	150	} 180 lits
	2	»	enfants	»	30	
	3	»	d'opérations			
Médecine {	13	»	adultes	»	390	} 420 lits
	2	»	enfants	»	30	

PERSONNEL ORDINAIRE

1 Supérieure.
1 Sœur secrétaire.
1 Sœur de communauté.
1 Sœur sacristine.
20 Sœurs surveillantes de salles.
24 Religieuses à 12 fr.80 par mois,*avec entretien à vie* . . . . 3.686 fr. 40
1 Directeur chargé de surveiller le personnel laïque
   des salles, et les services auxiliaires . . . . 3.000 —
5 Infirmières-majors(salles de médecine), à 40 francs
   par mois. . . . . 2.400 —
3 Infirmiers-majors (salles d'opération), à 40 francs
   par mois. . . . . 1.440 —

15 INFIRMIÈRES { 5 à 20 francs / 5 à 23 — / 5 à 33 —   4.560 —

26 INFIRMIERS { 8 à 20 — / 8 à 23 — / 10 à 33 —   8.520 —

                                                23.606 fr. 40
74

    (1 personne pour 8, 10 malades, revenant à 332 fr. 50 par an).

PERSONNEL COMPÉTENT

1 Surintendante du service des malades et des ser-
   vices auxiliaires. . . . . 2.500 —
1 Surveillante du logis du personnel à 83 f.33 par mois. 1.000 —
1 Surveillante du service nocturne à 83 f. 33 par mois. 1.000 —
3 Surveillantes pour salles d'opérations à 60 francs
   par mois. . . . . 2.160 —
10 Surveillantes pour salles de malades à 60 francs par
   mois. . . . . 7.200 —
40 Sous surveillantes à 40 francs par mois (élèves de
   3me année et diplômées) . . . . 19.220 —
30 Elèves de 2me année à 30 francs par mois. . . . . . . 10.800 —

                                              43.360

20 — de 1re — *non rémunérées.*
15 — de 1re — *payantes* à 83 fr. 33 . . . . 15.000 —
121   28.360

    (1 personne pour 4, 95 malades, revenant 234 fr. 35 par an)

4 brancardiers employés dans les services auxiliaires pourront être appelés pour les transports de malades dans les escaliers et les gros nettoyages des plafonds, murs et vitres des salles.

D'après cet exemple, on voit que l'existence d'une école de garde-malades augmenterait de 4,753 fr. environ le budget habituel pour un même nombre de malades, avec en plus l'entretien de 47 personnes.

Mais il faut tenir compte de l'obligation où sont les admi- Parallèle. nistrations hospitalières d'entretenir jusqu'à la fin de leur vie les religieuses âgées ou infirmes (que l'on compte parfois dans la proportion de 19,8 0/0), ce qui permet aux sœurs de recevoir un traitement peu élevé ; il faut aussi considérer l'insuffisance du service médical par rapport aux médecins et par rapport aux malades ; l'irrégularité inévitable résultant du personnel subalterne si changeant, n'entrant à l'hôpital qu'en attendant d'avoir trouvé mieux ; les « coulages » dus à ces employés besogneux qui cherchent à tirer profit et de l'hôpital et des hospitalisés.

Cette augmentation apparente du budget serait bien compensée par les avantages suivants : un personnel uniquement composé de membres *actifs;* d'honorabilité absolue ; possédant la compétence professionnelle qui se traduit par : a), soins donnés efficacement aux malades, raccourcissant leur séjour hospitalier et les prémunissant contre un retour prochain (1) ; b) service fait convenablement, déchargeant les chefs de service et leurs élèves de beaucoup de détails importants qui leur font perdre un temps précieux ; c) surveillance incessante de l'immeuble et du mobilier de l'hôpital et des fournitures alimentaires, médicales et chirurgicales ; d) préparation faite par le personnel des objets de pansement : bandages, tampons, gazes iodoformées, stérilisations diverses, confection des appareils plâtrés mobiles, des gouttières, etc., etc. ; enfin, l'accord par-

(1) La *Commission pour la Prophylaxie de la Tuberculose,* a soumis à l'approbation de l'Académie de Médecine la proposition suivante entre autres : « AMÉLIORATION DU CORPS DES INFIRMIERS ». La *Semaine médicale,* 20 juin 1898.

fait existant entre les chefs de service, le personnel secondaire et l'administration hospitalière, ayant tous le même but — le rétablissement des malades, tout en favorisant l'avancement de la science et le bon emploi des deniers du public, lesquels afflueront d'autant plus, que l'hôpital sera devenu une *école de guérison*.

Dépenses inutiles. Les accroissements de dépense qui ont pour but le *bien* des malades, sont autrement justifiés que les sommes si facilement consacrées à des embellissements architecturaux — « il vaudrait mieux à l'architecte, selon mon avis, faillir aux ornements des colonnes, aux mesures et façades (où tous ceux qui font projection de bâtir s'estudient le plus), qu'en ces belles règles de nature qui concernent la commodité, l'usage et profit des habitans et non la décoration, beauté et enrichissement des logis, faits seulement pour le contentement des yeux, sans apporter aucun fruict à la santé et vie des hommes... » (1).

En effet, les ravalements, moulures, sculptures des bâtisses, les panneaux, corniches des boiseries, les pieds moulés et les rainures des meubles, si regrettables au point de vue de la *propreté* (2) d'un établissement hospitalier, représentent aussi une lourde dépense sans *aucun* bénéfice pour les malades.

Le Dr Brouardel déclare que, dans toute construction hospitalière, il faut se préoccuper premièrement de l'*hygiène* du malade, de la *salubrité* générale, de la *commodité* de fonctionnement économique et enfin et seulement alors, s'il reste à l'Administration une somme d'argent disponible, on peut la consacrer à l'ornementation de l'hôpital, à l'architecture décorative. » — « Mais ce sacrifice à l'art me semble plein de

---

(1) Œuvres de Philibert Delorme. Edition MDCXXVI, chap. VI, page 4.

(2) Les angles arrondis ont été rapidement adoptés dans les constructions hospitalières, tandis que les autres *complications* de ces édifices, — infiniment plus coupables que ne l'ont jamais été les angles — ont été maintenus. Serait-ce l'accroissement de dépense de l'entreprise qui sert de règle... ?

dangers. En y consacrant une somme d'argent importante, on prend dans la caisse destinée à soulager les misères du pauvre, on diminue le nombre de ceux que l'on peut secourir. C'est en définitive le pauvre, à qui on est obligé de refuser le nécessaire, qui paie le superflu (1). »

Mais cette injustice criante ne peut subsister, elle est due sûrement à la routine qui abandonne ces questions à ceux-là dont l'intérêt est tout autre de celui du malade, et elle cessera du jour où les municipalités, les administrations hospitalières et le corps médical exigeront une répartition plus sage des revenus hospitaliers.

En France, de très grands progrès ont été réalisés dans les constructions hospitalières et voilà vingt-deux ans que le *Jury International* décernait le 1er prix aux « systèmes Tollet » dont le superbe HOPITAL SUBURBAIN de Montpellier est la plus parfaite démonstration.

Constructions hospitalières françaises.

Mais si, lors de la dernière Exposition Internationale, la France était déclarée être à la tête des nations, en ce qui concernait les édifices hospitaliers, le service des malades de ces établissements n'a pas progressé en proportion ; il est urgent que l'harmonie y soit rétablie, car il ne faut pas oublier que, selon Tenon, « les hôpitaux sont en quelque sorte la mesure de la civilisation d'un peuple ; ils sont mieux appropriés à ses besoins et mieux tenus à proportion de ce qu'il est plus rassemblé, plus humain, plus instruit. »

(1) Préface du Dr Brouardel aux *Édifices Hospitaliers* de Tollet.

III

RECRUTEMENT

Nous venons de voir avec quelle simplicité la vraie École
de Gardes-malades peut être organisée dans n'importe quel
hôpital, clinique ou maison de santé, quelles que soient ses
dimensions et ses ressources pécuniaires.

Toutefois si la question du local et des frais ne sont point des
obstacles à la création des Écoles Hospitalières, on peut objecter que l'élément essentiel *l'élève* y fera peut-être défaut.

Mais, dans cette longue étude des diverses organisations et
écoles hospitalières, nous avons pu remarquer deux faits : a)
la *qualité* des recrues grandir en raison de *l'abondance* des
postulantes ; b) l'abondance des postulantes augmenter en raison directe des conditions *d'hygiène* et *d'instruction* auxquelles sont soumises les élèves.

Infirmières
rémunérées.

Nous avons vu les ordres religieux hospitaliers obligés de
recourir à des aides laïques pour suppléer à leur nombre
insuffisant, le recrutement des hospitalières lyonnaises ne
s'accroissant pas en proportion des nécessités de service toujours grandissants, les diaconesses faisant de continuels appels
aux « vocations », les nombreuses écoles ou tentatives d'écoles
en province rester dans un état tout à fait stationnaire ou péricliter faute d'élèves, et les écoles municipales des hôpitaux de
Paris, datant de plus de vingt ans, encore obligées d'accepter
des élèves dont elles doivent faire l'instruction *élémentaire*
faute de candidats appropriés à cette carrière.

Si, d'autre part, nous regardons vers le Nord, nous trouvons
les écoles de nurses débordant de candidates, celles de la Suède

et de la Norwège se recrutant parmi les jeunes filles de la plus haute société, les Rodolphiniennes et autres écoles hospitalières de la Croix-Rouge abonder en élèves et ces diverses écoles qui ont pris comme modèle l'école de Florence Nightingale, grandissant rapidement et choisissant leurs élèves dans la même classe qui fournit les étudiants en médecine.

Aussi comme conséquence naturelle de l'abondance des candidates, ces hôpitaux ont pu intervertir les conditions pécuniaires et se compenser par des paiements ou des services rendus en retour de l'instruction pratique et théorique donnée à leurs élèves gardes malades. *Infirmières payantes.*

Pourquoi n'en serait-il pas ainsi en France ? Il existe actuellement dans la classe des jeunes filles ayant reçu une éducation soignée et une bonne instruction secondaire, une surabondance de candidates aux diverses carrières ouvertes à cette catégorie de personnes.

Des centaines de jeunes filles se présentent chaque année pour embrasser la principale de ces carrières, celle de l'enseignement, dont les postes deviennent d'un accès toujours plus difficile, étant donné leur nombre de plus en plus restreint et l'abondance toujours croissante des candidates. *Carrière enseignante*

L'agrégation des femmes ne mettra au concours, cette année, que *seize places*, il ne sera délivré que *vingt-neuf certificats* d'aptitude à l'enseignement secondaire des jeunes filles ; l'Ecole de Sèvres, vu l'absence de vacances dans les lycées, n'admettra que *douze élèves* (1).

Ces chiffres sont éloquents si l'on songe au nombre fabuleux de candidates qui de tous les coins de la France travaillent en vue de ces concours, s'y représentant souvent plu-

_____

(1) Ministère de l'instruction publique et des beaux-arts. Direction de l'enseignement secondaire. 1er Bureau : sur le nombre maximum d'aspirantes à recevoir en 1900. Circulaire du 9 janvier 1900 corrigeant celle du 18 novembre 1899.

sieurs années de suite et s'astreignant à une vie de labeur intellectuel exclusif qui retentit malheureusement trop souvent sur la santé de ces vaillantes travailleuses.

Si l'on a pu dire il y a vingt ans — « dans notre pays, pour une femme sans fortune et sans famille, je ne connais que trois manières de vivre en société : ménagère, courtisane ou religieuse » (1) — le résultat de l'enseignement secondaire des femmes a prouvé que la jeune fille isolée et sans fortune est capable de gagner honnêtement sa vie tout en restant dans le monde (2).

Struggle for life. Offrir à toutes ces femmes qui luttent courageusement le moyen d'atteindre leur but, leur donner en même temps l'occasion de déployer d'une façon intelligente leur activité et de dépenser leur dévouement naturel tout en restant dans le milieu le mieux adapté à la femme après celui de la famille — ne pourra qu'attirer sûrement de nombreuses candidates à cette nouvelle carrière.

Lorsque la *Société Française d'Émigration des Femmes* fut créée, on crut dans le grand public qu'elle ne répondait à aucun besoin, mais après deux ans d'exercice, la Société avait déjà reçu plus de 1,200 demandes de renseignements et 787 demandes d'emploi et parmi ces postulantes nous relevons :

Institutrices, gouvernantes, dames de compagnie.. 98
Employées............................... 83
Professions libérales........................ 28
Sans profession............................ 98

Total........ 307

Ce nombre de femmes prêtes à abandonner la France pour gagner leur vie est considérable, étant donné le peu de

(1) Dr Desprès.
(2) On compte 85,000 femmes, en France, dans l'enseignement secondaire.

tendances qu'ont les Françaises à s'expatrier et prouve encore une fois les difficultés considérables que rencontrent les personnes d'une certaine classe obligées de gagner leur vie.

Encore un mot de statistique : pour une *seule école* du département de la Seine il avait été reçu, fin 1898, le nombre fabuleux de 8,014 demandes pour ces postes d'institutrices (1). D'après les renseignements recueillis par le comte d'Haussonville sur le nombre des jeunes filles cherchant à obtenir des postes dans les banques ou les grands magasins (2) de Paris et qu'il nomme si justement les *non classées*, il y en aurait de 15 à 20,000 attendant un emploi !

Il est donc permis d'affirmer que les élèves ne manqueront point aux futures *écoles hospitalières* et que ce service des malades transformé en carrière par la façon dont il sera accompli, constituera bientôt la véritable *médecine des femmes* et que en très grand nombre, elles rendront bientôt de précieux services à la science médicale et à l'assistance publique.

IV

MISE A EXÉCUTION

Local, organisation, élèves, ces divers points de *l'École Hospitalière* étant déterminés il ne nous reste plus qu'à établir de quelle façon elle devra débuter.

La mise à exécution ne sera pas difficile, si on veut bien ne point mettre un faux amour-propre à vouloir *inventer* là où il suffit d'*adapter* et de profiter ainsi des expériences acquises.

---

(1) D'après *Salaires et Misères de Femmes*, par le comte d'Haussonville. Calman-Lévy, éditeur, Paris, 1900.

(2) Au Louvre : 100 postulantes par poste vacant.

Produits
étrangers.

Ne voit-on pas les commerçants et les industriels adopter des modes de fabrication et des machines de provenance étrangère, et, pour les faire fonctionner régulièrement, faire venir au début des ouvriers et des mécaniciens étrangers pour initier les Français à ces nouveaux systèmes ?

Le milieu médical n'est pas non plus opposé aux innovations d'origine étrangère, lorsqu'elles sont reconnues utiles.

Il y a un quart de siècle que l'érysipèle faisait encore de terribles ravages dans les services de chirurgie, donnant à Paris une moyenne de 27 pour 100 de mortalité.

L'antisepsie.

L'initiative individuelle agissant alors introduisit ici et là la méthode *étrangère* de l'*antisepsie*, comme nous le montre le passage suivant : « J'ai eu l'occasion d'observer un grand nombre d'érysipèles dans les services chirurgicaux de l'Hôtel-Dieu de Lyon pendant les six années qui ont précédé l'instauration de la méthode antiseptique. Il est bien pénible le souvenir que j'en garde, et ce n'est pas sans douleur que je relis mes notes cliniques de cette période. Cet ordre de choses changea complètement au mois de mai 1875, quand, à la suite d'un voyage à Londres, j'organisai dans les salles de mon maître Letiévant, le service d'antisepsie tel qu'il était alors installé à Londres chez Lister. Depuis lors, l'érysipèle a presque complètement disparu des salles de chirurgie, et les jeunes médecins se font difficilement une juste idée du nombre de victimes que faisait cette infection autrefois si fréquente (1). »

L'antisepsie ainsi introduite ne tarda pas à être généralement adoptée grâce aux excellents résultats qu'elle donna.

Il en sera de même pour la réformation du service des malades et pour arriver à créer des *nurses françaises*, il faudra

(1) Dr Tédenat, *Leçons de Clinique chirurgicale*, p. 159. Masson et Cie, éditeurs, Paris, 1900.

faire comme les villes de Sydney, Montréal, Berlin (hôpital municipal) Bombay, Colombo, Ceylan, Philadelphie, Stockholm, Athènes, le Caire (1), qui successivement ont fait appel à la première école de nurses créée grâce aux *fonds Nightingale* et qui, après avoir été organisées par des nurses de ces écoles, ont pu ensuite devenir à leur tour des écoles uniquement composées d'élèves du pays même. C'est ainsi que vient d'agir la princesse royale de Grèce en fondant son école hospitalière.

Actuellement, parmi les *milliers* de nurses diplômées provenant de plus de cinq cents écoles de la Grande-Bretagne, il y en a un très grand nombre qui connaissent le français ou qui sont même de nationalité française — conditions qui peuvent faciliter l'instauration de ce système en France.

Le *nursing* eut pour origine l'excellent apprentissage fait par Florence Nightingale chez les sœurs de Saint-Vincent de Paul à Paris; l'*antisepsie* de Lister est l'application des grandes découvertes de Pasteur; ces deux systèmes qui ont en commun une origine française se complètent et se confondent car comme on l'a si bien dit « il ne faut plus comprendre cette dernière comme une formule étroite ou comme un répertoire de substances antiputrides, mais bien comme un ensemble de mesures propres à écarter de la plaie toutes les causes de souillure (2). »

Méthode listerienne et nursing.

Eviter l'aggravation de la maladie, écarter les nouvelles causes d'infection, faire que les hôpitaux servent à guérir les malades et non pas à en préparer de nouveaux, voilà quel doit être le rôle important de la *vraie hospitalière*.

Rôle de l'hospitalière.

(1) Le Khédive ayant essayé en 1899 les nurses dans la section féminine de l'hôpital Kasr-el-Aini, pour dresser les jeunes égyptiennes au service des malades, fut si satisfait des résultats obtenus qu'il confia à des nurses aussi la section *masculine* de cet hôpital, malgré les préjugés musulmans.

(2) Dr E. Forgue, *De l'antisepsie chirurgicale*, page 30. Vve Rozier. Paris 1894.

Il y a plus d'un siècle que Leroy déclarait: «*qu'une salle d'hôpital est une véritable machine à traiter des malades*» et nous ajoutons: machine dont le *personnel* doit être la force motrice sans laquelle elle ne pourra fonctionner — car les mètres cubes d'air, les larges croisées, les lits espacés ne sont d'aucune utilité au malade si les assistants n'aèrent pas les salles, en chassent le soleil et ne se préoccupent pas de l'entretien intelligent de sa couche et de la bonne application du traitement, car « ce n'est plus le topique qui guérit aujourd'hui, c'est la façon dont on l'emploie (1). »

De même la stérilisation des fils et compresses est compromise si les bobines ont été pelotonnées par des mains malpropres et les compresses ensanglantées recueillies sans aucun soin (2). Donc, il n'y a pas de service *négligeable* autour des malades, tous exigent de la *délicatesse* du *savoir* et surtout une *conscience scientifique* chez ceux qui les assistent: le repos physique et psychique qui leur est si essentiel, le traitement de Weir Mitchell, le système du *no-restraint*, ne pourront être réellement assurés aux malades que le jour où le personnel assistant possèdera véritablement toutes ces qualités, et la réforme hospitalière atteignant aussi les asiles on pourra voir enfin, comme Neisser l'a dit, la *cellule* faire place au *lit*.

Aliénés.

Ce sera grâce à ce nouveau système que les *gardiens* deviendront des *gardes-malades* et que les prisonniers, toujours plus nombreux de ces asiles, seront traités comme des *malades* et soustraits à la camisole de force, aux douches et à la cellule, pour être influencés par la *douceur*, la *per-*

(1) Dr Napias, *L'Assistance publique dans le département de Sambre-et-Loire* page 29.

(2) Dr E. Forgue, *Traité de Thérapeutique chirurgicale*, page 5. Masson et Cie. Paris 1898.

suasion, une *propreté minutieuse*, *l'air pur*, la *distraction*, les *fleurs*, moyens que l'on reconnaît maintenant être bien plus efficaces (1).

Qui donc serait plus apte que la *femme* et que celle douée au plus haut degré des aptitudes de son sexe à remplir ce rôle délicat ? *Car le malade* — comme l'a dit jadis un médecin arabe — *est semblable à une perle fine, qui doit être forée, et c'est avec délicatesse qu'il faut le manier, de peur qu'il ne se brise entre les mains de ceux auxquels il a été confié.*

. . . .

Le Conseil Supérieur de l'Assistance publique, dans sa séance de 1898, a conseillé l'ouverture d'ÉCOLES TECHNIQUES ET PRATIQUES DE GARDES-MALADES dans tous les grands hôpitaux de province, à services multiples.

Décisions du Conseil Supérieur.

Une commission spéciale de médecins, nommée par le Ministre de l'Intérieur, a rédigé le programme d'instruction lequel a été adopté par le Conseil Supérieur de l'Assistance publique, en mai 1899.

A la même occasion, le Conseil Supérieur a émis le vœu que les femmes soient seules appelées à remplir les fonctions de gardes-malades.

Les établissements hospitaliers restent libres de mettre à exécution ces vœux du Conseil Supérieur de l'Assistance publique, mais de la manière dont seront organisés ces essais dépendra le succès de ce programme d'études, et la véritable réforme des soins donnés à plus de trente-huit millions d'hospitalisés ne s'opèrera que grâce à l'introduction de la *femme d'éducation* dans le personnel secondaire de ces hôpitaux.

Condition de succès.

(1) Dᵣ Sérieux et Farnarier, *Le traitement des psychoses aiguës par le repos au lit* (*Semaine Médicale*, 11 octobre 1899).

20

CONCLUSIONS

Les progrès de la médecine et de la chirurgie demandent une réforme dans le service actuel des malades hospitalisés.

La femme présente des aptitudes spéciales aux fonctions de gardes-malades. .

Ces fonctions demandent de l'intelligence, des connaissances spéciales, du dévouement.

L'expérience a prouvé que les connaissances techniques ne portent de bons résultats que lorsqu'elles sont reçues après une instruction générale.

Le rôle *moral* de la garde-malade ne peut être bien rempli qu'avec tact, délicatesse, dignité et éducation.

Nous concluons donc que l'assistante hospitalière doit être recrutée dans la même classe que le médecin.

APPENDICE

I

Ouvrages consultés

Association des Dames Françaises (Simple note sur l'). — Secours aux militaires en cas de guerre ; secours aux civils en cas de calamité publique (Paris, 1896).

BOURNEVILLE (Dr). — Hospice de Bicêtre. Histoire. Organisation. Budget. Statistique, etc. (Paris, F. Alcan, éd., 1895).

BONDET (Dr). — De l'organisation de l'Assistance publique il y a un siècle et de l'organisation actuelle. Rapport (Lyon, Imp. Waltener et Cie, 1894).

BURDETT (Sir Henry). — Hospitals and Charities, 1899. Being the year book of philanthropy and the hospital annual (The Scientific Press, London, 1899).

BAUDOUIN (Dr Marcel). — Quelques remarques sur les hôpitaux des États-Unis (Bureau des Archives Provinciales de Chirurgie, Paris, 1894).

BAZANCOURT (Baron de). — L'expédition de Crimée jusqu'à la prise de Sébastopol. Chronique de la guerre d'Orient (Paris, Amyot, 1856, 2 vol.).

BÉRAL (Chanoine P.). — Histoire de l'Hôpital de la Charité de Montpellier (Montpellier, Imp. centrale du Midi [Hamelin Frères], 1899).

CROS-MAYREVIEILLE (Gabriel). — Traité de l'Administration Hospitalière, précédé d'un historique des établissements de bienfaisance (Paris, Paul Dupont, 1886).

COWLES M. D. (Edward). — Les hôpitaux. Construction et organisation. Traduit par Maxime Chaleix (Paris, J.-B. Baillière et fils, 1887).

Compte moral pour l'exercice 1892. Hospices de Montpellier (Montpellier, Imp. Gustave Firmin et Montane, 1893).

DELORME (Philibert) (Œuvres de). — Edition MDCXXVI.

DESPRÈS (Dr Armand). — Les Sœurs Hospitalières. Lettres et discours sur la laïcisation des hôpitaux (Paris, Calman-Lévy, éd., 1886).

DIACONESSES. — Institution des diaconesses des églises évangéliques de France. Souvenir du cinquantenaire (Paris, Fischbacher, 1892).

— Institution des diaconesses des églises évangéliques de France, 31 décembre 1897 (Paris).

— Institution des diaconesses de Saint-Loup, près la Sarraz. Rapports, 1892, 1896, 1897, 1898.

— Les diaconesses de Berne, par Louis Choisy (Berne, 1896).

— Au service de Dieu. L'Institution des diaconesses de Strasbourg, 1842-1892 (Strasbourg, 1893).

— Etablissement des diaconesses de Strasbourg, 55me Rapport, 1897 ; 56me Rapport, 1898.

— 25. Bericht über die Kranken-u. Diakonissen. Anstalt der Evangelischen Gesellchaft in Neumünster (Zürich, 1883).

— 40. idem (Zürich, 1898).

— Statuten und Reglements für die kranken-u Diakonissen Anstalt in Neumünster (Zürich, 1889).

— Diakonissen-Anstalt zu Riehen, 1894. Basel.

— — 1898. —

— Die Diakonissensache der Gegenwart, Bern 1891.

DISSELHOFF (Julius D.). — Das Diakonissen. Mutterhaus zu Kaiserswerth a. Rhein und seine Tochterhaüser, 1893, Kaiserswerth a. Rhein.

— Zür Erinnerung an den Besuch der Diakonissen. Anstalt in Kaiserswerth.

ÉCOLES MUNICIPALES d'Infirmiers et d'Infirmières de Paris.

Laïcisation de l'Assistance publique, conférence faite à l'Association philotechnique le 26 décembre 1880 par le Dr Bourneville (Paris, bureaux du Progrès Médical, 1881.)

Discours prononcés les 7, 8, 9 août 1883 aux distributions des prix des écoles municipales d'Infirmiers laïques (6me année scolaire) par le Dr Bourneville.

Discours prononcés les 29 novembre, 6-28 décembre 1884, aux distributions des prix des Ecoles Municipales d'Infirmiers Laïques (7ᵐᵉ année scolaire) par le Dʳ Bourneville.

Distribution des prix. Année scolaire 1888-89
—	—	—	1890-91
—	—	—	1891-92
—	—	—	1892-93
—	—	—	1894-95

Discours prononcés les 5 et 16 juillet, 2 et 9 août 1897 aux Distributions des prix des Écoles Municipales d'Infirmières Laïques (20ᵐᵉ année scolaire) par le Dʳ Bourneville.

Distribution des prix. Année scolaire 1897-98.

FURLEY-SMITH (MM). — A great movement : The Nurse's Co-operation (London. The Scientific Press).

FAUVELLE (Dʳ René). — Les étudiants en médecine sous le grand roi (Thèse de Paris, 1899.)

GASPARIN (Cᵗᵉˢˢᵉ A. de). — Lettre au Rédacteur de « l'Avenir » sur les institutions modernes de sœurs et de frères protestants (Lausanne, Imp. S. Genton, 1849.)

FORGUE (Dʳ E.). — De l'antisepsie chirurgicale dans les formations sanitaires de l'avant. Service régimentaire, ambulances, Hôpitaux de campagne (Paris Vve Rozier, édit. 1894.

FORGUE (Dʳ E.). — De l'asepsie en chirurgie courante, en chirurgie d'urgence et à la campagne (Extrait de la Semaine Médicale 1ᵉʳ novembre 1893).

FÉLIX (Dʳ Jules). — Étude sur les Hôpitaux et les Maternités (Bruxelles, Manceau, ed. 1876).

GIORDANO (Pʳ Scipione). — Degli spedali in genere e delle maternità in particolare. Ragionamenti e proposte. (Torino, Stab. G. Civelli. 1880).

GERMAIN (M). — De la Charité Publique et Hospitalière à Montpellier au Moyen-Age (Publication de la Société Archéologique de Montpellier nᵒ 27).

Hospital Expenditure. The commissariat. Reprinted from « The Hospital ». (London the Scientific Press, 1898).

Hôpital des Dames Française, 93, rue Michel-Ange. Paris-Auteuil. Règlement rédigé par M. le Dʳ Duchossoy. (Amiens, Typ. de Piteux frères, 1897).

Hospices de Montpellier. Règlement, Montpellier. (Imp. Centrale du Midi. Hamelin frères, 1890).

Husson (Armand). — Étude sur les hôpitaux considérés sous le rapport de leur construction, de la distribution de leurs bâtiments, de l'ameublement, de l'hygiène et du service des salles de malades. (Paris, Paul Dupont 1862).

Kinglake (A. W.). — The Invasion of the Crimea : its origin, and an account of its progress down to the death of Lord Raglan (8 vol.) (Edinburgh and London, William Blackwood, 1896.)

La Sainte Bible : qui comprend l'Ancien et le Nouveau Testament, traduits sur les textes originaux hébreux et grec par Louis Segond (Oxford : de l'Imprimerie de l'Université, 1880.)

Le Clergé Français. Annuaire officiel des congrégations, communautés et maisons d'éducation religieuse, IV (femmes). 1893, 3me année (Adm., 72, rue Blanche, Paris.)

Le Clergé Français. Annuaire ecclésiastique et des congrégations religieuses. France Colonies-Alsace-Lorraine, 1899, 6me année (Tours, Alfred Mame et fils.)

Laussédat (Dr Louis). — La Suisse. Etudes médicales et sociales. (Paris, Germer-Baillière, 1875.).

La Source. Ecole Normale Évangélique de Garde-malades Indépendantes, à Lausanne (Suisse). Quelques mots d'histoire et d'actualité destinés à l'Exposition Universelle de Chicago, 1893 (Lausanne, Imp. G. Bridel, 1893).

La Source. Notice publiée à l'occasion de l'Exposition Nationale suisse (Genève, 1896.)

Loth (Arthur). — Saint Vincent de Paul et sa mission sociale (Paris, Dumoulin et Cie, 1881.)

Martin-Dupont (N.). — Des Ecoles Professionnelles d'Infirmiers et d'Infirmières et de la laïcisation du personnel secondaire des hôpitaux (Marseille, Imp. Commerciale, 1897).

Maison de Santé Protestante de Bordeaux. Hôpital pour les malades protestants des deux sexes ; marins étrangers protestants ; enfants protestants des deux sexes sanatorium pour les enfants protestants des deux sexes, aux bains d'Arcachon ; gardes-malades soignant en ville ; école libre et gratuite de gardes malades. 34me Rapport 1896.

— id. 36me Rapport 1898.

Maison de Santé Protestante Evangélique de Nimes. Règlement intérieur révisé en 1888 (Nimes, Roger et Laporte, 1889).

—   id.   53ᵐᵉ année 1895 (Nimes. Imp. Veuve Laporte,
                             1895).

—   id.   54ᵐᵉ année 1897 (Nimes, Imp. Coopérative, La
                             Laborieuse, 1897).

—   id.   57ᵐᵉ année 1898 (Nimes, Imp. E. Gardies, 1898).

MARCHAND (Alfred). — Moines et Nonnes. Histoire, constitution, règle,
costume et statistique des ordres religieux. (2 vol.). Paris,
Librairie Fischbacher.

NIGHTINGALE (Florence). — Notes on Hospitals : being two papers
read before the National Association for the promotion of social science, at Liverpool, in october 1858, with Evidence
given to the Royal Commissioners on the state of the army
in 1857. (London. Parker and Son. 1859.

— *Life or death in India*. A paper react at the meeting of the
National Association for the Promotion of Social Science,
Norwich, 1873, with an appendix on *Life or Death byIrri-
gation*, 1874. (London, Harrison and Sons 1874).

NIKOLSKI (Dʳ). — Etude comparative de quelques étoffes au point de
vue de leur faculté de réceler les microbes. (Thèse de Sᵗ-Pé-
tersbourg, 1894).

NAPIAS (Dʳ Henri) L'Assistance Publique. Paris, 1890.

— Rapport sur le Recrutement du Personnel Secondaire des
Établissements Hospitaliers. Conseil supérieur de l'Assistance Publique. (Paris, Imp. Nationale, 1898).

— Encyclopédie d'hygiène et de médecine publique. Vol. V. Hygiène hospitalière et Assistance publique. (Paris, L Bataille
et Cie, 1893).

— L'Assistance Publique dans le département de Sambre-et-
Loire. (Lecrosnier et Balé. Paris 1890).

PLEDGE (Joséphine L. de), — The history and progress of nursing in
Poor Law Infirmaries.

PISTOYE (A. de). — La Sœur de Charité. (Paris, Henri Plon. 1863.)

POLLARD (Eliza F.). — Florence Nightingale : the wounded soldier's
friend. (22ᵐᵉ mille). (London, S. W. Partridge et Co. 1890.

PIECZYNSKA (Mme E.). — L'appel des femmes aux fonctions publiques. (Berne, Schmid et Franck, 1898.

PALERMO (Dr Ginstino). — Azione della luce solare sulla virulanza del baccillo del colera. Roma 1893.

Regolamento sul Servizio Sanitario del R. Arcispedale di S. Maria Nuova e Stabiilimenti riuniti di Firenze. (Firence, Roma Tipografia dei Fratelli Bencini, 1898.

Religious Orders, 1862.

RYAN (Charles E.). — With an ambulance during the Franco-German war. Personal experiences and adventures with both armies, 1870-71. (London, John Murray, 1896.

Service de Santé de l'Armée en Campagne. Décret du 31 octobre 1892.

Société Genevoise des Dames de la Croix-Rouge. Rapport annuel du comité, 1894. Genève, Imp. W. Kundig, 1895.

TENON (M.), — Mémoires sur les hôpitaux de Paris, imprimés par ordre du roi. (A Paris, de l'imprimerie de Ph.-D. Pierres, Premier imprimeur ordinaire du Roi, etc., 1788.

TOLLET (C.). — Mémoire présenté au Congrès d'Hygiène de Paris 1878 sur les logements collectifs, hôpitaux, casernes, etc.

— Les Édifices Hospitaliers depuis leur origine jusqu'à nos jours. Paris 1892.

— De l'Assistance Publique et des Hôpitaux jusqu'au XIXme siècle. (Paris, 1889).

WILLINGTON (E. T.). — Medical History from the Earliest Times a popular history of the healing art. (London, The Scientific Press, 1894).

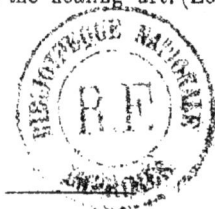

BIBLIOTHÈQUE NATIONALE R.F.

II

Manuels pour l'instruction des Gardes-Malades

I

LANGUE ALLEMANDE

AUFRECHT (E.). — Anleitung zur Krankenpflege Wien u Lepzig, 1898.

ANEGG (Henriette). — Sechs Vorträge über weibliche Krankenpflege, gehalten im Frühjahre, 1878, zu gunstendes Grazer Mädchen-Lyceums (Graz, 1878).

BECKER (G.-W.). — Die Wartung der Kranken. Ein Buch für alle Familien, worin alles, was im weitesten Sinis auf Wartung und Pflege der Kranken Bezug hat, so wie die Diat in jeder einzelnen Krankheit, nebst den besten Haus-und Hülfsmitteln, und einer Auswahl der zweckmässigsten Recepte, die Jedermann anwenden kann, aufs fasslichste und vollständigste auseinander gesetzt ist (Leipzig, 1811).

BILLROTH (Th.).—Die Krankenpflege im Hause und im Hospitale. Ein handbuch für Familien und Krankenpflegerinnen (Vienne, 1892).

DIEFFENBACH (J.-F.).— Anleitung zur Krankenwartung (Berlin, 1832).

DEGEN (L.). — Die offentliche Krankenpflege im Frieden und im Kriege nach dem Ergebniss der Austellung auf dem Gebicte der Hygiene u. des Rettungswesens zu Berlin, 1883 (München, 1884).

Dienstanweisung für das Warthpersonale des K. K. Allgemeine Krankenhauses.

Die Pflege bei Kranken und Gesunden (Leipzig, 1861).

EICHHOF (P.-J.). Leitfaden für den Unterricht in der Krankenpflege. Unter Mitwirkung von D' Kuhne und D' Pagenstecker (Francfort, 1896).

GEDIKE (C.-E.). — Handbuch der Krankenwartung (Berlin, 1854). Zum Gebrauch für die Krankenwart Schule der k. Berline.

Charité Heilanstalt sorvil zum Selbstunterricht (Berlin, 1874)

GOERING. — Lerbuch für Krankenpflegerinnen (Bremen, 1891).

LIBBE (Georg). — Handlbuch der Krankenversorgung und Krankenpflege (Berlin, 1898).

MAY (F.-A.). — Unterricht für Krankenwärter zum Gebrauch oflentlicher Vorlesungen (Mannheim, 1782).

RUPPRECHT (Paul). — Dio Krankenpflege im Frieden und im Kriege. Zum Gebrauch für Jedermann insbesondere für Pfegerinen, Pfleger und Aerzte (Leipzig, 1890).

SICK (P.). Die Krankenpflege in ihrer Begründung auf Gesundheitslehre mit besonderer Berucksichtigung der weiblichen Krankenpflege (Stuttgart, 1887).

SIMON (M.). — Die Krankenpflege. Theoretische und praktische Anweisungen (Leipzig, 1876).

Taschenbuch für Krankenpflegerinnen (Weimar, 1882).

Taschenbuch für Krankenpflege (Weimar, 1890).

Unterrichtsbuch für Lazarethgehülfen (Berlin, 1886).

VON CRIEGERN-THUMITZ (Friedrich). — Lehrbuch der freiwilligen Kriegskrankenpflege heim Heere des Deutchen-Reiches, bearbeitet und herausgegeben im Auftrage des Centralkomitces der deutschen Vereine vom roten Kreuze (Leipzig, 1891).

VON ZIEMSSEN (H). — Klinische Vorträge. II Vortrag. Uber die öffentliche Krankenpflege. Leipzig 1888.

VIRCHOW (R). — Die berufs massige ausbildung zur Krankenpflege. (Berlin 1869).

WOLF (S.J.). — Die Kunst Krank zu sein, nebst einen anhange von Krankenwarten wie sind und sein sollten (Berlin 1811),

WITTHAUER. — Leitfalden für Krankenpflegerinnen im kranken hans und in der Familie. (Halle 1897).

II

LANGUE ANGLAISE

A complete system of nursing, written by medical men and nurses. London 1898.

Art of feeding the invalid.

ALLAN (James). — Fever nursing.

A MANUAL OF NURSING. Prepared for the training school for nurses attached. To Bellevue Hospital (New York 1878).

ANDERSON (James). — Medical Nursing, notes of lectures given to the probationers at the London Hospital (London 1894).

A manual of directions prepared for the use of the nurses in the Army hospitals, by a committee of hospital physicians of the city of New York (New York 1861).

A Friendly letter to under nurses of the sick, especially in unions (London 1861).

A Handbook of Nursing for family and general use (Philadelphia 1879).

BARNES (J. H.). — Notes on surgical nursing ; being a short course of lectures delivered at the Training School for nurses in connction with the Liverpool Workhouse (London 1874).

BILL (G. W.). — Lectures addressed to the nursing staff, by physicians and surgeons of Kings College Hospital (London 1884).

BENTON (S.). Nurses and Nursing (London 1877).

BLACK (G.). — Sick-nursing. A handbook for all who have to do with cases of disease and convalescence (London 1880).

BLAIR (J.). — Opening address to nurses, with notes to nurses and rules for nurses under training added (Melbourne 1880).

BRINCKMAN (A.). — Notes on the care of the sick, and pratical advice to those in charge of the dying and the dead (London, 1879).

BURDETT (Sir Henry). — Helps in sicknen and to health ; where to go and what to do (London 1891).

BRUEN (E T.). — Practical lessons in nursing. Outlines for the management of diet, or the regulation of food to the requirements of health and the treatment of disease. (Philadelphia 1887).

BELL (Joseph). — Notes on Surgery for Nurses.

BISHOP (E.Stanmore). — Lectures to nurses on antiseptics in surgery. (London 1891).

— On preparation for operation in private houses. (London 1899).

CAULFEILD (S. F. A.). — Sick nursing at home; being plain direction and hints for the proper nursing of sick persons, and home treatment of disases and accidents in cases of sudden emergencies. (London 1880).

CATECHISM for Nurses.

CUFF (Herbert E.). — A course of lectures on medicine to nurses. (London 1898).

CURRAN (Martin W.). — Information for nurses in home and hospital. (Chicago 1893).

CULLINGWORTH (Charles J.). — A short manual for monthly nurses. (London 1891).

CRAVEN (Mrs Dacre). — A guide to district nurses. (London 1889).

CULLINGWORTH (C. J.). — The nurse's companion. A manual of general and monthly nursing. (London 1876).

— A manual of nursing medical and surgical. (London 1885).

— A short manual for monthly nurses. (London 1887).

CHILD (Mrs). — The family nurse; or companion of the frugal housewife. (Boston 1837).

DOMVILLE (E. J.). — A manual for hospital nurses and others engaged in attending on the sick. (London 1872).

— A manual for hospital nurses and others engaged in attending on the sick (Philadelphia 1888).

DUCKWORTH (D.). — Sick-nursing essentially a woman's mission; being an inaugural lecture on the qualification for and the conduct of sick-nurses. (London 1885).

DANNATT (Alice). — How to become a hospital nurse, probationer, nurse, sister, etc. (London 1893).

DAW (W. H.). — The care of consumptives. (London 1898).

DOBRÉE (Louisa). — A manual of home nursing, with an introduction by Mary Scharlieb M. D. (London 1889).

EAST (Ed.). — Private treatment of the Insane.

ECCLES (W. Mc. Adam). — Elementary anatomy and surgery for nurses. A series of lectures delivered to the nursing staff of the West London Hospital. (London 1896).

FULLERTON (Anna M.). — A handbook of obstetrical nursing for nurses, students and mothers ; comprising the course of instruction in obstetrical nursing given to the pupils of the Training School for Nurses connected with the Woman's Hospital of Philadelphia. (Philadelphia 1871.

FITZGERALD (C. E.). — Physiology and hygiene for home nursing.

GLAISTER (John). — A manual of hygiene for students and nurses. (London 1899).

HUGHES (Amy). — Practical hints on district nursing (London, 1899).

HURRY (Jamieson B.). — District nursing on a provident basis (London, 1899).

HARDY (C.-H.). — Introductory lecture on the duties of nurses (Melbourne, 1881).

HIDE (Samuel). — The Nurses Guide to Massage.

How to become a trained nurse (New-York, 1878).

HAULTAIN (Francis). — Handbook of Obstetric Nursing.

HEWER (Annie W.). — Antiseptics-a handbook for nurses.

HARDING (William). — Fevers and infectious diseases; their nursing and practical management (London, 1897).

— Mental Nursing (London, 1893).

HAMPTON (Isabel-Adams). — Nursing ; its principles and practice. For hospital and private use (Philadelphia, 1893).

HELLIER (John-B.). — Notes on Gynæcological Nursing (London, 1891).

HEANLY. — Hint for Matrons and Pupils in cottage hospitals.

HOOD (Donald W. Charles). — Diseases and their commencement. Lectures to trained nurses delivered at the West London Hospital (London, 1886).

How to nurse sick children; intended especially as a help to the nurses at the Hospital for Sick Children (New-York, 1855).

HUMPHREY (Laurence). — A Manuel of Nursing medical and surgical (London, 1889, 13me éd., 1895).

HAWKINS-AMBLER (G.-A.). — Gynæcological nursing (London, 1899).

Husband (H.-A.). — The monthly nurse; a few hints on nursing (Edinburgh, 1886).

Instructions for attendants on the insane.

Jackson (J.-C.).— How to nurse the sick (New-York, 1868).

Johnstone (M⁽ⁱ⁾ F.). — Lessons on the prevention of the spread of fevers (St-Leonard's on Sea, 1876).

Jones (H.). — An essay on nursing (London, 1864).

Lady nurses for the sick poor in our London Workhouses (London, 1866).

Lees (Florence S.). — Handbook for hospital sisters (London, 1874).

Lawless (E.-J.). — First aid to the injured and management of the sick. An ambulance handbook and elementary manual of nursing (London, 1899).

Loos (J.). — Nursing as a vocation for women (Colombo 1887).

Landale (E. J. R.). — Points for probationers (London 1892).

Leonard (H. S.). — Nurses's Handbook: an elementary manual.

Longshore (J. S.). — The principles and practice of nursing, or a guide to the inexperienced (Philadelphia 1842).

Lückes (Eva). — Lectures on general nursing delinered to the probationers of the London Hospital Training School (London 1884).

— Hospital Sisters and their Duties (London 1886).

Lewis (Percy J.). — The theory and practice of nursing ; a text-book for nurses (London 1892).

Leonard (C. H.). — Bandaging.

Walter (Pye). — Elementary bandaging and surgical dressing.

Martin (John M. H.). — Ambulance lectures, to which is added a nursing lecture (London 1888).

Macpherson (W. G.). — Suggestions for sick-nursing in Indian station hospitals (Calcutta 1886).

Miles (Alexander). — Surgical ward-work and nursing. A handbook for junior students of medicine and nurses (London 1894).

Martin (W. J.) — Questions and answers on nursing.

Morten (Honnor). — How to become a nurse (London).

— The nurse's dictionary of medical terms and nursing treatment (London 1891).

— From a nurse's note book (London 1899).

MORTIMER (J. D. E.). — Home nursing of sick children (London 1899).

MOBERLY (Miss L. G.). — Sick nursing at home (London 1899).

MARSHALL (C.-F.). — Elementary physiology for nurses (London 1899).

MARTIN (J. M. H.). — Ambulance lectures, to which is added a nursing lecture, etc., etc. (London 1888).

MARTINEAU (H.). — Life in the sick room. Essays (London 1844).

MILLS (C. K.). — Practical Lessons in nursing. The nursing and cure of the nervous and the insane (Philadelphia 1887).

MITCHELL (S. W.). — Nurse and patient, and camp cure (Philadelphia 1877).

MORLEY (H.). — A tract upon interrupted health and sick room duties (London 1847).

MUNRO (A.). — The science and art of nursing the sick (Glasgow 1873).

NIGHTINGALE (Florence). — Notes on nursing ; what it is and what it is not (New-York 1860).

— Notes on nursing for the labouring classes (London 1876).

NEUMAN (R. A.). — Home nursing (London 1886).

NORRIS (Rachel). — Norris's nursing notes. Being a manual of medical and surgical information for the use of hospital nurses and others.

OTIS (F. N.). — A lecture delivered before the ladies of the School for Nurses (New-York 1876).

ORME (S.-E). — The matron's course and introduction to hospital and private nursing (London 1897).

OSLER (William). — Nurse and patient (Baltimore 1897).

— Doctor and nurse ; remarks to the first class of graduates from the Training School for Nurses at the Johns Hopkins Hospital (Baltimore 1891).

OSBORNE (Sam.). — Ambulance lectures on home nursing and hygiene (London 1891).

PORTER. — Handbook of nursing.

JEX BLAKE (Sophia). — The care of Infants.

BUCKNILL. — The care of the Insane.

RIDGE-CHURCHILL. — Diet for the Sick (London, 1886).

Plain directions for the care of the sick, and recipes for sick people (New-York 1875).

PRESTON (Ann). — Nursing of the sick and the training of nurses. (Philadelphia 1863).

RICHARDSON (W. L.) — Adress on the duties and conduct of nurses in private nursing. (Boston 1887).

— Notes on preventing the spread of infectious diseases. (London, 1887).

RICHMOND (C. E.). — Antiseptic principles for nurses. (London 1897).

ROBERTS (R. Lawton). — Illustrated lectures on nursing and hygiene. (London 1890).

RUMSEY (H. W.) — The training of nurses. (London 1873).

SIEVEKING (E. H.) — Thoughts on nursing. (London 1873).

SMITH (W. R.). — Lectures on nursing. (London 1875).

STORER (H. R.) — On nurses and nursing; with especial reference to the management of sick women. (Boston 1868).

STEPHENSON (Sydney). — Ophtalmic nursing. (London 1900).

STONEY (Emily A. M.) — Practical points in nursing. For nurses in private practice. (London 1899).

The management of the sick room, with rules for diet, cookery for the sick and convalescent etc. (New-York 1845).

« The Hospital » nurse's case book (London 1899).

The pocket-case-book for district and private nursing [by a physician] (London, 1899).

The nurses diary for (1900).

THOMSON (A. T.). — The domestic management of the sick-room, necessary in aid of medical treatment, for the cure of diseases (Philadelphia, 1845).

THOMPSON (C. J. S.). — Notes on pharmacy and dispensing for nurses (London, 1899).

TRALL (R. T.). — The hygienic hand-book intended as a practical guide for the sick-room (New-York, 1873).

TWINING (Louisa). — Nurses for the sick; with a letter to young women (London, 1861).

VEITCH (Z. P.). — Handbook for nurses for the sick (London, 1876).

VOSWINKEL (Bertha M.). — Surgical nursing (Philadelphia, 1895).

WILLIAMS-FISHER. — Hints to Hospital Nurses.

WYMAN (H. C.). — The training of nurses (Philadelphia, 1889).

WORCESTER (A.). — Monthly nursing.

WATSON (J. K.). — A handbook for nurses (London, 1899).

WILSON (J.C.). — Fever-nursing; designed for the use of professional and other nurses, and especially as a text book for nurses in training (Philadelphia, 1899).

WARRINGTON (J.). — The nurses guide. Containing a series of instructions to females who wish to engage in the important business of nursing mother and child in the lying-in chamber (Philadelphia, 1839).

WHYTE (V.). — Manual of nursing for home and hospital, including monthly nursing and the nursing of sick children (Glasgow, 1886).

WILSON (J. C.). — Practical lessons in nursing. Fever-nursing (Philadelphia, 1888).

WALMSLEY. — Outlines suitable for Mental Nurses and Asylum attendants.

WOOD (Catherine). — Handbook of Nursing.

WEEKS (Clara S.). — A text-book of nursing, for the use of training schools, families and private students (New-York, 1889).

WORCESTER (A.). — A new way of training nurses (Boston, 1888).

YEARSLEY (Macleod). — Nursing in Diseases of the throat, nose and ear (London, 1899).

ZALUGOVSKI (Michael). — Care of sick, wounded, pregnant, parturient, new-born and first aid until arrival of physicians (Tver, 1889).

ANNUAIRES

BURDETT (Henry). — Official Nursing Directory 1899. London.

BURDETT (Henry). — The nursing profession; how and where to train London.

Thomson (W. C.), Training School for nurses.

(The New-York nurses register 1888).

III

LANGUE ESPAGNOLE

— Instruccion de enfermeros, y modo de aplicar los remedios, a todo genero de enfermedades, y acudir a los accidentes, que

21

sobrevienen en ausencia de los medicos. Compuesto por los hijos de la congregacion del venerable Padre Bernardino de Obregon, sita en el Hospital General deMadrid, sacada a luz por el Hermano Augustin del Buen (Madrid, 1728).

IV

LANGUE GRECQUE

Makkras (N. G.). — Ὁ ὀηγίαι περὶ νοσηλείας ἀῤῥώστων (Athènes,1875).

V

LANGUE FRANÇAISE

Berillon (E.). — Nouveau Manuel de la garde-malade à l'usage des mères de famille. Paris, 1885.

Cours de médecine professé aux hospitalières de l'Hôpital de la Croix-Rousse. Lyon 1887.

Demmler (A.). — Des soins à donner aux malades : hygiène, surveillance médicale. Paris, 1896.

Ecole de l'Infirmier militaire Paris, 1894.

Fodéré (F. E.). — Manuel des gardes-malades, des gardes de femmes en couches et des enfants au berceau. Strasbourg, 1815.

Gangolphe (Michel). — Cours de petite chirurgie, professé aux hospitalières de l'Hôtel-Dieu et de l'hospice de la Charité. Lyon.

Horand (D.). — Cours de Médecine à l'usage des gardes-malades, des infirmières et des gens du monde, professé aux Hospitalières de l'hospice de l'Antiquaille. Lyon, 1884-1887.

Manuel pratique de la garde-malade et de l'infirmière, publié par le Dr Bourneville. Paris, 1878.

Monteuuis (A.). — Guide de la garde-malade, conférence aux Dames de la Société Française de Secours aux Blessés Militaires, Paris, 1891.

Manuel de l'Infirmière-Hospitalière (Union des Femmes de France). Paris.

Périer (Dr E.). — L'art de soigner les enfants malades. (Paris 1891).

Regnier et Desforges (D^{rs}). — Premiers soins aux blessés et aux malades.

Regnalt. — Manuel à l'usage des infirmiers civils et militaires,des familles et des gardes-malades. (Marseille 1890).

VI

LANGUE HOLLANDAISE

Barnouw (P. J.). — Handleidning voor bakers. Uitgegeven van wege de Noord-Hollandsche. Vereeniging « Het-witte Kruis ». (Zaandizk 1888).

Iets over de y verpleging van zenewlij ders en Krankzinnigen. (Bois-le-Duc 1885.

Stuart (A. A.) Vereeniging voor Ziekenverpleging. Gedachtenis·viering van haar 25 jarig bestaan, op 6 April 1869. (Amsterdam 1869).

Schomdermark (J.) . — jins. Iets over de verpleging van bedlegerige zieken. (Bois-le-Duc 1885).

Schermers (D.). — Handleiding bij het verplegen van krankzviynigen. (Leiden 1898).

Van Duyl (K. J.) et Van Weerzel (S. P.). — Handleinding ter opleiding van hospitaalsoldaten (Utrecht 1865).

VII

LANGUE ILALIENNE

Albertotti (Giovanni). — Manuale pratico ad uso degli Assistenti ai pazzi nei manicomi. (Torino 1877).

Tortora (G.). — Primi soccorsi ai feriti e malati in casi urgenti.

VIII

LANGUE JAPONAISE

Ammenbureau (Et.). — i Kjobenhauen. Ugoskr. f. Laeger. (Kjobenh

1885, 4. R., XII 397).

SASAGAVA JINICHI. — Kanbio no Kokuroi. Tokio 1886 (Manuel de la garde malade).

So OKADA. — Kamtijo Kokoröe Kusa. (Manuel des gardes malades). Tokio (sans date).

IX

LANGUE LATINE

DONAVERUS (J. E.) De officio Aegrotantium. Jenae 1719, (Thèse de doctorat).

HIRSCHER (S. P.) (Pr.).— De permutatione linteorum in morbis acutis et noscia et salubri. (Jenae 1745).

HUBERTI (F. C. J.). — De damno e nimia hominum ad lectum œgri frequentia. Erfordiae 1792. (Thèse de doctorat).

STRACK (C.). — Sermo acad, de custodia aegrorum, habitus in auditorio Universitatis Moguntiae die 19 october ann. 1773. (Francof. a. M. 1779).

TRILLER (D. W.). — Clinotechnia medica antiquaria sive de diversis œgrotorum lectis secundum ipsa varia morborum genera convenienter instruendis commentarius medico-criticus. (Francofurti et Lipsiae 1774).

X

LANGUE SUÉDOISE

MARTIN (N.). — Ledning vid sjukvard i hemmet med särskild hänsyn till de smittosamma sjukdomarne och deras förekommande. (Stockholm 1886.

DUNER (G.). — Handbok för sjukvårdare. (Stockholm 1889).

POULSEN (K.). — Kortfattet Anatomi for Sygeplejersker. Udginet med Under stottelse af Foreningen « Det rode Kors ». (Kjobenbenhaw 1893.

EDHOLM (Edward). — o Car Ekeroth. Handbok för sjukvardssoldater. (Stockholm 1894).

III

Journaux et revues pour les gardes-malades

Langue anglaise. 7
id. française. 2

« *The Hospital* » *Nursing Mirror*

Supplément du « Hospital » consacré au nursing
(Revue hebdomadaire à 0 fr. 10 cent. le numéro, in-4°, 36 pages)
(16 décembre 1899)

SOMMAIRE DU N° 690 VOL. XXVII

Compte rendu des nouvelles concernant le « nursing » dans le monde entier.

Souscriptions recueillies par la princesse de Galles pour la guerre.

Soins aux blessés.

Bateaux-hôpitaux.

Les nurses du « Maine » et le « Conseil des matrons »

Les dangers auxquels sont exposées les nurses qui vont soigner les Boers.

Opinion d'un officier blessé à propos des nurses dans le sud-africain.

Les Sœurs de Kilburn et la guerre.

Les nurses royales en Écosse.

La société auxiliaire des nurses diplômées américaines.

Ornementation de Noël à *Guy's Hospital.*

Noël à *St-Mary's Hospital.*

Les nurses à Cannes.

Logement des nurses à l'infirmerie de Bath.

Petites nouvelles.

Conférences aux nurses chirurgicales.

Cancer, ou maladies malignes par A. Latimer M. D.

Nouvelles du camp de Maritzburg.

Soignant les femmes de soldat, par une nurse de l'hôpital, **Alexandre.**

Aider les nurses, c'est aider les malades.

Royal National Pension Fund for Nurses.

The junius S. Morgan Benevolent Fund.

Société du « East London » pour le nursing.

Association métropolitaine pour le nursing.

Institut du jubilé de la reine Victoria, pour les nurses.

Fond du « Hospital » pour les convalescents.

Association du Nursing dans le « up country » des Indes, pour les Européens.

L'Association Coloniale du Nursing.

Le Nursing sur le Spartan (bateau-hopital).

Par une nurse à bord.

Livres pour Noël.

Le rayon pour les enfants.

Aux nurses.

Echos du monde

Lettre ouverte à une nurse d'hôpital.

Achats de Noël.

Quelques idées.

L'opinion de tout le monde.

Traitement du cordon ombilical.

Une « chevalière d'industrie ».

La requête des Sœurs de Kilburn.

Direction des « cottages hospitals ».

La question des bains dans les infirmeries.

Notre distribution de vêtements.

Nominations.

Swansea hospital.

Hôpital pour les maladies infectieuses, Kingsthorpe.

Grantham hospital.

Hôpital pour les fiévreux, Guernesey.

Nominations subalternes.

Swansea hospital.

Aston Union Workhouse Infirmary.

Wakefield Union Infirmary.

Bury Union Workhouse.

Expositions à visiter.

Demandes et réponses.

(18 pages consacrées à des réclames concernant le nursing
et à des annonces pour offres et demandes de nurses.

The Trained Nurse and Hospital Review
The gratuate nurse's journal
(Revue mensuelle à fr. 1 le numéro in-8°, 98 pages).

SOMMAIRE DU N° 6, VOL. XXIII, DÉCEMBRE 1899

Hôpitaux pour maladies contagieuses.
 — Méthode de la section contagieuse du Boston City Hospital.
Club Métropolitain de nurses diplômées.
 Historique.
 Résultats.
 Influence.
La cure du repos, par John B. Huber, A. M., M. D.
L'Ophthalmie purulente et l'ophthalmie des nouveau-nés, par Lilian J.
 Vail, surveillante des nurses à l'hôpital de Manhattan, pour
 les yeux et les oreilles. — New York.
Soins et alimentation du petit enfant malade. — 3° Conférence par
 H. Koplik M. D.
 Diphtérie.
 Exanthèmes.
 Vulvo-vaginites.
Une épisode de la guerre, par Marguerite L. Sweeny.

Département du Nursing de l'Armée

Mutations et nominations par la D' ANITA MC. GEE.
Règlement pour les nurses de l'armée.

 Congés.
 Maladies.
 Changements.
 Quartiers.
 Rations.
La cuisine aux régimes.
 Soupes grasses.
 Gelée de bœuf.
Progrès de la médecine.
 Nouvelles méthodes pour l'anesthésie locale.

Un larynx artificiel.

Contribution à la méthode de Credé pour le traitement des plaies par l'argent.

Points d'ordre pratiques.

Dans le monde du nursing.

Ordre des nurses militaires hispano-américain.

Nouvelles de Buffalo.

Avis. — Conférence sur les maladies des yeux.

Rapport de l'Association des Alumnœ (nurses).

Bellevue. — Association des Alumnœ   id.

Louisville. — École du Nursing.

« Club Federation ».

Hôpital de « King's County ».

Brooklyn Hospital.

Toronto. — École du Nursing.

Nurses de l'armée anglaise.

Association des nurses de New-York.

—   — de Philadelphie.

Une nurse des Indes.

Réception du Hallowe'en pour les nurses.

Souscriptions.

Retraite de St-Joseph (pour nurses diplômées).

Club Métropolitain pour nurses diplômées.

Association de nurses-Wisconsin.

Association de la Croix-Blanche.

Nurses obstétricales.— Cincinnati.

Association Paterson des nurses.

Personnel. — Mariage.

Nominations.

Nécrologie.

Boîte aux lettres du rédacteur.

Méthodes des nurses de l'armée.

Dépenses de l'Association des Nurses.

Hôpitaux à spécialités.

Les nurses doivent constituer un corps.

Projet de loi sur le service des nurses.

Expériences dans la campagne.

L'erreur quant au projet de loi.

Défense.

Pas une erreur.

La nurse idéale.

Sentiments personnels.

Revue des Hôpitaux

Le nouvel hôpital de New-Hampshire.

Nouvelles des hôpitaux.

Nouveaux remèdes et traitements.

Une cause et une croyance.

Phytoline.

D'une nurse diplômée.

Pas de quarantaine pour les consomptifs.

Bureau de l'éditeur.

36 pages consacrées à des réclames et à des annonces pour offres et demandes de nurses.

Nursing Notes

Journal pratique pour les nurses.

Organe de l'Association du Nursing des infirmeries de workhouse; de l'Institut des Sages femmes; du Club des Nurses diplômées et de la Société des Masseuses diplômées.

(Revue mensuelle à 0 fr. 20 le numéro, in-4°, 24 pages.)

Sommaire du N° 144, vol. XII, décembre 1899.

Nursing notes: rétrospectivement.

Dix ans de nursing de paroisse en Irlande, par Mary E. Durm, surintendante générale.

Bibliographie.

Manuel d'obstétrique à l'usage des sages-femmes, par Alfred S. Gubb. M. D.

Manuel pratique du Nursing, par Isla Stewart, matron de l'hôpital Saint-Barthélemy et par le Dʳ Herbert E. Cuff. F. R. C. S.

Petites nouvelles.

Faits divers de novembre.

Comment secourir nos soldats.

L'hôtel des nurses.

Habitation pour dames seules.

Une « Sœur » du « London Hospital ».

Association Royale Britannique des nurses.

La question des sages-femmes.

Comité des nurses.

Alimentation des petits enfants.

Association pour obtenir l'enregistrement du diplôme de sages-femmes.

Loi sur l'enregistrement de ce diplôme.

Association coloniale du nursing.

Nouvelles sur le nursing des infirmeries de Workhouse.

Nouvelles du nursing de paroisse.

Nouvelles sur le massage.

Société des masseuses diplômées.

Structure de l'articulation du genou, par Mme Stanley Boyd, M. D.

Institut des sages-femmes et Club des nurses.

Séances, conférences et réunions en décembre.

Avis important aux membres.

Le *Nursing Notes* et les membres du Club.

La guerre moderne.

Condamnation d'une sage-femme.

Memoranda.

(10 pages de réclames concernant le nursing et des annonces pour offres et demandes de nurses.

The Nurses Journal

Organe officiel de l'Association Royale Britannique des Nurses

(Revue mensuelle à 0 fr. 20 centimes le numéro, in-8°, 28 pages)

SOMMAIRE DU N° 12, VOL. IX, DÉCEMBRE 1899

De l'éditeur.

Lettres à faire suivre.

Le projet de « retraite » pour les nurses.

Conversazione annuelle.

Réserve du service de nursing de l'armée.

Maisons de convalescence, par Edith Maw. M. R. B. N. A. surintendante du Sanatorium Royal de l'Ouest de l'Angleterre.

Nominations et changements parmi les membres en Angleterre et à l'étranger.

Pour les nurses à domicile :

« Sympathie », par Georgina Scott, ex-matron à l'Hôpital de Sussex.

Nouveaux membres.

L'apprentissage des infirmiers, par la matron de l'Hôpital National pour les paralytiques et épileptiques.

Poésie.

Les Anglais et les Hollandais dans le Sud de l'Afrique, par G. R. Dennis.

Fonds de la Croix-Rouge.

Annuaire de la guerre.

Bibliothèque d s nurses.

Londres et les londoniens.

Nursing, théorique et pratique, par le Dr Percy G. Lewis, 13me mille.

Manuel pour les Nurses, par le Dr J. K. Watson.

Ladysmith en 1879, par Emma R. R. C., ex-surintendante.

Lettre d une nurse de l'armée (Elandslaagte).

Recettes culinaire pour les nurses, par Maud C. Earle.

Nursing à domicile au Caire.

Impressions dans le nursing au Sud de l'Afrique, par Nurse Mary M. R. B. N. A.

Avis de Sociétés.

Liste des dames consules.

(12 pages consacrées à des réclames, offres et demandes de nurses)

« The Nursing Record »

et le monde du nursing.

(Revue hebdomadaire à 0 fr. 10 centimes le numéro, in-4°, 36 pages)

SOMMAIRE DU N° 611, VOL. XXIII, 16 DÉCEMBRE 1899

Carnet du Rédacteur.

Réformes dans le nursing de l'armée.

Mementos.

Congrès sur la Consomption.

Paquets postaux pour les soldats.

Charités en Angleterre.

Soins à donner dans les maladies du cœur.

Péricardites.

Journal of Practical Nursing

Published by the Rockford Nurse's Association

The Nightingale

Edited by Sarah E. Fost

(Fondé en 1886)

Bulletin professionnel des Infirmiers et des Infirmières

(Bulletin mensuel à 0,10 cent. le numéro, in-8°, 12 pages)

SOMMAIRE DU N° 80 (VIIme ANNÉE), 15 DÉCEMBRE 1899

Écoles municipales d'infirmiers et d' nfirmières: Composition de physio-logie.

Programme de l'enseignement du personnel secondaire des établissements hospitaliers: VIme, VIIme, VIIIme, IXme parties.

Distinctions honorifiques: Officiers d'académie, médailles d'honneur, médailles de bronze.

(Cinq pages de réclames commerciales)

La Source

Organe de l'École de Gardes-malades à Lausanne
(Journal trimestriel, 0,30 cent. le numéro, in-4°, 4 pages)

(SOMMAIRE DU N° 1 (XIme ANNÉE), 1er JANVIER 1900)

Une pensée.

1899.

Policlinique gratuite de Beaulieu.

Abonnements.

Vendredis de la Source.

Cas intéressants.

De Rossinière.

Chronique de la Source.

Boîte aux lettres.

Pensées.

Fiancés.

(Point d'annonces ou de réclames)

Vu et approuvé :
Montpellier, le 2 mai 1900.
Le Doyen,
L. VIALLETON.

Vu et permis d'imprimer :
Montpellier, le 2 mai 1900.
Le Recteur,
ANT. BENOIST.

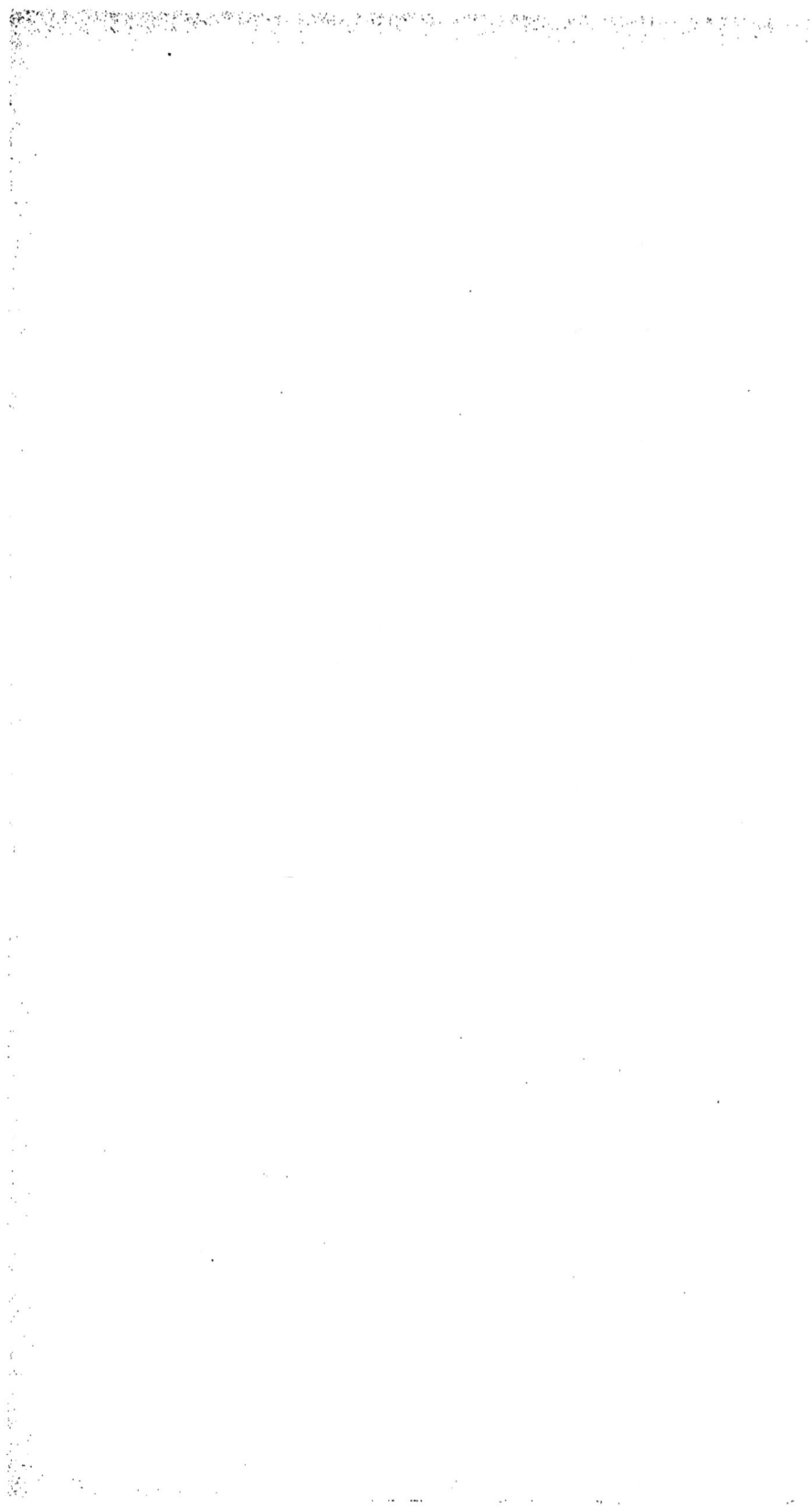

TABLE DES MATIÈRES

_____

TROISIÈME PARTIE

QUATRIÈME PARTIE

22*

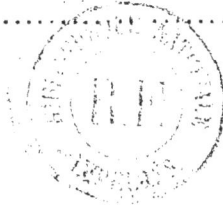

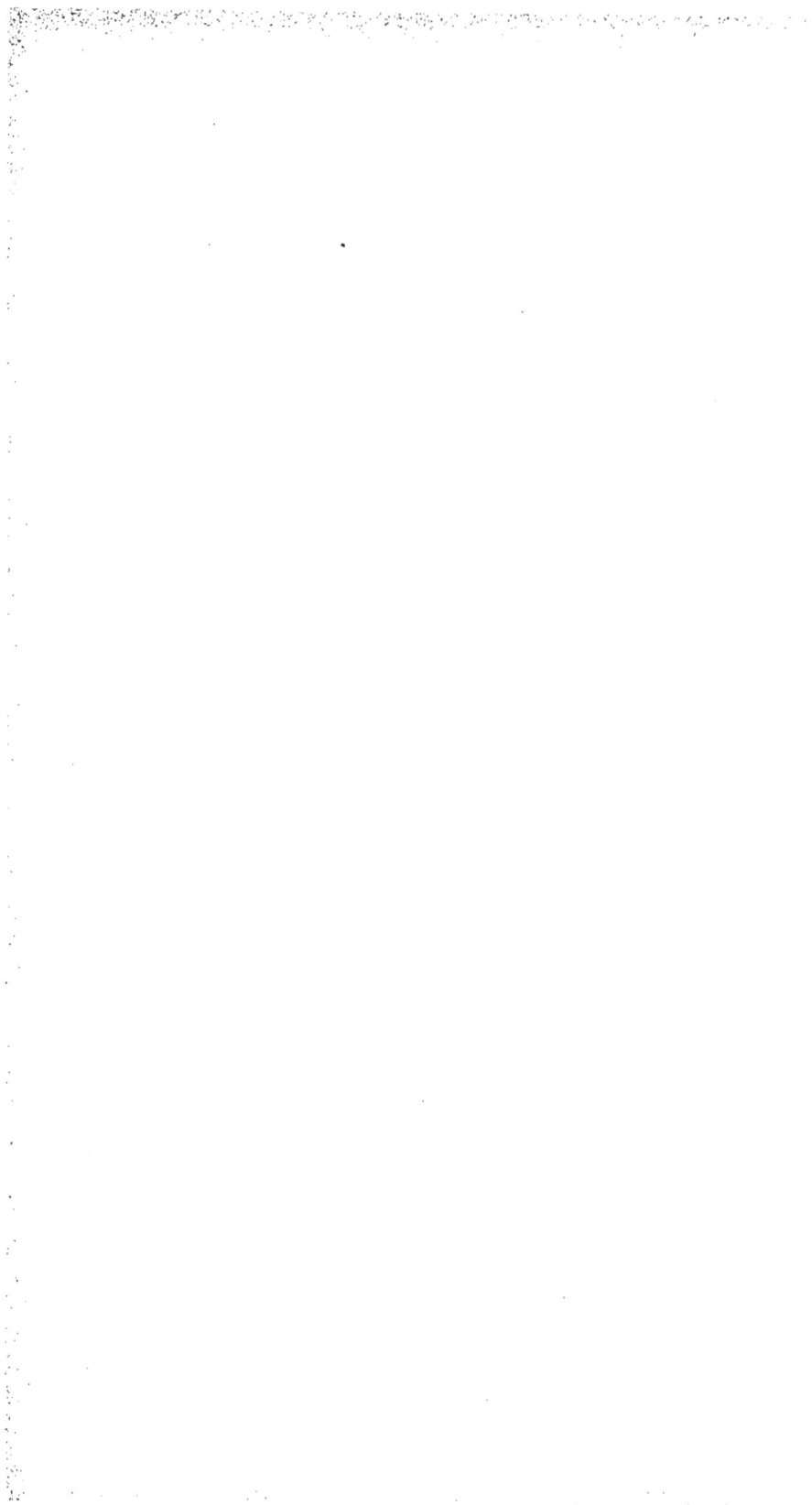

TABLE DES FIGURES

———

SERMENT

En présence des Maîtres de cette Ecole, de mes chers condisciples et devant l'effigie d'Hippocrate, je promets et je jure, au nom de l'Être suprême, d'être fidèle aux lois de l'honneur et de la probité dans l'exercice de la médecine. Je donnerai mes soins gratuits à l'indigent, et n'exigerai jamais un salaire au-dessus de mon travail. Admise dans l'intérieur des maisons, mes yeux ne verront pas ce qui s'y passe, ma langue taira les secrets qui me seront confiés, et mon état ne servira pas à corrompre les mœurs ni à favoriser le crime. Respectueuse et reconnaissante envers mes Maîtres, je rendrai à leurs enfants l'instruction que j'ai reçue de leurs pères.

Que les hommes m'accordent leur estime, si je suis fidèle à mes promesses! Que je sois couverte d'opprobre et méprisée de mes confrères, si j'y manque!

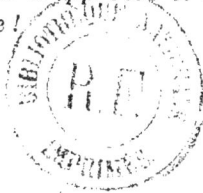

www.ingramcontent.com/pod-product-compliance
Lightning Source LLC
Chambersburg PA
CBHW060141200326
41518CB00008B/1101